人体运动功能强化及损伤预防训练丛书

脊柱-骨盆-髋关节复合体的
解剖、评估与运动康复

[英] 卡尔·托德（Carl Todd） 著

席蕊 廖丽萍 译

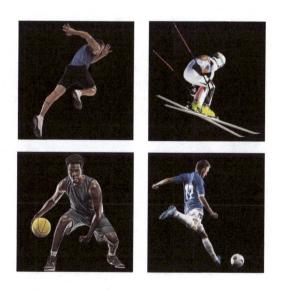

人民邮电出版社
北京

图书在版编目（CIP）数据

脊柱-骨盆-髋关节复合体的解剖、评估与运动康复 /
（英）卡尔·托德（Carl Todd）著；席蕊，廖丽萍译.
北京：人民邮电出版社，2025. --（人体运动功能强化
及损伤预防训练丛书）. -- ISBN 978-7-115-65680-3

Ⅰ. R68

中国国家版本馆 CIP 数据核字第 2024MW6138 号

免 责 声 明

　　本书内容旨在为大众提供有用的信息。所有材料（包括文本、图形和图像）仅供参考，不能替代医疗诊断、建议、治疗或来自专业人士的意见。所有读者在需要医疗或其他专业协助时，均应向专业的医疗保健机构或医生进行咨询。作者和出版商都已尽可能确保本书技术上的准确性以及合理性，并特别声明，不会承担由于使用本出版物中的材料而遭受的任何损伤所直接或间接产生的与个人或团体相关的一切责任、损失或风险。

内 容 提 要

　　本书分为8章，第1章介绍了关于"5个ATE"、功能评估、最佳对位、临床评估等的基础知识；第2章介绍了如何将"5个ATE"应用到临床实践中；第3章介绍了与脊柱-骨盆-髋关节复合体关系紧密的部位和肌肉功能链的应用解剖学知识；第4章介绍了脊柱-骨盆-髋关节复合体功能障碍引起的常见疼痛问题和运动损伤；第5章至第8章结合大量真人案例与示范图，详细讲解了针对脊柱-骨盆-髋关节复合体的功能评估技术、手法操作、激活技术和整合策略。本书展示了多维度的评估思路及康复技术，运动康复师、体能教练、健身教练等专业人士均可从中获益。

◆ 著　　　　[英] 卡尔·托德（Carl Todd）
　　译　　　　席　蕊　廖丽萍
　　责任编辑　刘　蕊
　　责任印制　彭志环
◆ 人民邮电出版社出版发行　　北京市丰台区成寿寺路 11 号
　　邮编　100164　电子邮件　315@ptpress.com.cn
　　网址　https://www.ptpress.com.cn
　　北京七彩京通数码快印有限公司印刷
◆ 开本：700×1000　1/16
　　印张：17　　　　　　　　　　　　　2025 年 5 月第 1 版
　　字数：303 千字　　　　　　　　　2025 年 10 月北京第 2 次印刷
　　著作权合同登记号　图字：01-2023-3839 号

定价：128.00 元
读者服务热线：(010)81055296　印装质量热线：(010)81055316
反盗版热线：(010)81055315

目 录

关于作者

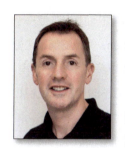

卡尔·托德（Carl Todd）博士（骨科和临床科学），理学硕士（运动医学）和理学学士（荣誉），注册骨科医生、讲师、作家和经过认证的体能专家。

卡尔是英国足球协会的骨科顾问。2005年，他成为第一位被英国足球协会任命的整骨医生，并与英格兰足球队进行合作。他跟队参加了200场国际比赛，并参加了四次国际足联世界杯和三次欧洲足球锦标赛。卡尔曾担任切尔西足球俱乐部、2012年伦敦奥运会英国篮球队，以及2020年东京奥运会英国田径队的整骨医生顾问。他曾为许多足球俱乐部、英国本田和英格兰板球委员会提供咨询。

他的学术任职包括：在英国牛津布鲁克斯大学医疗保健学院担任副讲师10年（2005—2015年）。在出版这本书时，他是克兰菲尔德大学客座研究员、斯旺西大学荣誉讲师、哥德堡大学研究员。

卡尔对运动医学有着浓厚的兴趣，在精英和业余水平运动员的治疗和管理方面拥有丰富的经验。他是一名积极的从业者，设计并提供了关于采用功能性的综合方法来管理运动员的课程。他在同行评审的期刊上发表论文，并定期在各类医学会议上发表演讲。

致 谢

没有许多人的支持，这本书是不可能出版的，我非常感谢他们。尽管不可能提及每一个人，但我要感谢Handspring出版社的所有人，特别是玛丽·劳（Mary Law）和安德鲁·史蒂文森（Andrew Stevenson），他们参与了从2019年的最初会面到本书完成的整个过程。我感谢克丽·帕金森·达伊（Kerry Parkinson Day）对我早期的写作给予的帮助以及积极的鼓励。苏珊娜·斯科特（Suzanne Scott）博士是本书的助理编辑，也是我的好朋友，她承担的工作比她最初预期的要多得多，为此我将永远心存感激。我对她追求卓越的精神和热情感到无比钦佩，本书的最终版本因她的贡献读起来通顺多了。

我永远感谢我的妻子梅尔（Mel），感谢她持续的耐心和无条件的支持——如果没有她在我身边，我的职业生涯就不会有任何成就。致我的孩子们，马克斯（Max）、卡勒姆（Callum）和威尔（Will）——也许本书在某种程度上可以帮助你们实现远大的梦想。感谢我的父母在生活中给予我的支持，尤其是给了我成功的信心，也感谢我父亲说的"永远努力做到最好"。最后，感谢我有幸见到的许多临床医生、患者、运动员和学生——感谢你们分享的经验，在我写这本书的过程中，你们都给予了真诚的激励。

关于译者

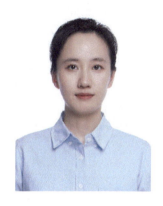

　　席蕊，国家体育总局体育科学研究所运动康复研究中心副研究员，北京体育大学运动康复专业博士；美国心脏协会心脏救护员培训导师；曾任国家水球队、国家田径队康复师，以及国家跳水队备战2024巴黎奥运会机能监控服务项目负责人；主要研究领域为运动损伤预防与康复；在国内外学术会议、国内核心期刊上发表学术论文十余篇；译有《极限长跑——超级马拉松训练指南》《运动康复训练动作全书：全面提升关节活动度、柔韧性与力量》。

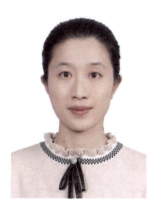

　　廖丽萍，北京市体育科学研究所竞体三室副主任、副研究员，中国康复医学会足踝康复专业委员会青年学组常委；长期专注于运动损伤康复领域的研究，曾为国家跆拳道队、国家艺术体操队、国家现代五项队、北京散打队、北京击剑队、北京花游队、北京摔跤队等多支队伍的多名重点运动员提供损伤康复治疗和运动损伤预防训练指导服务；先后承担了多项市级研究课题和北京市体育科学研究所运动康复专项研究课题，曾获北京市体育局竞技体育科技助力优秀成果奖；在国内外学术会议、国内核心期刊上发表学术论文二十余篇；译有《无痛跑步法》等专业书籍。

框架："5个ATE"

本书旨在提供一个可以帮助临床医生做出明智决策的框架，从而使临床医生可以有效管理与脊柱、骨盆、髋关节和腹股沟部位相关的复杂问题。这个框架并不一定能提供完美的解决方案，并且，对可能遇到的每一种情况而言，这个框架也并没有提供完整的答案，它也不应该取代您自己的想法和方法。我将用贯穿本书的许多案例研究来告诉您一件事。我希望这些案例将有助于完善当前的概念并将其整合到一个框架中，在我多年从事竞技运动和临床实践的过程中，这个框架对我来说非常有用。

本书与其他已出版的有关手法治疗和运动疗法的书有什么不同呢？答案就在美国著名足球教练文斯·隆巴尔迪（Vince Lombardi）的一句话中："卓越是对基本知识的掌握。"这句话指导了我的工作实践，因为我在本书中提出的框架已经成为我作为一名整骨治疗师及康复专业人员的工作原则和工作方式的基础。我不断挑战自己，通过不断反思和完善来掌握这一框架，并始终努力在临床实践中实现卓越。虽然有些人可能认为我是一名以研究为基础的临床医生，但本书是我的临床经验汇编，且基于当前的科学证据，并且我是从临床角度来撰写它的。我在本书中提供的信息旨在挑战当前的思维过程以及以前的教育和培训经验。我希望读者能开阔思想，并传播理念。

本书介绍的方法将帮助临床医生将当前的生物医学和生物-心理-社会（bio-psycho-social, BPS）方法整合到管理计划中，这个集成框架称为"5个ATE"，如图1.1所示。表1.1提供了基于"5个ATE"框架的管理策略。图1.1描绘了一个圆圈；然而，随着我们对这一框架的深入理解，就会了解"5个ATE"是相互变化的，这体现了灵活的重要性，而框架的灵活性取决于患者的主诉或医生观察到的情况。

基于我个人的观点，本章为生物医学和生物-心理-社会医学模式的原则奠定了基

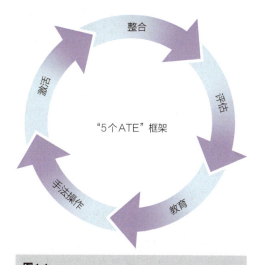

图1.1
"5个ATE"框架

1

表1.1　基于"5个ATE"框架的管理策略	
概念	功能
评估（Evaluate）	• 整理病史，收集信息并确定出现红旗征的可能性 • 确定是急性还是慢性问题 • 进行生物医学评估（功能和临床） • 进行生物 – 心理 – 社会评估 • 使用问卷，包括STarT反向筛查问卷、背痛功能量表（Back Pain Functional Scale, BPFS）、哥本哈根髋关节和腹股沟结果评分（Hip and Groin Outcome Score, HAGOS） • 参与决策过程，制定假设，确定目标或参考对象并进一步调查 • 使用症状改善技术（Symptom Modification Techniques, SMTs）来减少生物力学应力，并帮助实施下一步——教育 • 临床医生重新评估
教育（Educate）	• 通过更清晰的解释来安抚患者 • 帮助患者消除对过去经历的认知 • 通过认知教学增强患者的能力并培养患者的自信心 • 临床医生重新评估
手法操作（Manipulate）	• 通过适当的手法操作解决软组织、关节和神经组织功能障碍 • 帮助减轻疼痛 • 通过减少生物力学应力来改善功能 • 改善关节活动度（Range of Movement, ROM）和肌肉柔韧性 • 临床医生重新评估
激活（Activate）	• 强化动作控制模式 • 使用症状改善技术来减少生物力学应力 • 通过ROM重新训练动作控制模式 • 临床医生重新评估
整合（Integrate）	• 进行客观的肌肉力量和能力测量 • 鼓励逐渐练习并恢复功能活动 • 鼓励逐渐练习并恢复体育活动 • 临床医生重新评估

础，这些模式可以同时用于精英运动员。具体来说，它展示了如何使用功能性和临床的方法以及如何在提出的"5个ATE"框架内使用临床推理技能来定位和评估这些方法。

本章有3个目标。

1. 使用"5个 ATE"框架来培养推理技能，以系统的综合方法应用生物医学和生物 –

心理 – 社会模型的关键原则，该方法可用于临床、体育场或健身房场景。

2. 帮助加深理解"应用功能性评估和临床方法来实现成功治疗结果"的概念。

3. 为阅读本书提供有用的术语和背景文献知识。

那么，这个框架是由什么构成的？以下定义反映了我对这个框架的理解。

该框架的结构基于"5个ATE"概念体系，并基于我的临床经验和在整个专业实践过程中对患者结果的反思。这个框架可用于管理或解决复杂的肌肉骨骼问题。

这个框架中除教育外的4个板块将分别有一章的篇幅来讨论，而教育这个板块将贯穿本书。为了便于理解，在讨论"5个ATE"框架的具体板块时，我将使用以下图标。以下是我对每个板块的简要说明。

评估（Evaluate）

这是指判断或计算某物的质量、重要性、数量或价值的过程。

在本书的背景下，这将通过患者与临床医生的互动建立治疗关系，整理信息，帮助临床推理并推动评估过程。这可能涉及功能、临床和生物–心理–社会方法。

教育（Educate）

这是指为个人提供特定主题的信息或培训的过程。这可能涉及智力、道德和社会方面的话题。

在肌肉骨骼医学的背景下，教育加深了患者和临床医生之间的理解，目的是帮助临床医生在肌肉骨骼问题的管理过程中消除患者的疑虑，为其提供支持和帮助。

手法操作（Manipulate）

这是指应用手法技术的过程，是一种可能直接影响个体症状或功能的治疗形式。在本书中，术语"手法操作"是指可用于影响关节、肌筋膜和神经系统的任何手法技术［关节手法操

作、软组织手法操作（Soft Tissue Manipulation, STM）或肌肉激活技术］。

激活（Activate）

这是指鼓励个人主动活动、变得更高效的过程。在本书中，"激活"表示从被动到主动治疗的进阶。这涉及神经系统的调整，以运动控制、肌肉能力和力量的提升为目标。

整合（Integrate）

这是指通过整合上述方法使个体恢复功能。在肌肉骨骼医学背景下，整合可能需要考虑个体的特定需求。例如，个体的身体对治疗和运动的反应。整合有助于通过教育、运动和功能锻炼提高个体对事物的理解程度。基于系统的整合方法见图1.2。

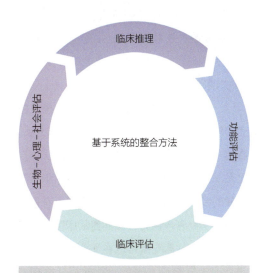

图1.2
基于系统的整合方法
注意，可以从圆圈的任何部分开始此方法。

临床推理

临床推理是包含批判性思维、判断、解决问题和决策的过程（Levett Jones et al., 2010; Tanner, 2006）。它可以被视为一个认知过程，需要我们结合推理技能和专业知识来做出临床决策（Jones, 1992）。培养熟练的临床技能非常重要，了解何时以及如何有效应用这些技能至关重要。有效的临床推理技能并非巧合，也不能通过阅读本书或观察其他临床医生的实践来发展。在我看来，它需要一个结构化的框架，只有通过持续的临床实践才能发展，并需要思考和评估结果。

有许多临床推理方法可以在实践中使用。常见的临床推理方法包括：模式识别、假设演绎推理、利用知识和从业者洞察力、诊断推理、症状改善技术和解释性推理（McCarthy, 2010）。

模式识别

一些临床医生可以快速、成功地解决患者的问题，因此他们通常被归类为临床专家。在这一点上，我想明确表示，我并不认为自己是一名临床专家。虽然我在这方面积累了大量的经验和知识，但我非常清楚还有很多东西要学。有人认为，在其他临床医生失败的情况下，临床专家可以在那些难以治好的患者身上取得高水平的治疗效果。临床专家将高度依赖基于临床经验（和直觉）的模式识别，以有效且高效地处理问题（Rivett and Jones, 2004）。

据了解，成为某一领域的专家需要10年的经验（Gobet and Wood, 1999）。有些临床医生之所以没有成功，可能是因为他们没有足够的临床经验，或者在整理病史的过程中没有抓住患者提供的线索。缺乏经验的临床医生可能对自己的能力缺乏信心，可能会在评估过程中无意地将这种不自信传递给患者或运动员。然而，获得经验和成为某一学科的专家不一定要用时间来衡量（Rivett and Jones, 2004）。例如，我遇到了许多已经有10年或更长时间工作经验的临床医生，在此期间，他们对每个患者都使用了相同的治疗方法。在我看来，这可能会对他们的临床实践产生不利影响。虽然他们可能通过日复一日地做同样的事情获得了合理的临床结果，但如果他们未能在所选领域内广泛阅读、考虑其他方法并反思自己的特定风格，这种临床推理方法就会存在缺点。临床专家可能会倾向于自己的治疗方法。例如，他们可能会利用过去的经验，或形成可能阻碍信息收集的假设。这些先入为主的观念可能导致对信息的误解，甚至可能导致无法识别严重疾病的潜在迹象。此前已有研究表明，尽管家庭医生（全科医生）经常无法识别问题的关键特征，但他们常常通过模式识别获得正确的诊断（Groves et al, 2003），并且许多临床医生将模式识别用于日常和熟悉的问题。然而，当问题不是常规问题时，模式识别就不是最佳策略。

假设演绎推理

第二种临床推理方法涉及使用假设演绎模型。该模型更加合理，涉及数据收集、假设生成和假设测试的过程。这种模型应该生成多个假设，因为只有将一个假设与其他假设进行比较才能获得对该假设的最佳评估。假设演绎模型的持续使用使临床医生能够从经验和反复出现的临床表现中建立知识体系，并有助于他们从长期记忆中结构化地检索信息。从长期记忆中组织和检索信息并将信息结构化的过程称为整理疾病脚本。疾病脚本是应用3个组成部分得出的结果：与病理机制相关的问题、与患者情境特征相关的情况以及患者的症状和体征的结果（Feltovich and Barrows, 1984）。

假设是在评估期间，患者向临床医生提供的线索中获得的。临床医生应用这些信息来检验假设，以决定是否应肯定或排除这些假设。生成假设并随后测试其有效性。这一过程使假设演绎方法比模式识别更加有效。

最初，这个假设过程可能很耗时，因为它涉及许多其他因素，示例如下。

- 损伤机制：创伤性、重复性、动态或静态负荷。
- 与临床表现相关的模式识别组成部分。
- 生物医学模型，它是使用功能评估和临床评估来检查与生物力学、软组织、关节和神经相关的体征和症状，并考虑到个体及其情绪、信仰、过去经历和社会环境的模型。
- 与临床影像学或身体活动相关的检查结果

对运动功能的影响。

利用知识和从业者洞察力

正如出自弗朗西斯·培根（Francis Bacon）爵士的那句名言——知识就是力量。在这种情况下，知识来源可以影响我们的推理过程，并可能直接影响我们的临床决策的准确性。希格斯等（Higgs et al., 2004）建议将知识分为两个不同的类别：命题和非命题。命题知识可以通过科学研究获得，它可以通过在线资源、教科书和同行评审的论文轻松获得。非命题知识是指专业技能和个人知识。专业技能与我们通过临床经验获得的临床能力有关。个人知识也通过临床经验获得，通过积极反思得到发展。非命题知识的效用基于临床医生准确评估和做出决定的能力。与经验不足的临床医生相比，临床专家可能已经发展出了更高水平的知识，以帮助他们理解并基于自己的知识量做出判断（Gobet and Wood, 1999）。

诊断推理

一旦完成病史收集并审查了临床推理方法，就可以使用客观检查来收集更准确的信息。执行功能评估和临床评估的目的是通过使用假设演绎方法来测试已经生成的假设。一些临床评估先前已根据金标准被验证，比其他评估更加准确可靠。同样，与其他评估相比，一些评估的敏感性和特异性水平更高（Magee, 2014）。了解这些评估并将其纳入框架中以帮助临床医生做出循证决策，可能会提高诊断过程的准确性。

症状改善技术

必须强调的是，任何临床评估都没有100%的确定性，任何诊断测试都不是100%有效的（McCarthy, 2010）。然而，诊断推理在验证假设的测试中尤其有效，这正是症状改善技术的优点。

 使用症状改善技术的过程有助于验证假设，症状改善技术也可能在患者或运动员教育中非常有效。因此，使用这种临床推理方法整合"5个ATE"框架的第二部分：教育。

刘易斯（Lewis, 2009）首次描述了用于肩部评估的症状改善技术。证据表明，通常用于评估肩部病理的骨科测试的特异性较低（Magee, 2014），这可能会影响诊断结果。症状改善技术的目的是确定一种或多种可以减轻症状和/或改善运动和功能的方法。它较少强调诊断，而更多地强调尝试调节疼痛和鼓励改善功能。诊断推理中的症状改善技术提供了一种客观评估肩部的方法，通过识别可能导致患者症状的运动或位置，而不是检查病理解剖结构，然后使用运动和手法治疗技术作为指导治疗的手段。

我发现使用症状改善技术对脊柱、骨盆、髋部和腹股沟的评估非常有益。与肩部相比，手动复位脊柱、骨盆带、髋部和腹股沟要困难得多。这是由于穿过这些区域的许多关节和肌筋膜结构的复杂性。然而，我发现无论有无神经肌肉激活训练，手法治疗在缓解疼

痛、诱导神经调控症状以及改善运动和功能方面都同样有效。

通常，我会进行一系列的被动或主动手法治疗，或者我会通过一系列的控制性激活练习来指导患者，并涉及身体的某个特定区域，我觉得这可能会影响患者的症状。然后，我重新评估了其初始动作。适当使用症状改善技术可对功能产生直接影响，并可被视为一种微型治疗。虽然机体症状性质复杂，但症状通常可以被机械性诱发，且与不良适应和认知补偿相一致，这可能成为潜在疼痛的机制（O'Sullivan, 2000）。在我看来，为了有效地使用症状改善技术，在应用症状改善技术之前，对运动和控制问题的透彻理解是至关重要的，稍后将对此进行更详细的讨论。

解释性推理

这一临床推理过程与我在本节中强调的其他推理过程一起执行。解释性推理的好处在于它让患者或运动员参与决策过程。采取这种策略可以让患者讲述他们对事件的理解，通过讲述导致他们问题的一连串事件来提出他们的担忧和疑问。在这个过程中开始引入生物－心理－社会模型，以及那些可能在决定患者对其问题的理解方面发挥作用的因素，临床医生将试图解释这些因素，以更有效地把握问题（Jones and Edwards, 2006）。这种双向方法帮助患者在推理过程中发挥重要作用，并帮助临床医生考查患者的理解和想法。

生物-心理-社会模型

近年来，生物-心理-社会模型在慢性疼痛的治疗中获得了显著的认可，越来越多的证据表明，认知、情绪和社会因素可以影响疼痛感知、痛苦程度和应对策略（O'Sullivan et al., 2018）。有人批评生物医学模型缺乏证据基础，特别是在识别疼痛的病理解剖原因方面面临挑战（Maher et al., 2017），以及生物医学模型未能降低不断增长的残疾和慢性肌肉骨骼疼痛方面的医疗成本（O'Sullivan et al., 2018）。此外，磁共振成像（Magnetic Resonance Imaging, MRI）研究仅发现了成像结果与患者腰痛（Low Back Pain, LBP）之间的微弱相关性。此外，椎间盘（Intervertebral Disk, IVD）退变等偶然发现似乎在无症状个体中越来越普遍（Brinjikji et al., 2015）。

然而，必须强调的是，根据我在高水平运动领域的工作经验，生物医学模型仍然非常重要。运动环境造成了运动员遭受急性和慢性疼痛的情况。因此，为了实施具体的管理计划，临床医生应该清楚地了解他们正在修复的组织或结构。MRI研究非常有用，因为它们可以作为确认和评估损伤程度和严重程度以及区分水肿和组织损伤的参考依据（Connell et al., 2004）。MRI结果在确定运动员重返比赛的时间方面有帮助，尤其是在竞赛或比赛中设定目标的情况下（Comin et al., 2013; Ekstrand et al., 2012）。对愈合过程（如疤痕组织形成）有基本的了解（Crema et al., 2015）后，临床医生可以在整个康复过程中对解剖结构提供适当的负荷，并降低患者再次受伤的风险（Ekstrand et al., 2012; Askling et al., 2007）。

我听到一些临床医生说，生物-心理-社会模型在运动中没有地位，一切都应该参考生物医学模型。我认为，事实并非如此，在我看来，对这两种模型持开放态度，使我能够发展成一名更全面的临床医生。生物医学和生物-心理-社会模型都有价值，最近一项结合了这些方法的研究强调了它们在改善背部功能、减轻疼痛、治疗残疾和运动恐惧症方面的短期和中期有效性（Saracoglu et al., 2020）。

功能评估

功能评估应包括功能运动评估的一系列测试，以确定运动员或患者保持最佳对位对线的能力，并展示执行静态和/或动态任务所需的协调性和灵活性要求。

因此，功能评估可被视为对多个身体区域和系统的综合评估，这些区域和系统可能是执行某种运动模式所必需的（Kivlan and Martin, 2012）。功能评估可能比传统的临床评估更具优势，因为关节灵活性、肌肉柔韧性、运动控制、协调性和平衡性以及耐力这些作为功能的组成部分可以在多个区域，通过观察运动员或患者应该执行的正常运动模式同时评估（Okada et al., 2011；Cook et al., 2006；Mills et al., 2005）。

图1.3强调了我认为在对运动员或患者进行功能评估时应考虑的要素。

根据观察，如果一名运动员表现出缺乏协调能力，导致他无法达到完成任务所需的全部ROM，我会认为其存在功能障碍。功能障碍是指损害正常运动和功能活动表现的疼痛、不对称或损伤（Kivlan and Martin, 2012）。例如，在体育运动中，运动员可能表现出缺乏冠状面（向左和向右）、水平面（向左和向右旋转）和矢状面（向前和向后）的运动能力，尤其是髋关节周围。这些是基本动作，是执行诸如踢球等任务所必需的。在这种情况下，运动员的肌肉骨骼系统可能会开始制定应对策略，以克服髋关节灵活性明显不足的问题；这最终导致过度代偿和不适应、异

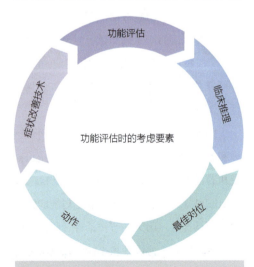

图1.3
功能评估时的考虑要素

常或非功能的运动模式（Sahrmann, 2002）。

当开始理解功能评估的原则时，重要的是要掌握动力链在功能性运动中的基本作用（见图1.4）。从本质上讲，身体可以被视为一条由关节和韧带组成的环节链，并受众多肌筋膜的影响，在运动过程中每个组成部分都会影响每个环节。如果链条的一部分处于运动状态，它将影响链条中其他环节的运动（Myers, 2009）。软组织及其相关组成部分会影响运动。软组织分散应力，传递力、扭矩和负荷，并影响结构和功能。在正常活动和运动过程中，它们通过骨盆带在上半身和下半身之间控制和传递力（Robertson et al., 2009）。

在历史上，受理论模型的启发，新肌肉骨骼方法产生，应用于功能和运动的概念中。潘嘉比（Panjabi, 1992）最初提出的想法是，为了获得最佳的脊柱稳定性，身体需要3个系统共同作用（见图1.5）。

控制系统

控制系统包括中枢神经系统（Central Nervous System, CNS）和外周神经系统（Peripheral Nervous System, PNS）。这些系统一起确保运动控制和感觉运动反馈得到最佳调节。例如，在可预测的挑战之前稳定身体（Hodges and Mosley, 2003）或根据执行功能任务的需要成比例地增加神经活动（van Dieën and de Looze, 1999）。

被动系统

潘嘉比（Panjabi, 1992）的理论认为，骨骼、关节囊、韧带和筋膜都是被动系统的固

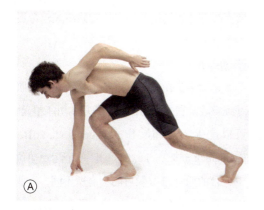

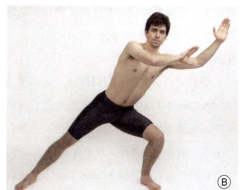

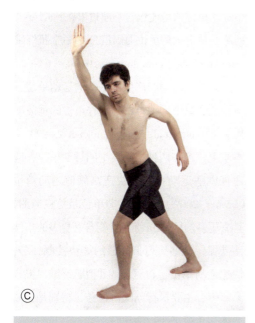

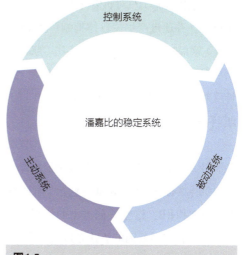

图1.5
潘嘉比的稳定系统

图1.4
动力链和功能动作
A. 矢状面；B. 冠状面；C. 水平面

有部分。一些人可能会质疑筋膜作为被动结构的作用，因为最近的研究表明，筋膜能够发挥功能作用，不仅可以提供本体感觉信息，还有助于肌筋膜中力的传递（Stecco et

al., 2009；van der Wal, 2009）。被动系统由关节及其韧带组成，通过关节本体感受器和机械感受器的神经反馈产生生理运动，尤其是当韧带和关节囊在其末端范围受到张力时。因此，被动系统将来自四肢深部的压力、位置和运动的信息翻译并传递到脊髓和大脑，从而帮助神经系统分析，这些信息通过其各自的关节感受器介导，并已被证明会影响运动反馈和肌肉功能（Umphrid, 2007）。

主动系统

理解主动系统需要对肌纤维、运动单位（Motor Unit, MU）和肌肉硬度的生理学有所了解。主动系统的肌肉和肌腱提供了力量和稳定性。该系统与神经系统非常紧密地工作，通过肌梭和高尔基腱器（Golgi Tendon Organ, GTO）进行反馈。肌梭位于肌腹，GTO位于肌腱连接处。GTO对肌肉内张力的增加做出反应，并通过产生"自体抑制"（Guyton, 1991）来保护肌肉免受进一步损伤。肌梭活动可以引发一种链式反应，通常被称为"拉伸反射"或"牵张反射"（Guyton, 1991）。

肌纤维

骨骼肌纤维通常分为I型肌纤维（慢缩型肌纤维）和II型肌纤维（快缩型肌纤维）。II型肌纤维有进一步的分类，包括3种亚型：IIA、IIX和IIB。这些不同类型的肌纤维通过肌球蛋白重链基因的表达来区分（Talbot and Maves, 2016）。I型和IIA型依赖氧化代谢，而IIX型和IIB型依赖糖酵解代谢。需要注意的是，人类似乎没有任何IIB型肌纤维（Schiaffino and Reggiani, 2011）。人类肌肉含有不同程度的I型和II型肌纤维，但不同的肌群包含不同比例的肌纤维类型。例如，与主要为II型肌纤维的肱三头肌相比，比目鱼肌主要为I型肌纤维（Schiaffino and Reggiani, 2011; Bassel Duby and Olsen, 2006; Guyton, 1991; Johnson et al., 1973）。骨骼肌纤维和负

责支配这些肌纤维的运动神经元组成一个运动单位。

运动单位

运动单位由α运动神经元及其支配的肌纤维组成。它是主动系统中的基本功能单元，可以产生力量和动作（Hunter et al., 2016; Duchateau and Enoka, 2011）。单个运动单位中包含的肌纤维数量可能会有所不同，这取决于它们执行的任务。例如，手和眼睛在单个运动单位内可能包含不超过100个肌纤维，而腿的单个运动单位内则包含1000个肌纤维（Buchthal and Schmalbruch, 1970）。

骨骼肌内力的产生由募集的运动单位总数和激活每个运动单位的动作电位的释放率控制（Hunter et al., 2016; Enoka et al., 2003）。本质上，存在两种主要类型的运动单位：慢速低阈值运动单位和快速高阈值运动单位（Lieber, 2009）。慢速运动单位是抗疲劳的，具有更多的I型肌纤维，可能含有更多的本体感受器，能够执行低阈值的姿势控制任务。快速运动单位包含更多的II型肌纤维，很容易疲劳，主要执行高阈值任务，特别是当需要增加负荷来执行活动时。

肌肉硬度

肌梭不仅在关节本体感觉中起着巨大的作用，而且还负责产生肌肉硬度。临床经验使我相信肌肉硬度常常被误解。患者可能将关节活动度降低理解为肌肉僵硬，或是将肌肉僵硬与疼痛相关联。肌肉硬度为肌肉骨骼系统提供力量和支撑，由两部分组成：固有

肌肉硬度和反射介导肌肉硬度。

固有肌肉硬度

固有肌肉硬度取决于肌肉的黏弹性，并取决于肌动蛋白和肌球蛋白的横桥。力量训练会对固有肌肉硬度产生影响，导致肌肉肥大，进而增加肌肉硬度。固有肌肉硬度主要被视为一种被动机制，可能不会对运动的动态响应做出贡献（Johansson et al., 1991）。

一个与临床相关的固有肌肉硬度的例子涉及脊柱的深层肌肉系统。研究表明，与脊柱的浅表肌肉系统相比，深层肌肉系统含有4~7倍的肌梭（McGill, 2007）。深层肌肉系统中肌梭浓度的增加可能会增加肌肉硬度。当进行低阈值活动时，这不仅会影响姿势和对位，而且会有助于本体感觉意识。

反射介导肌肉硬度

反射介导肌肉硬度由α运动神经元的兴奋性控制，α运动神经元的兴奋性取决于与肌梭活动相关的反射（Johansson et al., 1991）。该系统本质是动态的，反射性肌肉激活增加了硬度，有助于提供对姿势改变的神经反应。

当患者被要求进行腰椎屈曲运动时，可以观察到这种情况的临床示例。由于姿势向前移位和腰椎屈曲负荷的增加，腰部多裂肌被激活或受体上调。当患者被要求恢复到正常的站立姿势时，由于需要较少的脊柱负荷，腰部多裂肌的活动会减少（Comerford and Mottram, 2012）。

最佳对位

功能对位与脊柱、骨盆和髋关节特别相关，可以被视为这3个解剖区域的形状、位置、形式和功能的整合。对位可以让我们保持身体直立并发挥功能，并且可以让我们在节约能量的同时高效地移动，确保我们可以用双腿行走：换句话说，保持我们的双足行走模式（Roussouly and Pinheiro Franco, 2011；Roussouli and Nnadi, 2010）。

每一位患者或运动员都有独特的功能调整策略。我相信这会随着时间的推移而发展，也许是对特定运动训练和负荷的反应。例如，与年龄相仿的非运动员相比，年轻的精英滑雪运动员的脊柱和髋关节灵活性降低（Todd et al., 2015；2016）。因此，临床医生必须尝试更清楚地了解与运动员所处的特定运动环境相关的生物力学。与那些主要进行矢状面运动（如田径）的运动员来说，在旋转或非对称运动（如网球或高尔夫球）中比赛的运动员可能会有非常不同的对位方式。此外，在同一个项目中的不同运动员也可能有非常不同的对位模式：例如，一名足球运动员在右侧用右脚踢球，而另一名运动员在左侧用左脚踢球。如果要实现最佳功能对位，需要两个重要组成部分：形闭合和力闭合（见图1.6）。

形闭合

一般来说，形闭合与两个关节的关节面贴合程度有关，不需要额外的力来维持关节

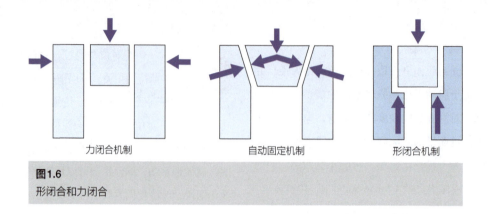

力闭合机制　　　自动固定机制　　　形闭合机制

图1.6
形闭合和力闭合

系统的稳定性。最佳功能需要通过关节系统在关节表面与其支撑韧带之间保持对位来实现。通常，每个关节都可以在多个方向上自由移动。运动方向可分为中间区域或弹性区（Panjabi, 1992）。当关节处在中间区域时，关节表面可以相对于彼此和相对于关节囊平移，其韧带附着物不会对运动产生阻力。相反，弹性区是关节囊和韧带附着物提供运动阻力的地方。这取决于关节结构和关节表面的一致性以及关节囊和韧带结构的顺应性。

力闭合

力闭合被描述为物体保持在适当位置所需的额外力（Snijders et al., 1993），以及增加关节表面之间的关节压缩（Vleeming et al., 1990ab），从而促进稳定。本质上，力闭合是一种自锁机制。目前还不清楚一组肌肉在关节周围收缩到何种程度才能实现最佳的力闭合。然而，当患者被要求执行特定任务时，评估这一点的能力则变得与临床相关。这将在讨论功能运动的内容中体现得更加明显。

图1.7概述了当运动员或患者处于最佳功

能对位状态时，我期望看到的情况。为了保持这一状态，他们需要在整个肌肉骨骼系统中保持形闭合和力闭合。注意身体重量如何均匀分布在下肢。一般来说，我从骨盆开始，向上或向下扫描，观察和触诊任何明显的不

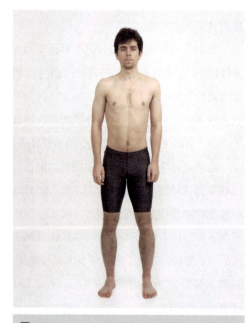

图1.7
最佳功能对位

对称或生物力学或对位问题。这些可能包括脊柱侧弯和/或腰椎的前凸和后凸曲度增加或减少、骨盆倾斜、股骨头和股骨前倾或后倾、腿长不等（可能是结构性或功能性的）、膝关节外翻或内翻，以及足部生物力学，如扁平足或高足弓。

动作

最佳动态活动在运动系统中存在两个要素：灵活性和稳定性（Hoffman and Gabel, 2013）。功能性动作要求灵活性和稳定性系统协调工作。作为临床医生，如果对某项特定运动的生物力学有透彻的了解，就可以假设运动员在完成某项特定任务时可能需要的灵活性与稳定性之比。例如，将奥运会射箭运动员与奥运会体操运动员进行比较。射箭运动员可能更倾向于依赖稳定性系统从而以牺牲灵活性系统为代价；体操运动员虽然仍然需要稳定性，但可能会更加重视灵活性系统。

为了将功能性动作的评估与临床实践联系起来，重要的是了解复杂的人体运动中发生的运动控制、关节中心化和关节分离的概念，并分析个体可能处的所有环境之间的相互作用，以完成所需任务（Dingenen et al., 2018）。如果灵活性和稳定性系统间的协同作用丧失，则可能发生损伤或出现非功能性动作（功能障碍）（Hodges et al., 2002）。疼痛也被证明会破坏两个系统间的协同作用（Hodges et al., 2003）。

运动控制

运动控制可被视为保持最佳对位并启动、引导和分级目标运动以执行任务的过程。运动控制取决于肌肉执行任务的能力，也取决于神经系统处理感官输入，理解稳定性和动态活动的能力，以及制定策略来克服可预测和意外的运动挑战的能力（Hodges and Mosley, 2003）。潘嘉比提到的控制系统与中枢神经系统有关，通过反馈和前馈控制机制，并通过深层和浅层肌肉的收缩来确定运动控制需求，以实现稳定性和协调性的动态平衡（Diedrichsen et al., 2010）。为了让运动员高效地进行比赛，稳定性水平和动态灵活性程度将因任务而异，并取决于预期运动的性质、进行该运动所需的负荷要求以及对该运动可能带来的风险的感知（van Dieën and de Looze, 1999）。

关节中心化和关节分离

关节中心化是指将关节保持在其理想位置，从而允许以最小的应力承受最大的负荷。这需要在两个关节表面之间产生最大面积的关节接触，并通过神经肌肉控制实现最佳负荷转移。然后，关节周围的拮抗肌之间的长度–张力关系能够直接影响关节的稳定性，并影响传递关节表面负荷所需的肌肉协同作用（Kolar et al., 2009）。

对稳定/控制以及关节分离的认识将有助于我们充分理解这一过程。当机体分离关节的某一节段时，必须有能力稳定或控制关节的另一个节段。这导致分离成为关节特定节段的神经肌肉控制运动。为了实现最佳运动，需要对关节稳定和关节分离进行协调的神经肌肉控制。

图1.8A强调了髋部肌肉组织在保持关节中心化时的肌肉长度－张力关系。例如，腰肌和臀大肌的深层纤维作为功能拮抗肌，帮助保持股骨头在髋臼中的关节中心化，并允许围绕旋转轴实现最佳的髋关节活动度（Gibbons, 2007）。功能性拮抗肌的抑制导致其他协同肌群的激活增强，以帮助实现关节中心化。这方面的一个例子是，当运动员因髋关节撞击综合征（Femoroacetabular Impingement, FAI）手术而产生腰肌抑制，或者这种抑制可能在初始手术之前已经发展成一种代偿机制，其他髋屈肌，如阔筋膜张肌（Tensor Fasciae Latae, TFL），可能已过度募集，这可能需要使用可靠的临床工具（如经调整的Ober试验）进行进一步测试（Reese and Bandy, 2003）。阔筋膜张肌的解剖位置相对于髋关节旋转轴线的远端位置意味着它不能提供最佳的关节中心化，并且它在执行髋关节屈曲动作时允许股骨头向前和向内侧平移（见图1.8B）（Sahrmann, 2002；Lee, 2011）。

将关节中心化的概念与骨盆和髋关节复合体联系起来要容易得多。我认为这可能是由于关节结构以及连接或穿过骨盆和髋关节复合体的相关肌肉和软组织的联合作用。将这一概念应用于单个或较小的关节（例如有助于形成胸腔的肋椎骨关节）可能会更加困难。在这个特定部位，有关"稳定和分离"，

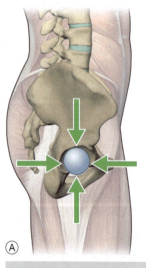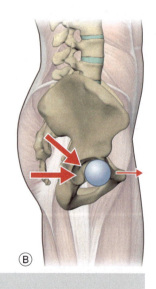

图1.8
关节中心化
A. 髋部肌肉保持关节中心化时的肌肉长度－张力关系；B. 失去关节中心化

包括功能性拮抗肌的"长度-张力关系"更难以概念化。

临床评估

临床评估应包括主观和客观检查过程（Dutton, 2004；Magee, 2014），这个过程可能包括肌肉、关节和神经测试以及力量和能力测量。临床评估还可能包括其他诊断调查，如结构化问卷调查、放射学或特定血液测试。

根据该定义，临床评估包括进行生物医学检查，包括关节活动度测试、力量测试和特殊测试。这些测试都旨在识别特定的病理或损伤（Martin et al., 2010）。

临床医生也可能要求其他医疗从业者进行特定的诊断评估，因为在主观病史中可能会突出与潜在红旗征（见表1.2）相关的体征和症状（Adams and Leveson, 2012）。

类似地，黄旗征（见表1.3）也表示应谨慎观察体征和症状，或特定治疗和运动技术可能是禁忌。它们还可能提示患者可能存在潜在的心理社会问题，需要进行进一步的认知测试（Stewart et al., 2011）。

结构化问卷在这里很有用；例如，STarT反向筛查问卷是一份经过验证的筛选问卷（参见本书末尾的附录1），用于将患者与适合其特定需求的特定治疗方式相匹配（Hill et al., 2008; 2011）。背痛功能量表是另一份经过验证的问卷（附录2），用于比较患者的背部功能水平（Stratford et al., 2000）。其

表1.2 病史中的潜在红旗征	
疾病	症状
癌症	• 持续性夜间疼痛 • 发烧、盗汗 • 不明原因的体重减轻 • 食欲不振 • 疲劳 • 肿块或增生
心血管方面	• 体力活动时呼吸短促 • 头晕 • 胸部疼痛或沉重感 • 脉搏时疼痛 • 小腿或手臂持续剧烈疼痛 • 四肢肿胀或变色
胃肠道/生殖道	• 频繁或严重腹痛 • 频繁烧心或消化不良 • 频繁恶心或呕吐 • 肠或膀胱功能改变 • 月经异常
神经系统	• 频繁或严重头痛 • 吞咽困难或言语变化 • 视觉干扰 • 平衡、协调 • 晕倒、跌倒

表1.3 病史中的潜在黄旗征：可能需要调查的症状
症状
• 双侧症状 • 与神经根或周围神经相关的神经症状 • 多发性神经根受累 • 异常感觉模式，如皮膜瘤扩散和周围神经模式 • 渐进性虚弱、步态障碍 • 多发性关节发炎 • 心理社会问题，如恐惧、焦虑、活动回避、家庭压力和伤害索赔

好处在于，它向临床医生提供了关于个体在特定时间段内治疗后能否改善的信息。哥本哈根髋关节和腹股沟结果评分是第三份经验

证的问卷（附录3），旨在定量测试年轻至中年的髋关节和腹股沟残疾患者的体力活动（Thorborg et al., 2011）。因此，这是一份非常适合运动人群的问卷。

可靠性、有效性和准确性

评估需要可靠、有效和准确。例如，当选择特定的评估或整合几种评估时，一个或多个测试的一致性很重要。这不仅取决于进行测试的医生以及他们试图评估的内容，而且还涉及评估的准确性（Cleland and Koppenhaver, 2010；Cipriani and Noftz, 2007）。组内相关系数（Intra-class Correlation Coefficient, ICC）是一个有关重复测试、测试人员内部和测试人员之间可靠性分析的广泛使用指标。ICC值的范围在0~1，接近1的值表示更高的可靠性。当ICC值显示为大于0且小于0.5时，表示可靠性较低；介于0.5和0.75之间，中等；介于0.75和0.9之间，良好；大于0.9且小于1，优秀（Koo and Li, 2016）。

本书将参考每个临床评估的可靠性和有效性值。临床医生应该明白，单独一项测试绝不能被视为做出诊断的唯一决定因素。此外，由不同测试人员进行同一项测试时，结果通常显示出广泛的可变性（Cleland and Koppenhaver, 2011；Fritz and Wainner, 2001）。这可能有很多原因，例如，可靠性可能会受到患者的合作情况、他们放松和忍受疼痛的能力、执行测试的临床医生的技能和经验，或执行测试的任何设备的校准程度等因素的影响（Cipriani and Noftz, 2007）。

敏感性和特异性

测试还需要具有敏感性和特异性。循证研究表明临床测试的敏感性和特异性的差异很大。敏感性与能否正确检测出患者有特定问题的能力有关。特异性与能否正确检测出患者没有特定问题的能力有关（Sackett et al., 2000）。高度敏感的测试对识别可能患有某疾病的患者很有用，而高度特异的测试则用于识别可能未患有某疾病的患者。

临床实践中的例子可能包括这样一种情况，即可能不确定患者是否出现了某种特定情况。这时可以用高度敏感的测试来检测他们是否受伤。例如，象限测试是一种评估腰椎伸展和旋转活动的高度敏感工具（Laslett et al., 2006）。如果这项测试再现了腰痛症状，那么运动员可能患有腰椎小关节疼痛。还可以用高度特异的评估来检测运动员是否没有特定损伤，如直腿抬高（Straight Leg Raise, SLR）测试（Majelesi et al., 2008），如果测试未能再现神经症状，那么运动员可能没有坐骨神经痛。任何测试都不能表现出100%的敏感性或100%的特异性。通常，测试的准确性达到80%即表示该测试准确性良好，但这会导致20%的患者被错误识别，从而使结果表现为假阳性或假阴性。此外，一些测试可能比其他测试更敏感或更特异。这并不一定意味着低敏感性或低特异性的测试应该被拒绝使用，重要的是要理解，在任何情况下都不应单独使用单一测试进行评估（Magee, 2014）。相反，当使用3个或3个以上的阳性疼痛征进行评估时，会达到更高的敏感性和特异性（Laslett et al., 2005）。

结论

总之，本章的目的是提供有效管理与脊柱、骨盆、髋关节和腹股沟相关的肌肉骨骼问题的框架概述。在该框架内整合"5个ATE"方法，临床医生可以灵活地将临床推理技能、生物-心理-社会评估、功能评估和临床评估结合起来。此外，这将确保临床医生和患者在处理肌肉骨骼问题时有足够的证据和充分的了解，以做出明智的决定。

参考文献

Adams, S. and Leveson, S., 2012. Clinical prediction rules. *British Medical Journal*, 344, pp.8312–8322.

Askling, CM., Tengvar, M., Saartok, T. et al., 2007. Acute first-time hamstring strains during high-speed running: a longitudinal study including clinical and magnetic resonance imaging findings. *American Journal Sports Medicine*, 35, pp.197–206.

Bassel-Duby, R. and Olson, E., 2006. Signaling pathways in skeletal muscle remodeling. *Annual Review Bioche-mistry*, 75(1), pp.19–37.

Brinjikji, W., Luetmer, P., Comstock, B. et al., 2015. Syste-matic literature review of imaging features of spinal dege-neration in asymptomatic populations. *American Journal Neuro-radiology*, 36, pp.818–816.

Buchthal, F. and Schmalbruch, H., 1970. Contraction times and fiber types in intact human muscle. *Acta Physiologica Scandinavica*, 79(4), pp.435–452.

Cipriani, DJ. and Noftz, JB. 2007. The utility of orthopedic clinical tests for diagnosis. In: *Scientific Foundations and Principles of Practice in Musculoskeletal Rehabilitation*. Saunders/Elsevier, pp.557–565.

Cleland, J., Koppenhaver, S., Su, J. et al., 2010. *Netter's Ortho-paedic Clinical Examination*. 2nd ed. Philadelphia: Saunders/Elsevier.

Comerford, M., and Mottram, S., 2012. The management of uncontrolled movement. In: *Kinetic Control*. Melbourne: Churchill Livingstone.

Comin, J., Malliaras, P., Naquie, P. et al., 2013. Return to competitive play after hamstring injuries involving disruption of the central tendon. *American Journal Sports Medicine*, 41, pp.111–115.

Connell, DA., Schneider-Kolsky, ME., Hoving, JL. et al., 2004. Longitudinal study comparing sonographic and MRI assessments of acute and healing hamstring injuries. *AJR American Journal Roentgenology*, 183, pp.975–984.

Cook, G., Burton, L. and Hoogenboom, B., 2006. Preparticipation screening: the use of fundamental movements as an assessment of function—part 1. *North American Journal Sports Physical Therapy*, 1(2), pp.62–72.

Crema, MD., Yamada, AF., Guermazi, A. et al., 2015. Imaging techniques for muscle injury in sports medicine and clinical relevance. *Current Reviews in Musculoskeletal Medicine*, 8(2), pp.154–161.

Diedrichsen, J., Shadmehr, R. and Ivry, R., 2010. The coordination of movement: optimal feedback control and beyond. *Trends in Cognitive Sciences*, 14(1), pp.31–39.

Dingenen, B., Blandford, L., Comerford, M. et al., 2018. The assessment of movement health in clinical practice: a multidimensional perspective. *Physical Therapy in Sport*, 32, pp.282–292.

Duchateau, J. and Enoka, R., 2011. Human motor unit recordings: origins and insight into the integrated motor system. *Brain Research*, 1409, pp.42–61.

Dutton, M., 2004. *Orthopaedic Examination, Evaluation and Intervention*. 2nd ed. New York: McGraw-Hill.

Ekstrand, J., Healy, JC., Walden, M. et al., 2012. Hamstring muscle injuries in professional football: the correlation of MRI findings with return to play. *British Journal Sports Medicine*, 46, pp.112–117.

Enoka, R., Christou, E., Hunter, S. et al., 2003. Mechanisms that contribute to differences in motor performance between young and old adults. *Journal Electromyography and Kinesiology*, 13(1), pp.1–12.

Feltovich, PJ. and Barrows, HS., 1984. Issues of generality in medical based problem solving. In: H. Schmidt and ML. De Volder, eds. *Tutorials in Problembased Learning: A New Direction in Teaching the Health Professions*. Assen, Netherlands: Van Gorcum, pp.128–142.

Fritz, J. and Wainner, R., 2001. Examining diagnostic tests: an evidencebased perspective. *Physical Therapy*, 81(9), pp.1546–1564.

Gibbons, S., 2007. Assessment and rehabilitation of the stability function of psoas major. *Manuelletherapie*, 11, pp.177–187.

Gobet, F. and Wood, D., 1999. Expertise, models of learning and computerbased tutoring. *Computers & Education*, 33(2–3), pp.189–207.

Groves, M., O'Rourke, P. and Alexander, H., 2003. The clinical reasoning characteristics of diagnostic experts. *Medical Teacher*, 25(3), pp.308–313.

Guyton, A., 1991. *Textbook of Medical Physiology*. 8th ed. Philadelphia: W. B. Saunders.

Higgs, J., Richardson, B. and Dahlgren, M., 2004. *Develo-ping*

Practice Knowledge for Health Professionals. Edinburgh: Butterworth-Heinemann.

Hill, JC., Dunn, KM., Lewis, M. et al., 2008. A primary care back pain screening tool: identifying patient subgroups for initial treatment. *Arthritis Care and Research*, 59, pp.632–641.

Hill, JC., Whitehurst, DG., Lewis, M. et al., 2011. Comparison of stratified management for low back pain with current best practice (STarT Back): a randomised con-trolled trial. *Lancet*, 378, pp.1560–1571.

Hodges, P. and Moseley, G., 2003. Pain and motor control of the lumbopelvic region: effect and possible mechanisms. *Journal Electromyography Kinesiology*, 13(4), pp.361–370.

Hodges, P., Gurfinkel, V., Brumagne, S. et al., 2002. Coexistence of stability and mobility in postural control: evidence from postural compensation for respiration. *Experimental Brain Research*, 144(3), pp.293–302.

Hodges, P., Moseley, G., Gabrielsson, A. et al., 2003. Experi-mental muscle pain changes feedforward postural responses of the trunk muscles. *Experimental Brain Research*, 151(2), pp.262–271.

Hoffman, J. and Gabel, P., 2013. Expanding Panjabi's stability model to express movement: a theoretical model. *Medical Hypotheses*, 80(6), pp.692–697.

Hunter, S., Pereira, H. and Keenan, K., 2016. The aging neuro-muscular system and motor performance. *Journal Applied Physiology*, 121(4), pp.982–995.

Johansson, H., Sjölander, P. and Sojka, P., 1991. Receptors in the knee joint ligaments and their role in the biomechanics of the joint. *Critical Reviews in Biomedical Engineering*, 18(5), pp.341–368.

Johnson, M., Polgar, J., Weightman, D. et al., 1973. Data on the distribution of fiber types in thirty-six human muscles. *Journal Neurological Sciences*, 18(1), pp.111–129.

Jones, M., 1992. Clinical reasoning in manual therapy. *Phy-sical Therapy*, 72(12), pp.875–884.

Jones, MA., and Edwards, I., 2006. Learning to facilitate change in cognition and behaviour. In: Gifford, L. (ed.), *Topical Issues in Pain*. 5th ed. Falmouth: CNS Press.

Kivlan, BR. and Martin, RL., 2012. Functional performance testing of the hip in athletes: a systematic review for reliability and validity. *International Journal Sports Physical Therapy*, 7(4), pp.402–412.

Kolar, P., Neuwirth, J., Sanda, J. et al., 2009. Analysis of diaphragm movement during tidal breathing and during its activation while breath holding using MRI synchronized with spirometry. *Physiology Research*, 58(3), pp.383–392.

Koo, T. and Li, M., 2016. A guideline of selecting and reporting intraclass correlation coefficients for reliability research. *Journal Chiropractic Medicine*, 15(2), pp.155–163.

Laslett, M., Aprill, C., McDonald, B. et al., 2005. Diagnosis of sacroiliac joint pain: validity of individual provocation tests and composites of tests. *Manual Therapy*, 10(3), pp.207–218.

Laslett, M., McDonald, B., April, C., et al., 2006. Clinical predi-ctors of screening zygapophyseal joint blocks: development of clinical prediction rules. *Spine Journal*, 6, pp.370–379.

Lee, D. 2011. *The Pelvic Girdle: An Integration of Clinical Expertise and Research*. 4th ed. Edinburgh: Churchill Livingstone/Elsevier.

Levett-Jones, T., Hoffman, K., Dempsey, J. et al., 2010. The 'five rights' of clinical reasoning: an educational model to enhance nursing students' ability to identify and manage clinically 'at risk' patients. *Nurse Education Today*, 30(6), pp.515–520.

Lewis, J., 2009. Rotator cuff tendinopathy/subacromial impingement syndrome: is it time for a new method of assessment? *British Journal Sports Medicine*, 43(4), pp.259–264.

Lieber, R., 2009. *Skeletal Muscle Structure, Function, and Plasticity*. Baltimore: Lippincott Williams & Wilkins.

Magee, D., 2014. *Orthopedic Physical Assessment*. 6th ed. St Louis: Saunders/Elsevier.

Maher, C., Underwood, M., Buchbinder, R., 2017. Non-specific low back pain. *Lancet*, 389, pp.736–747.

Majlesi, J., Togay, H., Unalan, H. et al., 2008. The sensitivity and specificity of the slump and straight leg raise tests in patients with lumbar disc herniation. *Journal Clinical Rheumatology*, 14(2), pp.87–91.

Martin, H., Kelly, B., Leunig, M. et al., 2010. The pattern and technique in the clinical evaluation of the adult hip: the common physical examination tests of hip specialists. *Arthro-scopy: Journal Arthroscopic Related Surgery*, 26(2), pp.161–172.

McCarthy, C. 2010. *Combined Movement Theory: Rational Mobili-zation and Manipulation of the Vertebral Column*. Edinburgh: Churchill Livingstone/Elsevier.

McGill, S., 2007. *Low Back Disorders*. 2nd ed. Leeds: Human Kinetics.

Mills, J., Taunton, J. and Mills, W., 2005. The effect of a 10-week training regimen on lumbopelvic stability and athletic performance in female athletes: a randomized-controlled trial. *Physical Therapy in Sport*, 6(2), pp.60–66.

Myers, T., 2009. *Anatomy Trains*. 2nd ed. Edinburgh: Churchill Livingstone/Elsevier.

Okada, T., Huxel, K. and Nesser, T., 2011. Relationship between core stability, functional movement, and performance. *Journal Strength Conditioning Research*, 25(1), pp.252–261.

O'Sullivan, P., 2000. Masterclass. Lumbar segmental 'insta-bility': clinical presentation and specific stabilizing exercise management. *Manual Therapy*, 5(1), pp.2–12.

O'Sullivan, P., Caneiro, JP., O'Keefe, M. et al., 2018. Cognitive functional therapy: an integrated behavioral approach with articular exercises for the targeted management of disabling low back pain. *Physical Therapy*, 98, pp.408–423.

Panjabi, M., 1992. The stabilizing system of the spine. Part I. Function, dysfunction, adaptation, and enhancement. *Journal Spinal Disorders*, 5(4), pp.383–389.

Reese, N. and Bandy, W., 2003. Use of an inclinometer to measure flexibility of the iliotibial band using the Ober test and the modified Ober test: differences in magnitude and reliability of measurements. *Journal Orthopaedic Sports Physical Therapy*, 33(6), pp.326−330.

Jones, M. and Rivett, D., 2004. *Clinical Reasoning for Manual Therapists*. Edinburgh: Butterworth Heinemann.

Robertson, B., Barker, P., Fahrer, M. et al., 2009. The anatomy of the pubic region revisited. *Sports Medicine*, 39(3), pp.225−234.

Roussouly, P. and Nnadi, C., 2010. Sagittal plane deformity: an overview of interpretation and management. *European Spine Journal*, 19(11), pp.1824−1836.

Roussouly, P. and Pinheiro-Franco, J., 2011. Biomechanical analysis of the spinopelvic organization and adaptation in pathology. *European Spine Journal*, 20(S5), pp.609−618.

Sackett, D., Richardson, W. and Straws, S., 2000. *Evidence-Based Medicine: How to Practice and Teach*. 2nd ed. London: Harcourt.

Sahrmann, S., 2002. *Diagnosis and Treatment of Movement Impairment Syndromes*. Philadelphia: Mosby, p. 63.

Saracoglu, I., Arik, MI., Afsar, E. et al., 2020. The effectiveness of pain neuroscience education combined with manual therapy and home exercise for chronic low back pain: a singleblind randomized controlled trial. *Physiotherapy Theory and Practice*.

Schiaffino, S. and Reggiani, C., 2011. Fiber types in mammalian skeletal muscles. *Physiological Reviews*, 91(4), pp.1447−1531.

Snijders, C., Vleeming, A. and Stoeckart, R., 1993. Transfer of lumbosacral load to iliac bones and legs. *Clinical Biomechanics*, 8(6), pp.285−294.

Stecco, A., Macchi, V., Stecco, C. et al., 2009. Anatomical study of myofascial continuity in the anterior region of the upper limb. *Journal Bodywork Movement Therapies*, 13(1), pp.53−62.

Stewart, J., Kempenaar, L. and Lauchlan, D., 2011. Rethinking yellow flags. *Manual Therapy*, 16(2), pp.196−198.

Stratford, PW., Binkley, JM. and Riddle, DL., 2000. Development and initial validation of the Back Pain Function Scale. *Spine*, 25, pp.2095−2102.

Talbot, J. and Maves, L., 2016. Skeletal muscle fiber type: using insights from muscle developmental biology to dissect targets for susceptibility and resistance to muscle disease. *Wiley Interdisciplinary Reviews: Developmental Biology*, 5(4), pp.518−534.

Tanner, C., 2006. Thinking like a nurse: a research-based model of clinical judgement in nursing. *Journal Nursing Education*, 45(6), pp.204−211.

Thorborg, K., Hölmich, P., Christensen, R. et al., 2011. The Copenhagen Hip and Groin Outcome Score (HAGOS): development and validation according to the COSMIN checklist. *British Journal Sports Medicine*, 45(6), pp.478−491.

Todd, C., Kovac, P., Swärd, A. et al., 2015. Comparison of radiological spinopelvic sagittal parameters in skiers and nonathletes. *Journal Orthopaedic Surgery and Research*, 10(1), p. 162.

Todd, C., Swärd, A. and Agnvall, C., 2016. Clinical spinopelvic parameters in skiers and non-athletes. *Journal Sports Medicine*, 3(3), p. 22.

Umphred, H. 2007. *Neurological Rehabilitation*. 5th ed. St Louis: Mosby/Elsevier.

Van der Wal, J., 2009. The architecture of the connective tissue in the musculoskeletal system—an often-overlooked functional parameter as to proprioception in the locomotor apparatus. *International Journal Therapeutic Massage & Bodywork*, 2(4), pp.9−23.

van Dieën, J. and de Looze, M., 1999. Directionality of anticipatory activation of trunk muscles in a lifting task depends on load knowledge. *Experimental Brain Research*, 128(3), pp.397−404.

Vleeming, A., Stoeckart, R., Volkers, A. et al., 1990a. Relation between form and function in the sacroiliac joint. *Spine*, 15(2), pp.130−132.

Vleeming, A., Volkers, A., Snijders, C. et al., 1990b. Relation between form and function in the sacroiliac joint. *Spine*, 15(2), pp.133−136.

第 2 章

将"5个ATE"整合到临床实践中

引言

我将在本书中使用许多案例研究，这将有助于为建立反思性思维提供基础，并证明结构框架在临床实践中的价值。在本章中，我们将跟踪一个具体的案例，从演示到完成，直到形成解决方案。这个案例将解释"5个ATE"框架的基本原理，以及如何将功能评估和临床评估原则整合到基于系统的方法中。

案例研究：患者A

接下来让我们开始在临床案例中应用"5个ATE"。患者A是一名24岁的男性职业守门员（足球），表现为右侧腰痛，涉及右下腹和髋前部区域疼痛。他报告说，在当天上午的一次训练后，腰痛症状急剧加重并逐渐恶化。当他到达酒店下车时，他在负重过程中扭伤右腿，当时他感到非常疼痛。该团队的医生对他进行了检查，并决定让他等待24小时，然后再决定是否进行进一步的磁共振成像扫描。与此同时，有人问我是否可以帮忙。

评估：初始假设

 作为守门员，患者A需要执行特定的任务，例如踢远射球。他需要身体右侧有更大的灵活性来执行与踢球有关的许多动作。例如，在后摆阶段，脊柱和踢球腿最大限度地旋转和伸展。

这会产生一个预拉伸内收肌和腹部肌肉的张力弧，储存潜在能量，并协助髋屈肌的爆发性收缩，以进行踢球运动（Brophey et al., 2007）。同时，作为支撑的左腿需要更大的稳定性，以允许踢球腿进行高速运动。通过了解损伤的临床表现和机制，以及了解患者A的日常训练（包括户外和健身房训练），我可以形成一个初步假设：长时间踢球所涉及的专项运动需求可能导致患者A的软组织反应性过载和疲劳，导致代偿性、非功能性对位。然而，在我做出这个假设之前，我必须考虑我所有的初始假设。

其中包括以下假设。

- 影响髋关节的关节问题：踢球中涉及的髋关节屈曲、内收和内旋的联合机制可能压迫或撞击了髋关节（Reiman et al., 2015）。例如，引起的损伤可能是髋关节撞击综合征，这种损伤常见于旋转运动（Harris Hayes et al., 2009）。我将在第4章讨论这种情况的病理机制。

- 肌肉损伤：可能是内在的和潜在的，更可能是由于过载而非特定事件。例如，它可能与腹斜肌、深层髋屈肌和内收肌有关。软组织损伤可能单独发生，也可能涉及多个组织（Morelli and Smith, 2001）。或者，由一个急性事件引发，比如当患者A从车上下来时，他在承重腿支撑时身体扭转，可能涉及内在的髋关节稳定器失能，比如闭孔肌。

- 脊柱活动受限：脊柱缺乏动态灵活性可能会影响骨盆和髋关节周围的软组织结构。脊柱不对称可能导致软组织应力增加，这可能是患者A反复用右脚踢球造成的。此外，这些症状可能是神经根受刺激引起的神经根疼痛或神经根病变的结果（Furman and Johnson, 2019）。或者，神经组织可能在穿过骨盆前部和臀部的时候被卡压，并产生了炎症（Macintyre et al., 2006）。

- 呼吸功能受损：呼吸功能丧失或呼吸力学改变（Lewit, 1999），影响膈肌功能和腹肌（尤其是腹斜肌）的长度－张力关系。这些肌肉的长度－张力关系对脊柱－骨盆对位和脊柱－骨盆的最佳功能表现有影响。因此，这些肌肉的功能障碍会导致全身肌肉过度激活，进而导致全身的代偿机制。

我使用基于系统的整合框架来管理这位患者，现在处于评估阶段。我考虑了最初的假设之后，现在需要在功能评估背景下重新考虑那些假设。通常，我从站立位的功能评估开始，注意触诊位置的骨排列和软组织的静息张力，然后再评估功能运动。我认为应该用双手触诊。为了获得尽可能多的信息，整只手应该保持放松，并将手贴合骨骼标志和软组织。在本章后面，我将介绍患者仰卧在床上的姿势评估，这与患者站立位的对位评估类似。不同位置下的评估结果具有临床相关性，因为不同位置下的评估可以强调功能评估和对位评估之间的相关性。例如，如果我观察到一位患者在站立时一侧骨盆相对另一侧骨盆前倾，我推测在对位评估时也会看到骨盆嵴、髂前上棘（Anterior Superior Iliac Spine, ASIS）和耻骨结节的高度差异。在此过程中的观察提供了与骨对齐和软组织张力相关的信息，此外，还将可能容易获得关于关节灵活性的信息。

高难度的运动或任何需要重复轴向和/或旋转动作的运动都会给脊柱、骨盆、髋部和腹股沟带来更大的负荷。这会导致肌肉骨骼系统的长度－张力关系发生变化，进而导致功能性对位和姿势发生变化（如坐姿和卧姿）。与非运动员相比，运动员在站立时的脊柱－骨盆对位是不同的（Todd et al., 2015; 2016）。例如，运动员站立时的骨盆前倾增加，大腿前部肌肉和竖脊肌张力增加，腰椎前凸角度增大。没有完美的对位或姿势，也没有完美的运动方式。在尝试发展新的运动策略时，人体具有难以置信的适应和应对能力，以克服姿势挑战和肌肉功能障碍。

所有人都能够通过使用各种策略来优化他们的任务和运动表现。考虑到这一点，看看图2.1中患者的站立姿势。注意右髋关节上方的脊柱－骨盆复合体如何旋转至骨盆前倾位，并观察身体对位是如何通过对侧胸椎旋转来进一步向上纠正动力链，以使视线水平，确保保持眼睛凝视前方的。在这个特定的例子中，与左腿相比，右腿保持相对内旋，这会产生下肢缩短效果，导致股直肌、阔筋膜张肌和内收肌过度活动，以及臀中肌和臀小肌的相对延长和抑制。这意味着该患者虽然能够表现出在右髋周围进行代偿的能力，但显然已经开始发展出形闭合和力闭合（见第1章）减少模式，特别是在脊柱–骨盆–髋关节复合体周围。

案例研究：关于患者A的更多信息

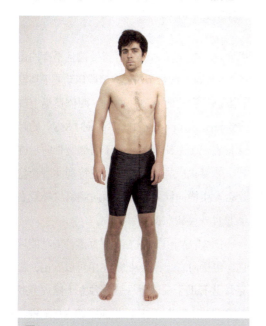

图2.1
站立位代偿非功能性对位

患者A与图2.1中的患者相似，在站立时表现出代偿性非功能性对位，脊柱和骨盆复合体围绕右髋关节旋转。触诊时，右髋关节阔筋膜张肌、大腿前部和内收肌的肌肉张力明显增加。观察发现右侧骨盆前倾，并伴随胸椎周围肌肉活动增加。呼吸力学似乎受到影响，吸气时右下肋骨扩张减少。在这种情况下，我预料在运动测试中可能观察到髋关节内旋和屈曲活动度的减少。同样，脊柱也会表现出胸腰椎向右旋转活动度减少。

这些特征导致非最佳代偿对齐。因此，患者A可能表现出骨盆带周围的形闭合和力闭合，特别是在功能性活动中，如单腿站立测试，这些可以很快被评估出来。通过触诊评估可能会发现肌肉张力和骨骼标志的不对称性，并得到有关穿过该区域的软组织的特征和静息张力的一些信息。让我们进一步探讨这些想法。

脊柱的功能评估

将脊柱作为一个功能单元进行评估，为临床医生观察3个脊柱曲率（腰椎、胸椎和颈椎曲率）的相互依赖和整合情况提供了机会。这些曲率通常在解剖学研究中单独描述，但事实表明它们在功能上相互依赖。考虑到脊柱区域的相互依赖性，脊柱功能评估应包括运动测试的组合，以确定个体是否有能力保持最佳对位，例如在中间区域保持稳定（Panjabi，1992），并满足执行动态任务时所需的协调运动和灵活性要求（Lee，2011）。脊柱在屈曲、伸展、侧屈和旋转的不同范围内活动，尽管我将尝试单独描述每个区域，但描述脊柱的具体功能评估具有挑战性，因为静态和动态运动都将包括骨盆带和髋关节的运动。

脊柱矢状面运动功能评估包括屈曲和伸展，如图2.2和图2.3所示。医生/临床医生应特别注意胸部和腰部的屈曲运动和运动时机。在矢状面运动过程中，脊柱的这些部位不应有旋转或侧向屈曲。脊柱周围肌肉应协同工作，以允许脊柱在动力链内进行受控且平衡的运动，从而证明腰椎节段或多节段运动没有限制。在脊柱屈曲时（见图2.2），股骨头应保持在髋臼的中心位置，并且当骨盆在股骨头上方向前倾斜时，髋骨应均匀地移动。当脊柱伸展时（见图2.3），股骨头应保持在髋臼的中心，当骨盆向后倾斜时，髋骨应均匀地移动。

脊柱额状面运动功能评估包括脊柱向右侧的侧屈或侧弯，如图2.4所示。在运动范围末端，脊柱应形成曲线，每个节段对运动范围的贡献相等。脊柱周围肌肉应协同工作，

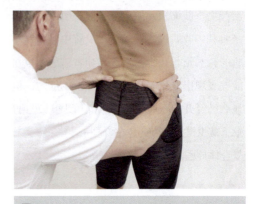

图2.3
最佳脊柱伸展运动

以允许脊柱在动力链内进行受控且平衡的运动，从而证明腰椎节段或多节段运动或平移没有限制。脊柱向右侧屈曲时，两侧髂后上棘（Posterior Superior Iliac Spine, PSIS）的触诊将表现出左侧髋骨相对于右侧髋骨向后旋转，骶骨也应类似。同样，应特别注意骨盆是否发生横向倾斜，骨盆横向倾斜将导致右侧股骨外展和左侧股骨内收。

图2.5显示了脊柱在水平面运动的功能评估，包括向右旋转。从图2.5中可以看出，稳定骨盆有助于确保脊柱旋转独立于髋关节或骨盆运动。医生/临床医生应密切注意胸椎和腰椎旋转的运动和运动时机。脊柱周围肌肉应协同工作，以允许脊柱在动力链内进行受控且平衡的运动，从而证明腰椎节段或多节段运动或平移没有限制。脊柱向右旋转应表现出右侧髋骨相对于左侧髋骨向后旋转。

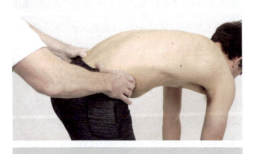

图2.2
最佳脊柱屈曲运动

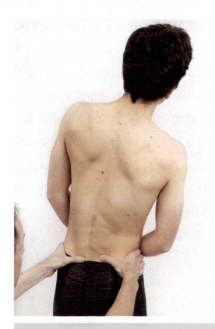

图2.4
最佳脊柱侧屈运动

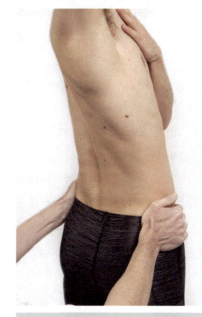

图2.5
最佳脊柱旋转运动

骨盆和髋关节的功能评估

 骨盆被认为是协助身体高速运动的中心节段之一,它是动力链中从近端到远端的过渡区域(Shan and Westeroff, 2005)。骨盆带由两个骶髂关节(Sacroiliac Joint, SIJ)组成,其设计目的是通过形闭合和力闭合提供稳定性,并平衡上肢和下肢以及耻骨联合的负荷(Vleeming et al., 1990ab)。骶髂关节的旋转运动范围估计为0.4°~4.3°,平移运动范围约为0.7mm(Jacob and Kissling, 1995)。耻骨联合是位于两块耻骨间的第二软骨关节。与骶髂关节相似,耻骨联合的运动范围也很小。据估计,

耻骨联合约有2mm的垂直运动范围和绕冠状轴的3°旋转运动范围(Walheim and Selvik, 1984)。

骨盆在3个运动平面中的关节活动度较小:矢状面的前后倾运动、额状面的侧向倾斜运动和水平面的旋转运动(Greenman, 1996; Vleeming et al., 1990ab; Vleeming et al., 2007)。骨盆好比可移动的平台,有助于腰椎前凸和髋关节伸展的平衡,以保持人体直立姿势。骨盆任何方向上的运动范围减少都可能降低运动员的表现,并导致腹股沟损伤复发和慢性腹股沟损伤的风险增加(Walden et al., 2015)。因此,骨盆带成为脊柱与下肢沟通的桥梁。对于受伤运动员的管理,应始终

考虑恢复骨盆的主动倾斜运动，因为这将允许其身体在运动过程中实现有效的机械能量转移（Naito et al., 2012）。因此，骨盆带通过提供形闭合和力闭合，以实现功能性对位（稳定），从而成为动力链的一个组成部分（Naito et al., 2012；Vleeming et al., 1990ab）。

髋关节功能评估包括评估其提供动态稳定性和对位的能力。该关节的结构允许圆形股骨头与髋臼连接。人体通过该关节可以进行3个平面的运动。

- 矢状面：屈曲100°，伸展20°。
- 额状面：外展45°，内收30°。
- 水平面：内旋30°~40°，外旋60°。

这些运动与肩关节类似，但由于施加在髋关节上的负荷较大，因此对髋关节稳定性的要求更高；在运动过程中需要防止任何方向的剪切力。当一个人以最佳的姿势直立时，体重通过骨盆带均匀分布到股骨头和股骨颈，每个髋关节支撑大约33%的体重。

下蹲是一项功能性动作测试（见图2.6），下蹲对完成坐下的任务至关重要。髋关节内疼痛的患者表现出下蹲深度减少，而无疼痛的患者则表现出下蹲深度增加（Lamontagne et al., 2009）。在评估下蹲动作时，我首先从前面观察患者。下蹲时每侧膝关节应保持与同侧脚对齐，并减少任何膝关节外翻或内翻发生。当踝关节进行背屈运动时，应注意膝关节和髋关节的屈曲程度。评估者站在患者后

方，触摸其骨盆带。我会要求患者重复下蹲，注意骨盆如何在股骨头上向前主动倾斜，并观察胸椎部位是否与骨盆带对位，随着髋部和骨盆向后移动，看是否观察到身体少量向前移动。髋关节内部病变的患者在使用该测试进行评估时，将显示脊柱－骨盆运动改变（Lamontagne et al., 2009）。在整个下蹲过程中，肌肉应协同工作，以协助身体进行受控且平衡的运动，从而证明腰椎中没有任何节段的运动限制。

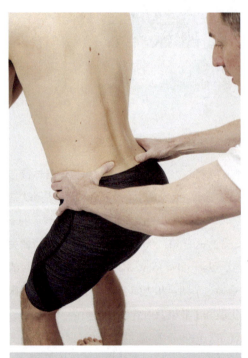

图2.6
功能性下蹲

单腿站立测试

图2.7中，患者在单腿站立测试中表现髋关节分离，且维持脊柱稳定。该测试通过一侧髋关节稳定和转移负荷来评估髋关节保持形闭合和力闭合的能力，同时通过另一侧髋关节进行分离（屈曲）来评估灵活性。该测试与骶髂关节的stork测试/Gillet测试类似，但侧重于观察患者将一条腿抬离地面并保持该姿势30秒时脊柱和骨盆的对位（中间区域）情况。评估者必须特别注意观察受试者脊柱是否偏离对位的垂直位置，骨盆髂嵴是否偏离或远离水平面，以及对侧腿或手臂是否进行了代偿动作。研究已证明该评估具有非常好的测试者间和测试者内信度：分别为1.0和0.88（Tidstrand and Horneji, 2009）。

在单腿站立30秒期间，该测试对可能与髋外侧肌腱病、骶髂关节疼痛和/或腰痛或髋关节内疼痛相关的问题的诊断准确度很高，敏感性为100%，特异性为97%（Lequesne et al., 2008）。评估者通过触诊髂后上棘和骨盆带（见图2.7A）进行检查。

1. 当骨盆位于承重腿上方时，骨盆不应出现向前、向后或侧向倾斜及旋转运动。髋外展功能显示正常，在单腿站立姿势时应保持骨盆几乎垂直于股骨（Youdas et al., 2007）。

2. 当髋关节主动屈曲时（见图2.7B），髋骨在非承重腿上相对于骶骨的运动仅表现出较少的骨盆向后旋转，这在对侧应类似。当进行单腿站立测试时，髋骨应相对于骶骨向后旋转。根据使用的测量量表，该评估显示测试者间信度为中等（左0.59，右0.59）到

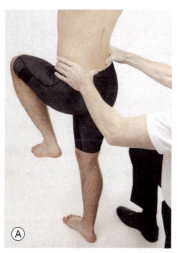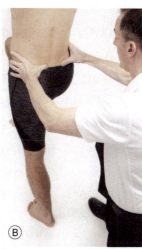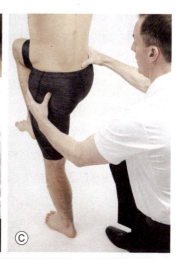

图2.7
单腿站立测试
A. 骨盆位于承重腿上方；B. 非承重腿的髋骨运动；C. 承重腿的股骨中心化

良好（左0.67，右0.77）（Hungeford et al., 2007）。

3. 当负荷通过髋关节传递时（如单腿站立姿势），股骨头应保持在髋臼中心（见图2.7C），当髋关节处于非负重状态时，进行主动髋关节屈曲。

案例研究：关于患者A的更多信息

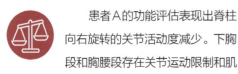

患者A的功能评估表现出脊柱向右旋转的关节活动度减少。下胸段和胸腰段存在关节运动限制和肌筋膜限制。脊柱屈曲（见图2.2）无疼痛，并显示在正常参数范围内。类似地，脊柱伸展（见图2.3）无疼痛。然而，当通过结合脊柱主动伸展（见图2.8）和旋转（右侧和左侧）的象限测试时，患者A表现出右侧关节活动度减少，尽管他双侧无疼痛。象限测试用于评估关节突关节疼痛的可能性；它具有高敏感性（100%）和低特异性（22%）。因此，由于患者A在进行该测试时报告没有疼痛，我可以先假设没有腰椎小关节疼痛（Stuber et al., 2014; Laslett et al., 2006）。患者A右腿负重（见图2.7A），当左侧髋关节屈曲时，髋骨相对于骶骨发生向前平移，明显表现出骨盆带失去稳定性（Hungeford et al., 2007）。然而，保持该姿势30秒后患者A没有报告疼痛，这有效排除了髋外侧肌腱病、骶髂关节疼痛和腰痛（Lequesne et al., 2008）。在非负重情况下（见图2.7B），观察到髋骨相对于骶骨发生向前平移，当右侧

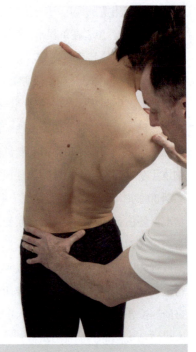

图2.8
站立伸展象限测试

髋关节主动屈曲时患者A报告疼痛产生。

基于上述评估结果，我已经确定患者A不太可能出现下腰椎关节突关节疼痛，但他显然无法进行最佳的脊柱旋转运动。他在主动髋关节屈曲中有疼痛，在单腿站立姿势中无法通过骨盆带有效地传递最佳负荷。因此，评估结果表明，他的症状不太可能与骶髂关节疼痛、腰痛或髋外侧肌腱病有关。

显然，功能评估在提供解决临床难题所需的信息方面有其局限性。功能评估本质上更全面，需要了解身体区域之间的相互依赖

性，以及远端的无关损伤导致患者主诉的可能性（Wainner et al., 2007）。仅仅依靠这一模型进行评估存在问题：例如，评估者会担心缺乏引起疼痛的病理解剖诊断。重要的是，临床医生不要痴迷于或依赖于病理解剖诊断。在很大比例的患者中，腰痛被诊断为非特异性，即没有已知的病理解剖原因导致症状，这将在后面的章节中讨论。

位置对齐

在进行功能评估之后，临床评估之前，临床医生可以通过触诊来观察骨位置对齐和软组织张力是否与功能和临床表现相关。我们可以认为，这种特殊类型的评估既不是功能性的，也不是临床性的，因为它涉及对患者结构的评估，包括仰卧位和俯卧位情况下的评估。尽管如此，我发现这种方法特别有助于整合功能评估和临床评估的结果。在进行位置对齐评估时，应该用整只手进行触诊，特别注意骨突起的水平以及软组织张力的对称性。如果检测到任何运动范围减少，应特别注意；另外，应检查双侧之间的平移运动是否增加。评估位置对齐的好处是，它有助于形成一个印象，说明个体为什么表现出灵活性降低。例如，如果在测试髋关节屈曲活动度之前观察到髋骨相对于骶骨更向前旋转，并且如果随后检测到髋关节屈曲活动度减少，

这实际上可能是髋骨位置没有对齐的结果，而不是髋关节问题。在我的临床经验中，由于这种误解，我经常发现临床医生对髋关节屈曲活动度的解释存在异议。在这种情况下，骨盆前倾角度增加可能会减少髋关节进行充分屈曲运动的空间（Swärd Aminoff et al., 2018）。

图2.9A强调了如何对患者进行仰卧位的从内踝开始的位置对齐评估。请注意我是如何从仰卧位开始的。通过触诊，将内踝的水平位置与髂前上棘以及髂嵴的水平位置进行比较（见图2.9B）。通过对髋骨前面施加轻微的压力，来观察是否存在任何松动或张力损失。触诊耻骨结节（见图2.9C）是否对称、紧张或疼痛，这和肋骨与腹部肌肉组织的触诊（见图2.9D）一样，即轻轻按压和平移，观察是否有活动范围减少或疼痛迹象。之后，触诊并比较腹直肌（Rectus Abdominis, RA）下部、腹斜肌和腹股沟区域的软组织张力。

位置对齐评估在俯卧位重复进行（见图2.10A），评估者触诊髂后上棘、骶骨下外侧角和骶骨底部深度（见图2.10B）。注意L5棘突的移位程度。弹簧测试结果呈阴性由自由活动的腰椎决定，提示骶骨旋前（见图2.10C）。弹簧测试结果呈阳性由僵硬的腰椎造成，提示骶骨旋后。骶骨沟的触诊可以通过在对侧的髂骨上施加轻柔的按压实现。软组织张力情况也可以通过触诊来观察，并比较多裂肌、椎旁肌和臀肌的差异。

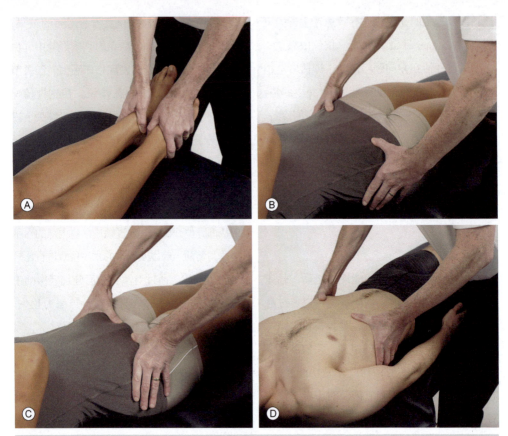

图2.9
仰卧位下的位置对齐评估
A. 内踝；B. 髂前上棘和髂嵴；C. 耻骨结节；D. 肋骨和腹部肌肉组织

案例研究：关于患者A的更多信息

　　仰卧（见图2.9A~D）时，患者A表现出与站立时相似的位置对齐。他的右侧内踝似乎比左侧低，髂前上棘、髂嵴和耻骨结节的高度也比左侧低。关节间隙评估（对髂前上棘的前侧/后侧施压）显示其运动受限；然而，终末感觉是柔和的。触诊表现出内收肌、阔筋膜张肌和腹肌的张力增加，尤其是右侧腹斜肌。当在俯卧位评估患者A时（见图2.10A~C），这些发现似乎是一致的，右侧髂后上棘、髂后下棘和坐骨结节的高度高于左侧，触诊多裂肌、臀大肌和臀中肌以及腘绳肌时，静息张力增加。

　　虽然功能评估和位置对齐评估的结果似乎相互关联，但在这个阶段，它们毫无意义，

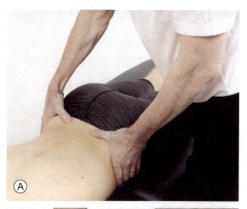

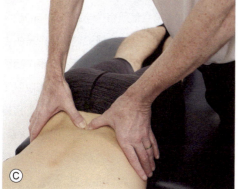

图2.10
俯卧位下的位置对齐评估
A. 髂后上棘；B 骶骨沟；C. L5棘突

因为我还没有充分检验我的初始假设。现在是时候介绍临床评估了。

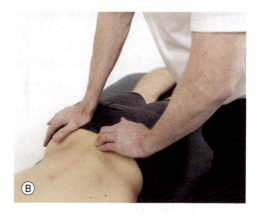

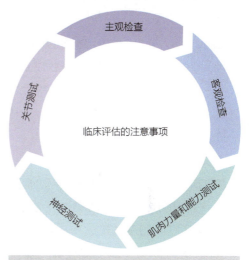

图2.11
临床评估的注意事项

临床评估

第1章中概述了临床评估在这一综合方法中的作用。图2.11强调了临床评估的注意事项，包括主观和客观检查过程，关节和神经测试以及肌肉力量和能力测试，也可能涉及其他检查，如放射学或特定血液测试（Dutton，2004；Magee，2014）。

骨科文献中提出的许多临床测试的价值经常受到质疑，因为它们的重复性和有效性相对较低（Hegedus et al., 2008；Rubinstein and van Tulder, 2008）。在我看来，这导致了一些临床医生进行有效临床评估的能力下降（Feddock, 2007），因为他们更倾向于依赖实验室测试和临床影像学。需要强调的是，准确执行任何临床测试所需的细致、准确和触诊意识必须是高水平的。"注意细节"是我在教育患者和给学生讲课时经常使用的短语。我将在本书中详细介绍我主要使用的临床评估方法，但在本章中，我将解释我认为对患者A最合适和与他最相关的临床评估。

案例研究：关于患者A的更多信息

在这个阶段，对于患者A，我需要整合功能评估和位置对齐评估得出的结果，同时使用相关的临床评估，以确认或质疑我的发现，并以更大的信心检验我的假设。

以下是我目前的调查结果摘要。

- 髋关节问题：可能是踢球动作所涉及的髋屈曲、内收和内旋的组合运动导致的，踢球动作可能压迫或撞击了关节。
- 肌肉损伤：涉及髋关节内部稳定肌，或由于腹斜肌、深层髋屈肌和内收肌的重复超负荷。这可能发生在单独的肌肉上，或者涉及多个肌群。
- 脊柱活动受限：脊柱缺乏动态灵活性会影响穿过骨盆前部和髋关节的软组织。脊柱不对称可能是患者A不断使用右脚进行踢的动作造成的。由于神经穿过骨盆前部和髋关节，

可能有神经根刺激症状或神经可能已经发炎。

- 呼吸功能受损：呼吸功能不足或呼吸力学改变，影响膈肌和腹肌。这些肌肉的长度－张力关系可能会改变，从而影响脊柱－骨盆对位和脊柱－骨盆带的最佳功能，进而导致整体肌肉过度激活和随后的代偿机制。

现在，将这些信息与案例联系起来。患者A表现为反应性组织过度负荷，这是其在球门线上进行长距离射门时反复过度使用脚造成的。反复的过度负荷会使所有参与踢球动作的软组织结构都受到影响，这会导致这些组织发生生理反应。根据我的经验，这种情况下多个组织会变得高度敏感。例如，髋屈肌、髋内收肌和腹肌等肌肉都是踢球动作所必需的，它们直接影响着脊柱－骨盆－髋关节复合体的力学关系。当反应性组织因发炎或紧张而表现为高度敏感时，则更难进行高度特异性检测。那么，我们该怎么办？对于这种情况，我们进行适当的临床评估，以具体测试以下结构：

- 髋关节；
- 骨盆带；
- 腰椎和胸椎；
- 神经系统；
- 呼吸系统。

髋关节：被动屈曲、内收和内旋测试

图2.12展示了屈曲、内收和内旋（Flexion,

Adduction, Internal Rotation; FADIR）测试，该测试用于评估患者的髋关节前部和腹股沟疼痛是否涉及关节问题。在进行测试时，患者应仰卧，而临床医生屈曲患者髋关节至90°，然后将其髋关节内收和内旋。患者症状的再现可能提示测试结果呈阳性：当髋关节被动地移动到末端范围时，患者腹股沟区域出现不适或疼痛。研究证明该测试对髋关节病理学具有高度敏感性（94%），但特异性低（11%）（Ranawatt et al., 2017；Reiman et al., 2015）。

案例研究：关于患者A的更多信息

患者A与图2.12中的患者相似，表现为

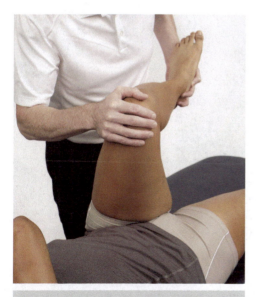

图2.12
髋关节被动屈曲、内收和内旋测试

仰卧且髋关节和膝关节屈曲90°的体位下，右侧髋关节主动和被动屈曲、内旋活动度减少。当髋关节处于90°屈曲位置并被动地达到内旋极限时，患者A出现腹股沟前部疼痛。这表明患者A可能有关节问题。然而，需要强调的是，该测试的特异性较低，应作为筛查工具，而不是诊断工具（Reiman and Thorborg, 2014）。因此，我需要对患者A是否存在潜在的关节内病变保持开放的心态。

内收肌评估（见图2.13）

图2.13A展示了内收肌的柔韧性测试。我用一只手将患者受试侧腿置于中立位置，避免其髋关节侧向旋转；另一只手放在非受试侧骨盆的髂前上棘上。然后，我开始外展患者受试侧腿，并时刻注意在髋关节外展45°前，非受试侧髂前上棘下方的任何运动，如果有任何运动产生，则可能表明内收肌张力过大。如果受试侧腿的膝关节屈曲后，受试侧腿可以进一步外展，则排除短内收肌群张力过大。该测试的可靠性显示为中等至良好（ICC值在0.67~0.74）（Hölmich et al., 2004），且该测试通常用于内收肌疼痛时。

临床医生可在仰卧或侧卧位对内收肌进行触诊（见图2.13B），该测试方法已被证明对预测肌肉损伤具有高度敏感性且测试者内信度（0.89）和测试者间信度（0.94）表现为良好到优秀（Hölmich et al., 2004）。此外，触诊内收肌无疼痛也证明此测试对预测MRI阴性结果有效（Serner et al., 2016）。

内收肌力量可以通过施加徒手阻力进行评估。在直腿姿势下进行测试更有助于引发骨盆带疼痛反应（见图2.13C）。良好的测试者内信度（0.79）和测试者间信度（0.77）均证明此测试有助于评估内收肌力量（Mens et al., 2002）。

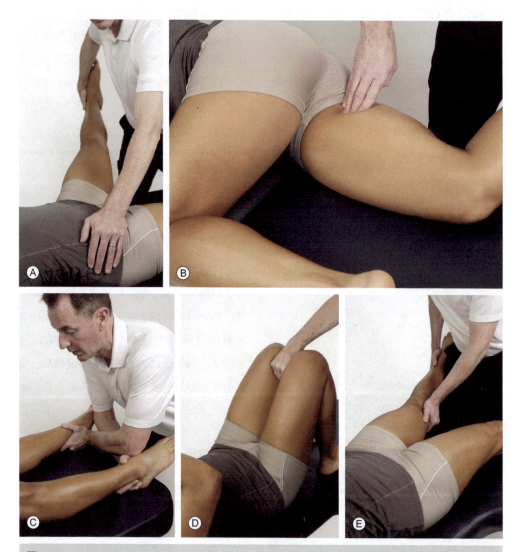

图2.13

内收肌评估

A. 内收肌柔韧性测试；B. 侧卧位内收肌触诊；C. 直腿内收肌力量测试，侧重于骨盆带问题；D. 内收肌力量测试，膝关节屈曲60°；E. 内收肌力量测试，单腿靠近外侧范围

在膝关节屈曲位评估内收肌力量时,患者仰卧,膝关节屈曲60°,双脚放在治疗床上(见图2.13D),有人认为这个体位适合评估长内收肌的力量,因此该测试仍需要验证。我通常将肘部或拳头放在患者双膝之间,并指示患者双腿向中间挤压。就诊断准确性而言,该评估中的疼痛再现具有中度敏感性(43%)和高度特异性(91%)(Verrall et al., 2005)。

在单侧内收肌力量测试中,患者仰卧,受试腿轻微外展和内旋,并被要求收缩内收肌以抵抗施加的阻力(见图2.13E)。临床医生可以将受试腿移动到靠外的位置或靠内的位置进行评估,因此,必须注意在哪个位置(内侧范围、中间范围、外侧范围)可能有症状。该评估的准确性取决于低敏感性(30%)、高特异性(91%)(Verrall et al., 2005)。临床医生应特别注意哪个位置再现了关于敏感性的最多信息,因为这可以指示本测试中涉及的具体结构。

案例研究:关于患者A的更多信息

根据牛津徒手肌力分级表(表2.1),患者A在所有关于内收肌的测试中表现良好(Naqvi and Sherman, 2021)。这些具备特异性的内收肌测试均被证明是可靠的,并且具有中等到高等水平的敏感性和特异性(Mens et al., 2002; Hölmich et al., 2004; Verrall et al., 2005)。此外,在单腿靠近外侧范围的内收肌力量测试中(见图2.13E),患者A出现了内收肌抑制,并存在触发点且压痛明显。单腿内收肌力量测试和内收肌触诊已被证明具有较高的准确性(Serner et al., 2016; Verrall et al., 2005)。患者A已经表现出非功能性站立对位,因为踢球侧的髋关节出现内旋。这可能改变了他的内收肌柔韧性,减少了额状面的关节活动度。因此可以假设,当他试图打开髋部并将踢球腿置于外侧范围时,内收肌在这个范围内承受了过度负荷。

主动直腿抬高测试

图2.14显示的是主动直腿抬高测试。该测试已被证明在评估骨盆功能方面非常有用(Mens et al., 2006),并被证明具有良好的测试者内信度(0.83)和测试者间信度(0.87)。在准确性方面,该测试的敏感性(87%)和特异性(94%)都很高。

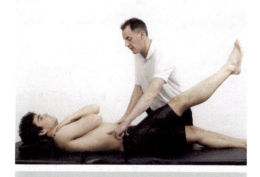

图2.14
主动直腿抬高测试

表2.1　牛津徒手肌力分级表

等级	描述
0级 无	无可见或无明显肌肉收缩
1级 轻微收缩	可看见或可触摸到肌肉收缩
2级 差	不能抵抗重力的全范围关节活动度
3级 良	能抵抗重力的全范围关节活动度
4级 好	能抵抗重力和中等强度阻力的全范围关节活动度
5级 正常	能抵抗重力和最大阻力的全范围关节活动度

进行该测试时患者仰卧，并被指示进行直腿抬高，以评估耻骨区域和/或下腹部疼痛或不适的再现。我通常会将测试结果与骨盆带周围的力闭合程度降低联系起来（Vleeming et al., 1990ab）。评估过程中应特别注意任何髋屈肌抑制和/或腹斜肌过度活动的情况。在这个测试中经常观察到的是，在抬高腿的过程中，对侧胸腰椎交界区域的平移运动增加，应将两侧直腿抬高测试结果进行比较。

案例研究：关于患者A的更多信息

在进行主动直腿抬高测试时（见图2.14），患者A右侧髋关节前部出现不适，触诊右侧下腹壁和髂窝时产生疼痛和不适。在执行主动直腿抬高期间，我还观察到他的右髋屈肌受到抑制。尽管门斯等人（Mens et al., 2006）的研究发现，主动直腿抬高测试在诊断骨盆相关疼痛方面具有高度的敏感性和特异性，但我们需要考虑到骨盆区域内有许多软组织。额米西（Höl-

mich, 2007）首次提出了腹股沟疼痛的临床体征和症状分类。

如前所述，运动的灵活性系统和稳定性系统可以单独进行检查，但二者在功能上相互依赖。为了说明这一点，当进行主动直腿抬高测试时，髋关节和髋屈肌可以视为灵活性系统（Beales et al., 2010），而骶髂关节和骨盆带周围的结构可以视为稳定系统（Mens et al., 2006）。在这种情况下，患者A的症状显示这些系统之间的协同作用失效，因此，由于疼痛和组织疲劳，他的深层肌肉系统（包括腰肌的深部纤维）可能受到抑制，从而导致浅层肌肉系统过度激活（Hodges et al., 2003; 2002）。

腹部肌肉测试

患者仰卧，双臂交叉，临床医生评估其腹直肌（见图2.15A）和腹斜肌（见图2.15B）。我通常会指导患者进行仰卧起坐，同时观察运动的质量，并听取患者关于任何症状的报告。然后我在患者胸部中央施加徒手阻力，以让腹直肌收缩。该测试评估腹直肌的测试者内信度（0.63）和测试者间信度（0.57）显示出较高的可靠性（Hölmich et al., 2004）。

或者，临床医生可以在患者对侧肩部施加徒手阻力，患者进行斜向卷腹使腹斜肌产生更多的收缩。这一测试的测试者内信度（0.51）和测试者间信度（0.41）显示出较差到中等的可靠性（Hölmich et al., 2004）。

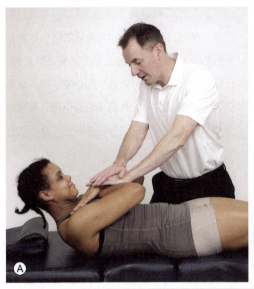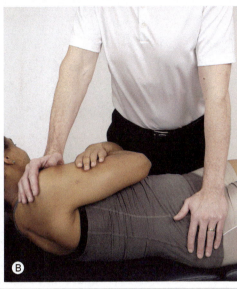

图2.15
腹部肌肉测试
A. 腹直肌抗阻仰卧起坐；B. 腹斜肌抗阻仰卧起坐

案例研究：关于患者A的更多信息

　　患者A的腹部肌肉测试与图2.15A和图2.15B中所示类似，没有表现出明显异常，除了向右旋受限。在这种情况下右旋受限具有临床相关性，这表明腹肌损伤的可能性较小。因此，可以假设右旋受限是重复的功能性运动（长距离踢球）引起的软组织超负荷造成的。疼痛的存在已被证明会破坏肌肉激活，这会影响稳定性和动态灵活性之间的关系，使个体难以有效地执行任务（van Dieën et al., 2003）；对于患者A，由于软组织中的炎症反应，疼痛抑制可能会影响他执行长距离踢球的能力。

改良托马斯测试

　　图2.16强调了对髋部和大腿前部结构的评估。患者仰卧在治疗床的末端，临床医生将其非受试侧腿的髋关节屈曲，同时患者抱住膝关节以固定。临床医生支撑患者下肢，并将受试侧腿放低至伸展位，同时用手稳定同侧骨盆，并检测是否有以下迹象。

1. 腹股沟疼痛或咔嗒声再现（髂腰肌发炎导致前骨盆隆起处咔嗒作响）。
2. 受试侧大腿无法平放在治疗床上（髋屈肌张力过大）。

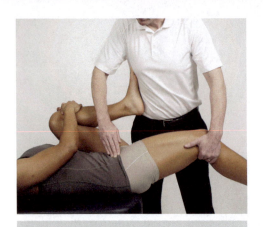

图2.16
改良托马斯测试

3. 受试侧腿无法达到膝关节屈曲90°位（股直肌张力过大）。

4. 下腰椎拱起或腰痛再现。

5. 髋关节外展或外旋（阔筋膜张肌张力过大）。

6. 髂前上棘向前平移，表明髋屈肌处于拉长状态，这通常与该位置相关肌肉的收缩抑制相关。

　　就诊断准确性而言，该测试具有高敏感性（89%）和高特异性（92%）（Reiman et al., 2015）。

案例研究：关于患者 A 的更多信息

　　患者A在进行改良托马斯测试时，显示右髋外展和外旋活动度增加，右侧髂前上棘平移增加（见图2.16）。这表明其阔筋膜张肌缩短，深层髋屈肌延长。从临床角度来看，改良托马斯测试具有较高的准确性，这为该评估提供了真正的诊断价值（Reiman et al., 2015）。

　　现在把所有这些信息结合起来。请记住，患者A在站立时表现出非功能性对位，在触诊阔筋膜张肌时，右侧比左侧更为僵硬。此外，在负重过程中，右侧骨盆前倾也更明显。之前在功能评估过程中注意到了这些信息，我通过使用改良托马斯测试进行临床评估，从而印证了我之前的猜想。

呼吸控制评估

　　图2.17为通过触诊对胸廓下部和膈式呼吸进行评估的示意图。如果胸腰段椎体产生功能障碍，则会发生代偿（Lewit, 1999）。一侧胸廓平移缺失可能表明呼吸力学不良。临床医生通过指导患者进行深吸气和呼气来观察呼吸运动控制，同时将双手放在下肋骨上进行触诊，并观察肋骨是否失去扩张或者横膈膜和腹斜肌肌肉附着处是否有压痛。

案例研究：关于患者 A 的更多信息

　　通过触诊发现，患者A下胸廓的活动性降低，特别是右边。临床医生在右下胸廓的腹斜肌附着处周围触诊到压痛点。此外，当患者A被指示进行深吸气时，右侧肋骨扩张减少。虽然呼吸功能障碍通常不会导致疼痛产生，但由呼吸功能障碍引起的肌肉骨骼功能障碍会导致胸椎持续和反复出现问题（Greenman, 1996）。横膈膜由于其广泛的肌肉和筋膜附着，对呼吸、脊柱稳定、主动骨盆倾斜和流体动力学有巨大影

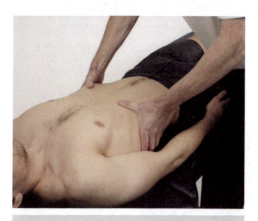

图2.17
呼吸控制评估

响（Lewit, 1999）。然而，患者A不太可能在前一天早上的训练中出现呼吸功能障碍。如果患者A是由于运动专项训练导致错误的运动模式和姿势变化，并最终加剧了胸椎和胸廓的僵硬程度，且减少了呼吸肌的激活，这种情况下该如何处理（Jung and Kim, 2018）？这些影响可能是深远的，包括对下肢区域和脊柱－骨盆－髋关节复合体之间的相互依赖性产生影响，并在运动过程中增加髋关节的损伤风险。

腰椎节段被动评估

腰椎和胸腰段脊柱节段的被动评估很难进行，因为临床医生可能发现，对于体重较重或体型较大的患者而言，徒手移动他们很困难。然而，适当进行该评估的好处是，它使临床医生能够评估任何脊柱节段是否发生了关节活动度、疼痛或关节末端感觉的变化（Haneline et al., 2008）。在进行该评估时，患者置

于侧卧位，脊柱处于中立状态，膝关节屈曲（见图2.18）。临床医生在脊柱屈曲、侧屈和旋转，以及伸展、侧屈和旋转方向上对椎体实施生理性被动运动，并通过与相邻椎体比较来评估受测试节段椎体的运动（Insco et al., 1995）。在实践中，我们应该能够感受到棘突之间的节段运动（间隙），并注意到运动中的任何特定限制。这些限制会导致节段之间的"间隙"减小或增大；前者表明椎体活动性降低，或者表明椎体活动性增加，并且相应节段通常伴随疼痛或压痛。这类被动评估的结果似乎非常依赖临床医生的技能和专业知识，因为先前的测试者间信度的表现相对较差（Panzer, 1992；Inscoe et al., 1995）。

案例研究：关于患者A的更多信息

在脊柱节段的灵活性评估中，患者A的脊柱伸展、右侧侧屈和右侧旋转活动度减少，下胸椎和胸腰椎节段的活动明显受限（T8~T10和T12~L1）。在触诊右侧胸腰椎交界处和胸腰椎节段竖脊肌时出现压痛。由于该被动评估的测试者间信度低，因此一些从业者质疑进行被动脊柱评估的意义（Inscoe et al., 1995；Panzer, 1992）。然而，在我看来，如果这种临床评估得到足够的实践，它就会被掌握。该评估应与前面描述的功能评估一样被重视，当临床医生整合收集到的所有信息时，应考虑这两种方法。

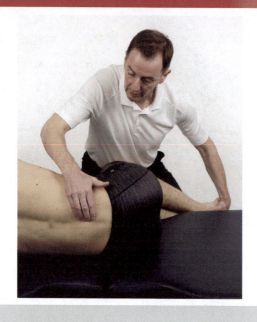

图2.18
腰椎节段被动侧屈评估

　　到这个阶段，我开始根据整合功能评估和临床评估得到的信息来构建这个临床难题的图景。其中一些可能看起来有点令人困惑。示例如下。

1. 髋关节FADIR测试的阳性结果表明，我可能正在处理关节问题。

2. 髋部深屈肌似乎被拉长和抑制，腹斜肌和内收肌也一样，特别是在外侧范围测试时。那么，哪个肌群是疼痛的主要来源？这提出了一个问题：这与髋关节相关还是与肌肉相关？

3. 脊柱关节活动度表现为右旋受限，在主动/被动评估中发现胸腰椎节段受限。然而，腰部伸展似乎是无疼痛的；因此，我可以从这部分测试中得出结论，下腰椎小关节活动受限不太可能是症状的来源。

4. 脊柱的上方节段受限是否会影响骨盆带肌肉组织的长度－张力关系？

5. 由于这些结构在解剖学上的紧密联系以及神经支配的作用，这些功能障碍是否会导致呼吸力学的改变？呼吸力学的改变是否会导致功能障碍？例如，呼吸力学的改变可能是症状发展过程中的起始事件，也可能改变了脊柱－骨盆复合体的肌肉长度－张力关系。

　　为了进一步检验这些假设并使本案例的结果更加清晰，我需要结合不同的临床推理方法处理从患者A身上收集的信息，以便安排和实施干预并重新评估结果。

临床推理

案例研究：关于患者A的更多信息

模式识别

我经常遇到临床医生对深层髋屈肌实施肌筋膜松解术，以帮助治疗腰痛或髋关节前部及腹股沟疼痛。深层髋屈肌在解剖学上的紧密性，可能使它们非常适用于模式识别和后续的软组织手法治疗，例如腰大肌和腰小肌（如果存在），它们从腰椎L1~L4的前部连接到股骨小转子。在这种情况下，模式识别可能导致临床医生认为，放松深层髋屈肌可能有助于缓解腰痛和/或髋关节前部及腹股沟疼痛。可能过去的经验已表明，这种特殊的技术对类似的案例有帮助。想象一下：如果患者A使用这种方法会发生什么？下次接受检查时，他可能会报告自己的症状有所改善，并有信心训练。然而，如果他的症状改善只保持很短的时间，就又回到最初的症状了呢？或者，假设患者最初在热身期间感觉更好，但随着训练强度的增加，症状又卷土重来，那么，对患者A只进行深层的肌筋膜松解术是否安全？有许多医生倾向于将组织松解技术作为首选治疗方法。然而，这里的危险在于存在误诊的可能性，并导致患者的疼痛复发。我们能做什么？让我们来了解一下。

假设演绎推理

在上文中，患者A报告称在一次训练后，右侧腰痛并累及右侧下腹部和髋关节前部。我们已经假设这可能是训练中过度踢球造成的，过度踢球动作可能使软组织超负荷并导致疲劳和反应性炎症；但这些组织真的可以变"紧"吗？ 无论是通过进一步询问和了解患者A提供的线索，还是通过关注他逐渐出现的症状，我很明显地发现组织对负荷的耐受性不足这一问题。因此，我倾向于怀疑正是这个问题导致了他目前的症状。此外，在询问时，患者A无法回忆起任何具体的特定事件可能导致了症状出现，例如用力踢一个长距离球。这使得患者A不太可能出现肌肉拉伤。

知识和从业者洞察力

命题、专业技巧和个人知识是强大的推理工具（McCarthy, 2010）；这种特殊的推理方法可能会使临床医生成为一个"大师"。事实上，一些患者或运动员可能对此感到满意，因为他们可以将决策权全权交给临床医生。试想，我告诉患者A我经常遇到他这样的情况，并且围绕这个特定问题我还发表了论文、编写了教科书和讲授课程。此外，我告诉他，我记得很多年前（在患者A转为职业球员之前），另一名声望很高的资深球员有过类似问题，并且我能够成功地处理它。患者A可能对这些内容印象深刻，并相信我可以解决他的问题；从我的临床经验来看，我看到这里的危险在于，我可能对患者A实施专制性治疗，而没有让他参与推理过程。

诊断推理

软组织手法技术对疼痛调节、增加组织延

41

展性和改善流体动力学的神经生理学效应已被证实（Loghmani and Whitted, 2016）。此外，肌肉能量技术（Muscle Energy Technique, MET）（Fryer, 2011）和关节手法技术（Michael et al., 2017）也可能导致运动程序和运动控制的改善。采用一些小型治疗技术，如一系列症状改善技术，可能有助于减少脊柱和骨盆带的生物力学应力，帮助恢复功能。在这个案例中，我使用了症状改善技术中的手法治疗技术，目的在于恢复脊柱旋转活动度。图2.19A和图2.19B显示了通过触诊进行胸椎和腰椎节段的活动度评估。注意：如果活动范围限制在任何特定节段，可以应用软组织手法操作、关节手法操作或肌肉能量技术来改善。然后，重新评估胸腰椎活动度的改善对初始症状的影响。

图2.19C显示了辅助恢复髋关节屈曲活动度的症状改善技术。使用这项技术的临床推理基于肌肉的前链（如阔筋膜张肌）过度活动，增加了骨盆前倾。骨盆前倾将限制髋关节屈曲活动度。

注意患者处于侧卧位。我通常会对阔筋膜张肌执行一系列简单的手法操作。这些手法技术还可以与股骨或闭孔神经的神经动力学技术相结合进行操作（Shacklock, 2014）。

应进行再次评估，以确定髋关节屈曲活动度减少可能会对初始症状产生什么影响。

对患者A胸腰椎段实施症状改善技术（见图2.19A和图2.19B）后再次评估发现，患者A的脊柱和髋关节活动度改善。脊柱活动度的减少很可能影响了髋关节活动度。已有研究表明对脊柱进行治疗可以减少髋关节疼痛（Cibulka and Delito, 1993）。这可能是通过软组织的反射性放松来改变下腹部、骨盆和大腿前部的静息张力而改善的。这也可能有助于纠正骨盆倾斜，但同样，对患者A的阔筋膜张肌实施症状改善技术（见图2.19C）后，髋关节屈曲活动度也有所改善。骨盆倾斜已被证明会影响髋关节活动（Swärd Aminoff et al., 2018）。改善阔筋膜张肌和股直肌的柔韧性也可能会影响骨盆倾斜。例如，如果前链肌肉组织张力过大，这可能会增加骨盆前倾角度，从而使髋臼被过度覆盖，这将导致髋关节主动和被动屈曲活动度减少。这可能解释了为什么患者A在临床评估的髋关节FADIR测试中出现症状。

呼吸功能、膈肌和盆底肌对位正常化可能有助于恢复腹部肌肉组织的长度－张力关系，改善骨盆倾斜和髋关节屈曲活动度（Jung and Kim, 2018）。盆底肌（在第3章中讨论）形成胸腰椎腔的底部，等长张力的改变可能影响盆底的静息张力，并对呼吸力学产生影响。呼吸功能正常化很可能有助于改善腹内压的最佳功能，腹内压已被证明对脊柱稳定极为重要（Lewit, 1999）。

使用这个假设的演绎模型验证了我的假设，并改善了脊柱和髋关节的活动度；然而，主动直腿抬高测试仍然显示了深层髋屈肌的抑制。因此，实施症状改善技术的最后阶段是尝

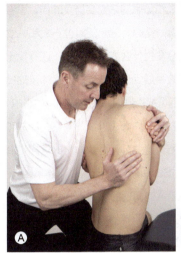

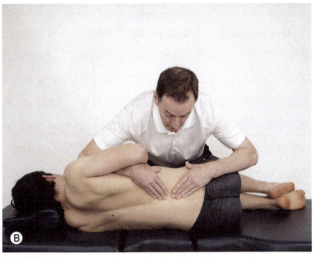

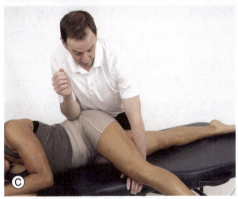

图2.19
通过症状改善技术评估活动受限对症状的影响
A. 胸椎；B. 腰椎；C. 髋关节

重新评估主动直腿抬高。

通过症状改善技术评估激活技术是否有助于改善深层髋屈肌功能后，对患者A的重新评估显示出主动直腿抬高测试结果的显著改善和症状减少。然后，通过临床推理和症状改善技术的使用，可以得出结论：深层髋屈肌实际

试恢复这些结构的功能。

图2.20显示了深层髋屈肌（腰肌）的激活操作。我通过在患者髋关节外旋时施加徒手阻力来分离髋关节，同时指导患者想象将髋关节"拉出"或"吸进"关节窝中，从而执行一系列激活技术（Gibbons, 2007）。重复该技术6~8次，然后

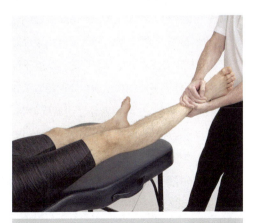

图2.20
应用症状改善技术评估深层髋屈肌激活对症状的影响

上可能因反复踢球动作而处于应激状态——发炎、抑制和易疲劳。如果我们考虑到深层髋屈肌穿过髋关节、骨盆带和腰椎，这可能有助于建立一个有效的假设。髋臼受压和轴向脊柱稳定性的缺失可能会同时加剧腰痛症状以及提高髋关节前部和腹股沟的疼痛水平。例如，腰大肌的深层肌纤维有助于将股骨头稳定在髋臼中心，从而使髋关节绕旋转轴获得最佳的关节活动度（Gibbons，2007）。疼痛或疲劳抑制腰肌后，将使其他协同肌的激活增强，以帮助实现这种稳定作用。例如，其他髋屈肌，如阔筋膜张肌，可能会过度激活或先激活。阔筋膜张肌的附着点相对于髋关节旋转轴线的定位较远，这意味着阔筋膜张肌不能提供最佳的关节稳定性，因此髋关节屈曲时，股骨头会向前方和内侧平移（Lee，2011；Sahrmann，2002）。当这种情况发生时，髋关节可能会保持相对内旋，因此，进一步的内旋会受到限制；髋内旋活动度将显著减小，导致脊柱－骨盆复合体进一步围绕有症状的髋关节旋转，最终结果是髋关节和脊柱失去旋转活动度。同时，从躯干穿过骨盆并延伸到下肢的软组织会变得易激惹或承受更大的压力，从而更容易因过载而疲劳，例如长时间踢球后。由于深层髋屈肌的神经支配源于上腰椎（L1~L2），我们可以假设，脊柱失去轴向控制和胸腰椎旋转活动度减少可能导致脊柱活动受限，并影响深层髋屈肌的神经支配作用，从而导致肌肉抑制。

解释性推理

解释性推理需要考虑运动员或患者经常采用的对位方式和随后的站立姿势及动作。思考在疼痛或过度兴奋时，之前的对位方式和站立姿势等可能会发生什么变化。另外，还需找出可能处于危险中或受伤后恢复延迟中的运动员或患者，他们可能受到内部或外部因素的影响，行为模式的变化、焦虑、恐惧、回避、抑郁和缺乏教育，所有这些都会导致异常的疼痛和消极想法（O'Sullivan，2000）。

回顾患者A的情况后，很明显，由于其最初症状的严重性，他特别担心自己的骨盆或髋关节处的肌肉断裂。他还担心，如果他第二天接着训练，他可能会发生进一步的损伤，这甚至可能会使他无法参加剩下的比赛。他说，他以前在俱乐部也有过类似的经历，但他得到的治疗并没有帮助。他还提到，他的另一位守门员同事也有类似的问题，只有通过手术才能解决。他问我为什么我认为以前的治疗没有效果。当时，我问他是否能回忆起之前受伤的原因，之前的症状是什么样的，他接受了什么样的治疗。我告诉他，这些都是非常重要的因素，因为所有这些因素都可能对他对当前问题的看法产生重大影响。我向患者A提议，我们应该共同努力来改变他的看法。这个年轻人显然对继续训练表示担忧，以及担心继续训练可能会发生严重损伤。

 有时作为临床医生，我们做什么并不重要，除非我们能够通过情感和认知上的安慰来"点醒"患者并真正了解他们（Pincus et al., 2013）。患者A没有处于慢性疼痛状态，但他确实对自己的损伤有先入为主的想法和执念。如果俱乐部工作人员都没有意识到他正在与另一家俱乐部进行合同谈判怎么办？患者A在我们最初的讨论中向我提到了他考虑换俱乐部的可能性，他可能会为小时候一直支持的球队效力。我们能责怪他过于谨慎和保护自己吗？这些都是管理这一特殊案例的重要因素，如果我们不能将心理学知识实践并融入管理计划中，那么，我们的临床技能有多好就真的无关紧要了（Main and George, 2011）。这个案例的治疗结果可能取决于我们作为临床医生的能力，即在行动中进行反思（Schon, 1983）和随机应变，但同时我们也要有同理心以及提供明确的解释，而最重要的是教育。

案例研究：关于患者A的更多信息

考虑到生物-心理-社会模型，我对这个案例产生了完全不同的印象。患者A处于一场大型比赛的后期阶段，在此期间，所有运动员都承受着巨大的压力。这本身就足以放大神经系统反应，尽管我确实记住了这一点，但在我的假设测试中，它排名并不靠前。我的理由很简单，患者A最近才出现反应性问题，与当天早些时候的一个明确的生物力学测试相关。虽然我能理解患者A的担忧，以及可能影响许多运动员行为的"外部噪声"，但是，我认为与当前环境因素相关的生物-心理-社会方面不太可能是疼痛的主要来源或会对其症状产生影响。

我们应该考虑疼痛的生物-心理-社会方面的因素吗？在我看来：绝对应该！也许使用功能评估和临床评估的生物医学模型不应该被认为是由纯粹的物理或生物力学实体组成的。虽然在体育运动中，生物医学模型可能是最容易将人体运动概念化的方法之一，但人体运动更可能是稳定性、对位、动态活动，以及运动员或患者的生物心理状态相互作用的结果。其中，对位需要形闭合和力闭合，动态活动需要有效的运动控制产生最佳的动作。

结论

我通过使用临床推理来生成和检验假设，现在能够确定一个有效的假设，为该患者制定适当的管理策略。

案例研究：关于患者A的更多信息

 本案例的初步假设与患者A重复长时间踢腿导致的超负荷问题有关。由于反应性组织腰大肌的深层纤维负荷过大，导致髋关节前部和腹股沟疼痛，髋关节活动度和骨盆及轴向脊柱稳定性丧失（Gibbons, 2007）。浅表肌肉系统过度激活可能会增加髋关节内旋和骨盆前倾，并导致胸腰段旋转增加。这种状态的临床相关性在于，它会导致稳定性和动态灵活性的缺失，当稳定性和动态灵活性缺失时，可能会破坏动作、灵活性和负荷之间的相互作用，从而导致肌肉反射性激活延迟（Van Dieën et al.，2003）。

这种情况下治疗的目的是通过特定的手法操作恢复脊柱、骨盆带、髋关节和腹股沟复合体的功能，并解决胸腰段和髋关节前部的活动受限。

除了这些干预措施外，我还将利用神经肌肉激活技术来改善深层髋屈肌的激活状态，使患者A为运动场上的负荷训练做好准备。在基本框架的方法中使用临床推理有助于验证或否定假设。这样使围绕这一特殊案例的治疗和管理变得非常简单。

患者A的康复管理计划如表2.2所示。最终，为了保持持久、积极的结果，患者A必须停止或至少改变加重症状的活动：例如，减少踢球的强度（或数量）。在患者A的情况下，他能够在第二天充分训练，不需要任何进一步的检查，如MRI扫描，并且没有错过为后面的比赛准备的训练课。

在本案例中，用于评估的综合方法成为患者A日常训练前和训练后评估的一部分，在接下来的几天中，他被指导如何观察髋关节活动度、胸腰椎旋转和神经肌肉运动控制

表2.2	患者A的康复管理计划
评估	方法
1.胸腰节段旋转的再评估	手法操作，T12~L1 • 高速、小振幅的推力 • 关节手法操作 • 肌肉能量技术 • 软组织手法操作
2.髋关节前部肌肉张力再评估	手法操作 • 阔筋膜张肌 • 股直肌 • 内收肌
3.主动直腿抬高再评估	主动激活 • 深层髋屈肌（腰大肌）
4.呼吸功能再评估	抑制 • 横膈膜和腹斜肌触发点 主动激活 • 呼吸功能

的缺陷。他学会了如何在训练前和训练后通过使用特定的运动技术来自己解决这些问题，运动技术包括结合灵活性和神经肌肉运动控制的训练。

总之，基于完善的临床推理过程的综合方法有助于恢复人体功能，并减轻脊柱、髋关节和腹股沟部位的疼痛。这是通过手法治疗和神经肌肉激活技术实现的。我使用"5个ATE"方法中的多种技术解决了患者A的问题，这表明"5个ATE"是一个有效且高效的框架。这个框架使功能评估和临床评估的原则得以整合，并为合理的临床推理提供依据。这可以帮助患者A解决他的问题，并确保他完全可以参加后续的训练课和比赛。

参考文献

Beales, D., O' Sullivan, P. and Briffa, N., 2010. The effects of manual pelvic compression on trunk motor control during an active straight leg raise in chronic pelvic girdle pain subjects. *Manual Therapy*, 15(2), pp.190–199.

Brophy, R., Backus, S., Pansy, B. et al., 2007. Lower extremity muscle activation and alignment during the soccer instep and side-foot kicks. *Journal Orthopaedic Sports Physical Therapy*, 37(5), pp.260–268.

Cibulka, M. and Delitto, A., 1993. A comparison of two different methods to treat hip pain in runners. *Journal Orthopaedic Sports Physical Therapy*, 17(4), pp.172–176.

Dutton, M., 2004. *Orthopaedic Examination, Evaluation and Intervention*. 2nd ed. New York: McGraw-Hill.

Feddock, C., 2007. The lost art of clinical skills. *American Journal Medicine*, 120(4), pp.374–378.

Fryer, G., 2011. Muscle energy technique: an evidence-informed approach. *International Journal Osteopathic Medicine*, 14(1), pp.3–9.

Furman, M. and Johnson, S., 2019. Induced lumbosacral radicular symptom referral patterns: a descriptive study. *Spine*, 19(1), pp.163–170.

Gibbons, S., 2007. Assessment and rehabilitation of the stability function of psoas major. *Manuelletherapie*, 11, pp.177–187.

Greenman, P., 1996. *Principles of Manual Medicine*. 5th ed. Philadelphia: Lippincott Williams and Wilkins.

Haneline, M., Cooperstein, R., Young, M. et al., 2008. Spinal motion palpation: a comparison of studies that assessed intersegmental end feel vs excursion. *Journal Manipulative Physiological Therapeutics*, 31(8), pp.616–626.

Harris-Hayes, M., Sahrmann, S. and Van Dillen, L., 2009. Relationship between the hip and low back pain in athletes who participate in rotation-related sports. *Journal Sport Rehabilitation*, 18(1), pp.60–75.

Hegedus, E., Goode, A., Campbell, S. et al., 2008. Physical examination tests of the shoulder: a systematic review with meta-analysis of individual tests. *British Journal Sports Medicine*, 42(2), pp.80–92.

Hodges, P., Gurfinkel, V., Brumagne, S. et al., 2002. Coexistence of stability and mobility in postural control: evidence from postural compensation for respiration. *Experimental Brain Research*, 144(3), pp.293–302.

Hodges, P., Moseley, G., Gabrielsson, A. et al., 2003. Experimental muscle pain changes feedforward postural responses of the trunk muscles. *Experimental Brain Research*, 151(2), pp.262–271.

Hölmich, P., 2007. Long-standing groin pain in sportspeople falls into three primary patterns, a "clinical entity" approach: a prospective study of 207 patients. *British Journal Sports Medicine*, 41(4), pp.247–252.

Hölmich, P., Hölmich, LR., Bjerg, AM., 2004. Clinical examination of athletes with groin pain: an intraobserver and interobserver reliability study. *British Journal Sports Medicine*, 38(4), pp.446–451.

Hungerford, B., Gilleard, W., Moran, M. et al., 2007. Evaluation of the ability of physical therapists to palpate intrapelvic motion with the stork test on the support side. *Physical Therapy*, 87(7), pp.879–887.

Inscoe, E., Witt, P., Gross, M. et al., 1995. Reliability in evaluating passive intervertebral motion of the lumber spine. *Journal Manual Manipulative Therapy*, 3(4), pp.135–143.

Jacob, H. and Kissling, R., 1995. The mobility of the sacroiliac joints in healthy volunteers between 20 and 50 years of age. *Clinical Biomechanics*, 10(7), pp.352–361.

Jung, J. and Kim, N., 2018. Changes in training posture induce changes in the chest wall movement and respiratory muscle activation during respiratory muscle training. *Journal of Exercise Rehabilitation*, 14(5), pp.771–777.

Lamontagne, M., Kennedy, M. and Beaulé, P., 2009. The effect of cam FAI on hip and pelvic motion during maximum squat. *Clinical Orthopaedics and Related Research*, 467(3), pp.645–650.

Laslett, M., McDonald, B., Aprill, C. et al., 2006. Clinical predictors of screening lumbar zygapophyseal joint blocks: development of clinical prediction rules. *Spine*, 6(4), pp.370–379.

Lee, D. 2011. *The Pelvic Girdle: An Integration of Clinical Expertise and Research*. 4th ed. Edinburgh: Churchill Livingstone/Elsevier.

Lequesne, M., Mathieu, P., Vuillemin-Bodaghi et al., 2008. Gluteal tendinopathy in refractory greater trochanter pain syndrome: diagnostic value of two clinical tests. *Arthritis & Rheumatism*, 59(2), pp.241–246.

Lewit, K., 1999. *Manipulative Therapy in Rehabilitation of the Locomotor System*. 3rd ed. Oxford: Butterworth, pp.26–29.

Loghmani, M. and Whitted, M., 2016. Soft tissue manipulation: a powerful form of mechanotherapy. *Journal Physiotherapy Physical Rehabilitation*, 1(4), p. 122.

Macintyre, J., Johnson, C. and Schroeder, E., 2006. Groin pain in athletes. *Current Sports Medicine Reports*, 5(6), pp.293–299.

Magee, D., 2014. *Orthopedic Physical Assessment*. 6th ed. St Louis: Elsevier/Saunders.

Main, CJ. and George, SZ., 2011. Psychologically informed practice for management of low back pain: future directions in practice and research. *Physical Therapy*, 91(5), pp.820–824.

McCarthy, C. 2010. *Combined Movement Theory: Rational Mobilization and Manipulation of the Vertebral Column*. Edinburgh: Churchill Livingstone/Elsevier.

Mens, J., Vleeming, A., Snijders, C. et al., 2002. Reliability and validity of hip adduction strength to measure disease severity in posterior pelvic pain since pregnancy. *Spine*, 27(15), pp.1674–1679.

Mens, J., Damen, L., Snijders, C. et al., 2006. The mechanical effect of a pelvic belt in patients with pregnancy-related pelvic pain. *Clinical Biomechanics*, 21(2), pp.122–127.

Michael, J., Gyer, G. and Davis, R., 2017. *Osteopathic and Chiropractic Techniques for Manual Therapists*. London and Philadelphia: Singing Dragon.

Morelli, V. and Smith, V. 2001. Groin injuries in athletes. *American Family Physician*, 64(8), pp.1405–1414.

Naito, H., Yoshihara, T., Kakigi, R. et al., 2012. Heat stress-induced changes in skeletal muscle: heat shock proteins and cell signaling transduction. *Journal Physical Fitness Sports Medicine*, 1(1), pp.125–131.

Naqvi, U., and Sherman, A., 2021. *Muscle Strength Grading*. [online] PubMed.

O'Sullivan, P., 2000. Masterclass. Lumbar segmental 'instability': clinical presentation and specific stabilizing exercise management. *Manual Therapy*, 5(1), pp.2–12.

Panjabi, M., 1992. The stabilizing system of the spine. Part I. Function, dysfunction, adaptation, and enhancement. *Journal Spinal Disorders*, 5(4), pp.383–389.

Panzer, D., 1992. The reliability of lumbar motion palpation. *Journal Manipulative and Physiological Therapeutics*, 15(8), pp.518–524.

Pincus, T., Holt, N., Vogel, S. et al., 2013. Cognitive and affective reassurance and patient outcomes in primary care: a systematic review. *Pain*, 11, pp.2407–2416.

Ranawat, AS., Guadiana, MA., Slullitel, PA. et al. 2017. Foot progression angle walking test: a dynamic diagnostic assessment for femoroacetabular impingement and hip instability. *Orthopaedic Journal Sports Medicine*, 5(1), p. 2325967116679641.

Reiman, M., Mather, R. and Cook, C., 2015. Physical examination tests for hip dysfunction and injury. *British Journal Sports Medicine*, 49(6), pp.357–361.

Reiman, M. and Thorborg, K., 2014. Clinical examination and physical assessment of hip joint-related pain in athletes. *International Journal Sports Physical Therapy*, 9(6), pp.737–755.

Rubinstein, S. and van Tulder, M., 2008. A best-evidence review of diagnostic procedures for neck and low-back pain. *Best Practice & Research Clinical Rheumatology*, 22(3), pp.471–482.

Sahrmann, S., 2002. *Diagnosis and Treatment of Movement Impairment Syndromes*. Philadelphia: Mosby, p.63.

Schon, D., 1983. *Reflective Practitioner*. New York: Basic Books.

Serner, A., Weir, A., Tol, J. et al., 2016. Can standardised clinical examination of athletes with acute groin injuries predict the presence and location of MRI findings? *British Journal Sports Medicine*, 50(24), pp.1541–1547.

Shacklock, M., 2014. *Clinical Neurodynamics: A New System of Musculoskeletal Treatment*. London: Elsevier.

Shan, G. and Westerhoff, P., 2005. Soccer. *Sports Biomechanics*, 4(1), pp.59–72.

Stuber, K., Lerede, C., Kristmanson, K. et al., 2014. The diagnostic accuracy of the Kemp's test: a systematic review. *Journal Canadian Chiropractic Association*, 58(3), pp.258–267.

Swärd Aminoff, A., Agnvall, A., Todd, C. et al., 2018. The effect of pelvic tilt and cam on hip range of motion in young elite skiers and nonathletes. *Open Access Journal Sports Medicine*, 9, pp.147–156.

Tidstrand, J. and Horneij, E., 2009. Inter-rater reliability of three standardized functional tests in patients with low back pain. *BMC Musculoskeletal Disorders*, 10(1), p.58.

Todd, C., Kovac, P., Swärd, A. et al., 2015. Comparison of radiological spino-pelvic sagittal parameters in skiers and non-athletes. *Journal Orthopaedic Surgery Research*, 10(1), p. 162.

Todd, C., Sward, A. and Agnvall, C., 2016. Clinical spino-pelvic parameters in skiers and non-athletes. *Journal Sports Medicine*, 3(3), p. 22.

van Dieën, J. and de Looze, M., 1999. Directionality of anticipatory activation of trunk muscles in a lifting task depends on load knowledge. *Experimental Brain Research*, 128(3), pp.397–404.

van Dieën, JH., Selen, LP. and Cholewicki, J. 2003. Trunk muscle activation in low-back pain patients, an analysis of the literature. *Journal Electromyography Kinesiology*, 13(4), pp.333–351.

Verrall, G., Slavotinek, J., Barnes, P. et al., 2005. Description of pain provocation tests used for the diagnosis of sports-related chronic groin pain: relationship of tests to defined clinical (pain and tenderness) and MRI (pubic bone marrow oedema) criteria. *Scandinavian Journal Medicine Science in Sports*, 15(1), pp.36–42.

Vleeming, A., Stoeckart, R., Volkers, A. et al., 1990a. Relation between form and function in the sacroiliac joint. *Spine*, 15(2), pp.130–132.

Vleeming, A., Volkers, A., Snijders, C. et al., 1990b. Relation between form and function in the sacroiliac joint. *Spine*, 15(2), pp.133–136.

Vleeming, A., Mooney, V. and Stoeckart, R., 2007. *Movement, Stability & Lumbopelvic Pain: Integration of Research and Therapy*. 2nd ed. Edinburgh: Churchill Livingstone, p. 113.

Wainner, R., Whitman, J., Cleland, J. et al., 2007. Regional interdependence: a musculoskeletal examination model whose time has come. *Journal Orthopaedic Sports Physical Therapy*, 37(11), pp.658–660.

Waldén, M., Hägglund, M. and Ekstrand, J., 2015. The epidemiology of groin injury in senior football: a systematic review of prospective studies. *British Journal Sports Medicine*, 49(12), pp.792–797.

Walheim, G. and Selvik, G., 1984. Mobility of the pubic symphysis in vivo measurements with an electromechanic method and a roentgen stereophotogrammetric method. *Clinical Orthopaedics Related Research*, 191, pp.129–135.

Weir, A., Brukner, P., Delahunt, E. et al., 2015. Doha agreement meeting on terminology and definitions in groin pain in athletes. *British Journal Sports Medicine*, 49(12), pp.768–774.

Youdas, J., Mraz, S., Norstad, B. et al., 2007. Determining meaningful changes in pelvic-on-femoral position during the Trendelenburg test. *Journal Sport Rehabilitation*, 16(4), pp.326–335.

引言

在本章中，我将介绍可应用于临床和运动环境的解剖学基础知识。如前所述，采用病理解剖方法来识别组织功能障碍的观点受到了严重批评（Koes et al., 2010）。证据表明，这种方法仅在10%~15%的案例中被证明是成功的（Cheung et al., 2009）。虽然我原则上可以接受这一点，但根据我在体育领域的工作经验，深刻理解解剖学的临床应用对于提高诊断技能至关重要。本章将提供与脊柱－骨盆－髋关节复合体相关的应用解剖学的概述。如果您想更深入地了解这门学科，推荐阅读本章末尾参考文献中的解剖学教材。

脊柱

脊柱（见图3.1）在矢状面上有几个弯曲部分。头部和尾部的前凸曲线由胸部的后凸曲线分开（Muyor et al., 2013；Roussoulyh and Nnadi, 2010）。这些弯曲部分必须能够满足两个机械要求：刚性和可塑性（Kapandji, 1995）。脊柱从颅底延伸到骨盆，由一系列椎体组成，从颈椎到腰椎的椎体逐渐增大。颈部有7节椎骨，胸部有12节椎骨，腰部有5节椎骨。骶骨由5节椎骨组成。脊柱具有前柱和后柱：前柱由椎间盘构成，后柱由成对的小关节和分隔椎体的椎弓组成（Palastanga, 1997）。

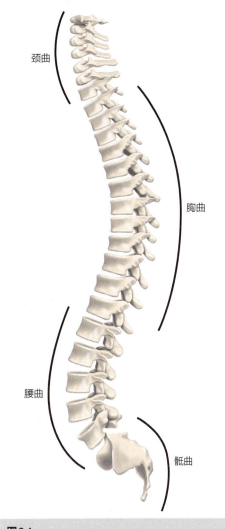

颈曲

胸曲

腰曲

骶曲

图3.1
脊柱的4个弯曲部分

椎骨－椎间盘－椎骨，即椎骨运动节段（见图3.2）或功能性脊柱单元（Functional Spinal

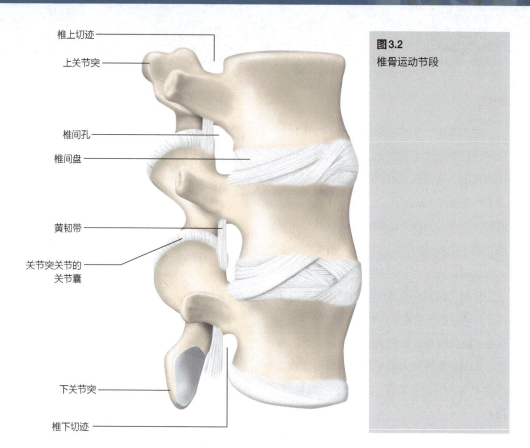

椎上切迹

上关节突

椎间孔

椎间盘

黄韧带

关节突关节的
关节囊

下关节突

椎下切迹

图3.2
椎骨运动节段

Unit, FSU），有一节上椎骨和一节相邻的下椎骨，带有椎间盘、小关节和韧带附件。椎间盘包含中央髓核、环形纤维环和连接上下椎体的两个透明软骨终板（Pezowicz et al., 2005；Boos et al., 2002）。椎间盘的拉伸性能确保其能够承受和转移沉重的脊柱负荷，并适应脊柱运动（Niosi and Oxland, 2004）。

两节椎骨间的运动范围和类型在很大程度上取决于小关节的形状和方向（Palastanga, 1997）。脊柱能够屈曲、伸展、侧屈和旋转；然而，脊柱不同区域之间的运动有所不同。例如，在腰椎中，小关节面的朝向更偏向矢状面（屈曲和伸展），与胸部区域相比，这限制了脊柱的旋转；胸部区域的小关节面的朝向更偏向额状面（外展和内收），因而允许更大的旋转。

脊柱的前柱和后柱具有不同的作用。前柱是静态的，后柱是动态的；两个支柱间似乎存在功能联系，从而帮助吸收来自被动和主动应力的压力。每个支柱的多个结构组件通过韧带和肌肉的复杂附件相互连接（Muyor et al., 2013），从而创造了脊柱的动态可塑性。

脊柱对齐即整合解剖区域，从而形成脊柱、骨盆和髋部之间的形状、位置和功能

（Mac Thiong et al., 2007；Berthonaud et al., 2005）。这种整合有助于人类保持直立姿势、凝视前方和双足运动，同时最大限度地减少能量消耗（Roussouly and Nnadi, 2010；Berthonaud et al., 2005；Descamps et al., 1999；Duval Beaupère et al., 1992）。为了保持脊柱在矢状面上的平衡，颈椎前凸、胸椎后凸和腰椎前凸具有内在联系。分析脊柱前凸和后凸的结果表明，腰椎前凸的上弧与胸椎后凸的下弧相等。每一条曲线都有能力做出反应，以代偿另一条曲线的退化性变化，从而使人类保持凝视前方（见图3.3）。此外，脊柱对齐不仅是一个静态实体，还是响应机械负荷的动态演变的结果。

研究表明，脊柱曲线有助于整个脊柱的力分布（Hardacker et al., 1997；Uetake et al., 1998）。曲线上不同结构的功能基本上是相关的，可以影响骨盆和髋部的形状和功能（Roussouly and Pinheiro Franco, 2011；Mac Thiong et al., 2007；Berthonaud et al., 2005）。一个很好的例子是当腰椎前凸丧失导致骨盆向后倾斜时，随后腘绳肌会缩短。这可与腰椎前凸增加相比较，腰椎前凸可能导致骨盆向前倾斜，随后髋屈肌和股四头肌缩短，或胸椎后凸增加，这可能导致腰椎前凸不足，骨盆前倾增加（Legaye, 2011）。

骨盆带

骨盆带（见图3.4和图3.5）位于躯干底部，支撑腹部并将脊柱连接到下肢。卡潘吉（Kapandji, 1995）将其描述为"一个闭合的骨关节环，由3个骨部分和3个关节组成。"两块髋骨分别由3块骨头组成：髂骨、坐骨和耻骨。在前方，耻骨联合形成髋骨之间的关节，而在后方，骶髂关节与脊柱相连接（见图3.4和图3.5）。

关节表面、关节囊和将关节连接在一起的韧带以及围绕关节的肌肉的整合提供了稳定性（Palastanga, 1997）。关节形状、关节囊、韧带和肌肉的排列方式提供的稳定性，适用于身体中的所有关节。谈到功能时，髋骨应被视为下肢骨，两个骶髂关节应被视为脊柱和下肢的连接点。帕拉斯坦加（Palastanga, 1997）认为，骨盆在步态周期（行走）中的一个关键作用是通过腰骶关节的旋转运动进行左右平移。

骶髂关节和耻骨联合

如第2章所述，两个骶髂关节的构造用于通过形闭合和力闭合提供稳定性，并帮助平衡上肢和下肢的负荷（Vleeming et al., 1990ab）（见图3.6）。这些关节由两种不同的软骨覆盖：骶骨表面的透明软骨和髂骨表面的纤维软骨（Vleeming et al., 2012）。骶髂关节的运动范围很小，估计旋转范围是0.4°~4.3°，平移范围是0~0.7mm（Jacob and Kissling, 1995）。耻骨联合是位于两块耻骨间的次级软骨关节；与骶髂关节类似，耻骨联合的运动范围也很小。据估计，耻骨联合的垂直运动范围为0~2mm，额状轴方向上的运动范围为0°~3°（Wal-heim and Selvik, 1984）。

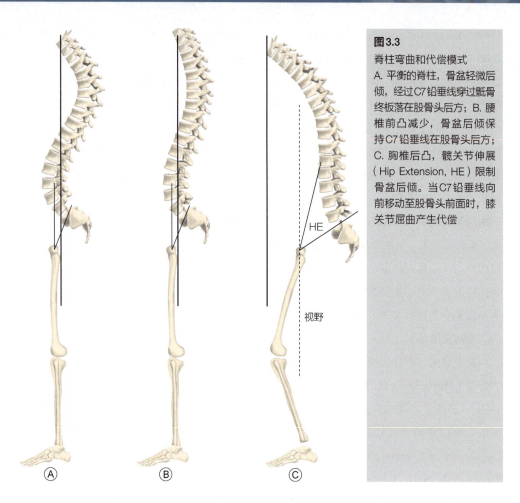

图3.3
脊柱弯曲和代偿模式
A. 平衡的脊柱，骨盆轻微后倾，经过C7铅垂线穿过骶骨终板落在股骨头后方；B. 腰椎前凸减少，骨盆后倾保持C7铅垂线在股骨头后方；C. 胸椎后凸，髋关节伸展（Hip Extension, HE）限制骨盆后倾。当C7铅垂线向前移动至股骨头前面时，膝关节屈曲产生代偿

HE

视野

Ⓐ　　　Ⓑ　　　Ⓒ

骨盆参数

如果骨盆带被视为躯干和下肢之间的功能连接，那么了解骨盆参数就非常有用。骨盆参数是一个概念，用于通过骨盆几何结构比较3种不同的测量值（见图3.7）：

- 骨盆入射角度（Pelvic Incidence, PI）；
- 骨盆倾斜角度（Pelvic Tilt, PT）；
- 骶骨倾斜角度（Sacral Slope, SS）。

这些参数已被证明在保持矢状面上的脊柱对位中起着重要作用（Roussouly and Pinheiro-Franco, 2011；Jackson et al., 2000；Duval Beaupère et al., 1992）。脊柱和骨盆之间的解剖关系有助于通过骨盆带平衡腰椎前凸和髋关节伸展来调节直立姿势（Roussouly and Pinheiro Franco, 2011）。

骨盆入射角度

骨盆入射角度是一个形态学参数，即经过骶骨板中心的垂线与骶骨板中点和股骨头

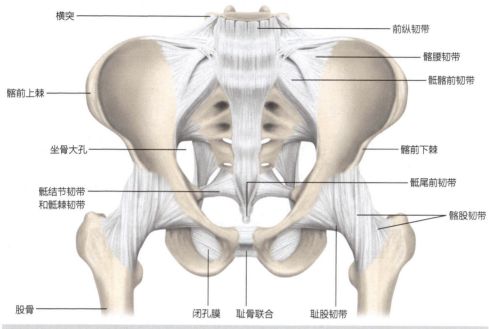

横突 — 前纵韧带

髂腰韧带

骶髂前韧带

髂前上棘 —

坐骨大孔 — 髂前下棘

骶结节韧带 和骶棘韧带 骶尾前韧带

髂股韧带

股骨 — 闭孔膜 耻骨联合 耻股韧带

图3.4
骨盆带前面观

中心连线的夹角。它是一个固定参数，在骨骼成熟后保持不变。骨盆入射角度被描述为一个重要的骨盆解剖参数，用于对骨盆的形态和功能情况进行分类，尤其是在骨盆代偿方面（Roussouly and Pinheiro Franco, 2011; Jackson et al., 2000; Duval Beaupère et al., 1992）。

研究表明，在无症状的腰痛人群中骨盆入射角度范围为35°~85°，平均值约为52°（Roussouly et al., 2005）。骨盆入射角度较小的患者骨盆更垂直，骨盆处于更垂直的位置时骨盆倾斜会受限，并使腰椎前凸减小（Boulay et al., 2006; Guigui et al., 2003; Marty et al.,

2002; Duval Beaupère et al., 1998）。骨盆入射角度较大的患者骨盆更为水平，骨盆处于更水平的位置会使骨盆倾斜有更大的活动范围（Roussouly et al., 2003），并使腰椎前凸增加（Boulay et al., 2006; Guigui et al., 2003; Marty et al., 2002; Duval Beaupère et al., 1998）。有证据表明，骨盆后倾的动态变化对髋关节活动度具有临床意义。例如，骨盆后倾会增加髋关节屈曲和内旋角度，骨盆前倾会减少髋关节屈曲和内旋角度（Swärd Aminoff et al., 2018; Ross et al., 2014）。

骨盆倾斜角度

骨盆倾斜角度是经过股骨中心的垂线与

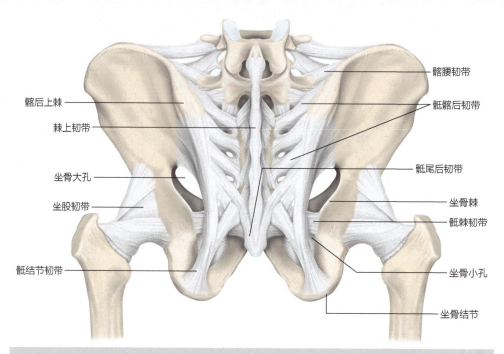

髂腰韧带

髂后上棘

骶髂后韧带

棘上韧带

坐骨大孔

骶尾后韧带

坐股韧带

坐骨棘

骶棘韧带

骶结节韧带

坐骨小孔

坐骨结节

图3.5
骨盆带后面观

经过股骨中心和骶骨板中心的连线之间的夹角。它是一个位置（功能）参数。骨盆倾斜角度的平均值约为12°（在5°~30°范围内）（Van Royen et al., 1998）。此外，由于这是一个代偿角度，骨盆倾斜角度随着姿势的变化而变化，即随着骨盆旋前而减小，随着骨盆旋后而增大。

骶骨倾斜角度

骶骨倾斜角度也是一个位置参数，为S1的上终板所在直线和水平线间的夹角（Boulay et al., 2006；Guigui et al., 2003）。骶骨倾斜角度的平均值约为40°（在20°~65°范围内）（Labelle et al., 2004；Van Royen et al., 1998）。

与骨盆倾斜角度类似，骶骨倾斜角度是一个代偿角度，随着身体姿势变化而改变。形态学参数骨盆入射角度与功能参数骨盆倾斜角度和骶骨倾斜角度之间存在几何关系，从而构成一个方程：骨盆入射角度 = 骨盆倾斜角度 + 骶骨倾斜角度（Van Royen et al., 2000）。

一个人从站立位到坐位，需要协调的动态肌肉收缩。坐下动作涉及髋关节屈曲、膝关节屈曲、踝关节背屈和腰椎屈曲。在该动作期间，骨盆入射角度保持恒定，而骨盆倾斜角度增加，骶骨倾斜角度相应减小。这意味着个体进行主动骨盆倾斜的能力对其参与正常功能运动有着巨大的影响。类似地，任

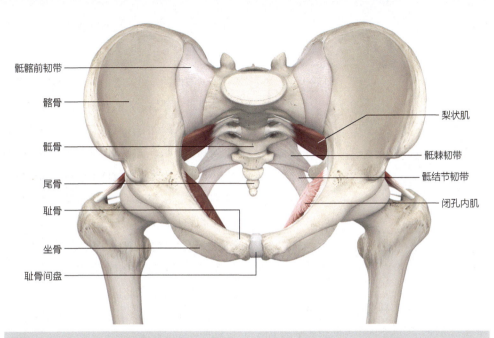

骶髂前韧带

髂骨

骶骨

尾骨

耻骨

坐骨

耻骨间盘

梨状肌

骶棘韧带

骶结节韧带

闭孔内肌

图3.6
骶髂关节和耻骨联合

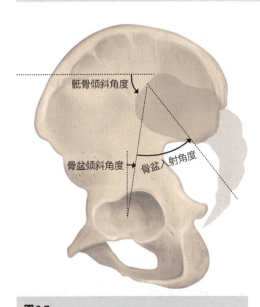

骶骨倾斜角度

骨盆倾斜角度　骨盆入射角度

图3.7
骨盆参数的几何学评估

何降低骨盆主动倾斜角度的因素都可能增加腰部、髋关节和腹股沟相关疼痛的风险。

髋关节

　　髋关节是一个滑膜球窝关节。髋关节的结构允许圆形股骨头与骨盆的凹形髋臼连接（见图3.8）。髋关节可以在3个平面上运动：矢状面（屈曲和伸展）、额状面（外展和内收）与水平面（内旋和外旋）。这些运动的活动度与肩关节活动度相似，但由于施加在髋关节上的负荷较大，因此，对髋关节的稳定性要求更高。髋臼唇的细微解剖异常或韧带松弛以及关节囊和周围肌肉的弱化可能导致髋关节的轻微不稳定（Shu and Safran, 2011；Boykin et al., 2011）。

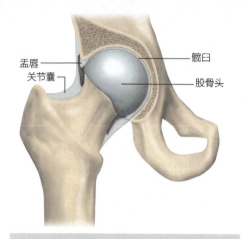

盂唇
关节囊
髋臼
股骨头

图3.8
髋关节结构

髋关节的关节囊由坚固的韧带加固，以增强稳定性，但这些韧带同时也影响关节活动度。在髋关节前方，髂股韧带限制了伸展，在髋关节下方，耻股韧带限制外展；在髋关节后方，坐股韧带限制内旋。关节囊通过环形韧带在后方进一步加固，环形韧带连接到股骨大转子上，并呈环形包绕股骨颈，这有助于抵抗关节上的牵引力（Ito et al., 2009）。髋关节的稳定性通过位于髋臼周缘的纤维软骨结构（上唇）来增强。在髋关节下方，关节的前部和后部由横韧带连接，但在上方，横韧带与髋臼软骨连续延伸。盂唇增加了关节窝的有效深度和股骨头的覆盖范围，从而增加了关节的稳定性和适应性（Ferguson et al., 2000）。骨盆和股骨之间的关节通过圆韧带连接。圆韧带起自横韧带和髋臼下方，插入股骨头的中央凹处，起到稳定髋关节的作用（Cerezal et al., 2010）。

与胸椎－骨盆罐状区相关的应用解剖学

从整体的角度来看，评估腰椎时必须对胸椎也进行评估。虽然胸椎可能看起来相对僵硬，但实际上它比腰椎有更多的关节。解剖学知识表明，腰椎应该被理解为更稳定的结构，而相比之下，胸椎可能被认为是更灵活的结构。从侧面观察可以很容易地看到胸腰椎和胸腔，它们像罐子一样位于骨盆上。肌肉和筋膜形成罐壁，而"罐子"的顶部和底部分别由胸膈肌和骨盆底的肌筋膜层组成。胸椎－骨盆罐状区（见图3.9~图3.11）必须能够维持两个功能：灵活性和稳定性。

- 除了在运动环境中进行必要的动态活动外，日常生活中的正常活动也需要胸椎－骨盆罐状区具备灵活性。

- 在执行需要刚度的功能性任务时要保证胸椎－骨盆罐状区具备稳定性。例如，在举起重物（如硬拉）时，可能需要胸椎－骨盆罐状区的支撑，由此产生的稳定性能够在举重动作中有效地传力。

维持胸椎－骨盆罐状区功能所必需的肌肉如下（见图3.10~图3.12）。

- 横膈膜。
- 腰大肌和腰小肌（如果有）。
- 腰方肌（Quadratus Lumborum, QL）。
- 腹横肌（Transversus Abdominis, TA）。
- 腹外斜肌（External Oblique, EO）和腹内斜肌（Internal Oblique, IO）。

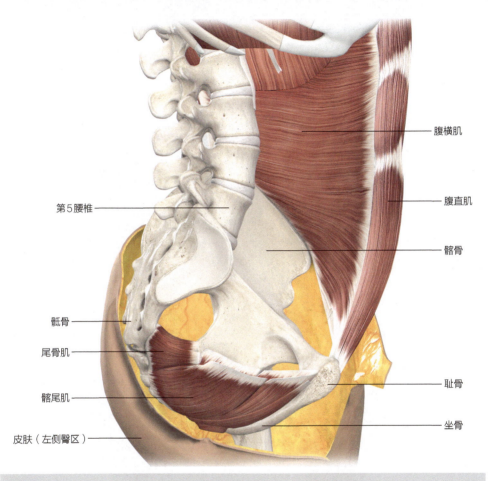

腹横肌

腹直肌

髂骨

第 5 腰椎

骶骨

尾骨肌

耻骨

髂尾肌

坐骨

皮肤（左侧臀区）

图 3.9
胸椎 – 骨盆罐状区侧面

- 盆底肌。

横膈膜

　　横膈膜（见图 3.10）是进行呼吸的主要肌肉，并将胸部与腹部分隔成两个不同的腔室（Osar and Bussard, 2016）。横膈膜的神经支配来自膈神经和肋间神经；最佳呼吸或膈式呼吸涉及横膈膜、上下胸腔和腹部的同步运动

（Kaminoff, 2006；Pryor and Prasad, 2002）；除了在呼吸中起主要作用外，横膈膜还起着维持姿势的作用。如果横膈膜的其中一项功能受损，则可能会影响横膈膜执行另一项功能的能力（Hodges et al., 2007）。例如，已有研究发现，运动功能障碍在呼吸模式障碍患者中更为普遍（Bradley and Esformes, 2014；

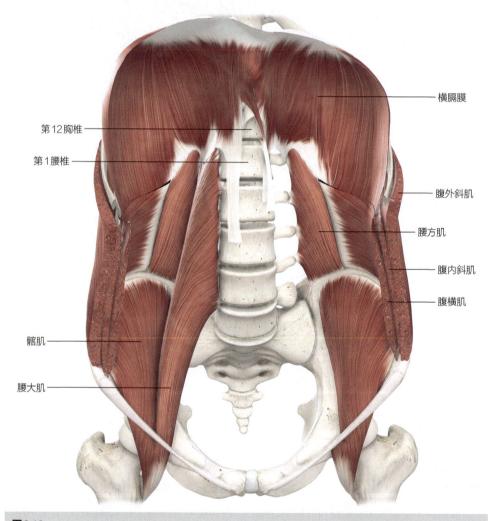

横膈膜

第12胸椎

第1腰椎

腹外斜肌

腰方肌

腹内斜肌

腹横肌

髂肌

腰大肌

图3.10
胸椎－骨盆罐状区后面

Roussel et al., 2007；O'Sullivan et al., 2002 ），这表明改变的呼吸力学与运动功能变化有关。

腰大肌

腰大肌（见图3.10）起源于T12~L5椎体的前外侧面、T12~L5椎体横突和L1~L4的椎间盘。腰大肌筋膜附着在膈肌上与腹横肌相连（Myers, 2014；Gibbons, 2005ab）。

在后部，横膈膜筋膜与腰方肌和腰大肌混合在一起（Myers, 2014；Bordoni and Zanier, 2013）。腰大肌在连接躯干和下肢方面起着巨大作用。

腰大肌通过筋膜与盆底肌、腹横肌和腹内斜肌相连，然后肌肉向下走行，插入股骨小转子。腰大肌前束由股神经的分支支配，后束由T12至L1~L5以及S1（或无S1）的腹侧分支支配（Myers, 2014）。腰大肌纤维呈单羽状，前束长度为3~8cm，后束长度约为3.5cm。当腰大肌收缩时，前束的长度缩短1~2.5cm，后束缩短1~1.5cm。与普遍的观点相反，腰大肌实际上无法产生足够的力量，因此它不是有效的髋屈肌（Gibbons, 2007）。这一结果可能会挑战一些临床医生目前的观点，他们认为腰大肌是主要的髋屈肌。在我看来，这是一个多年来的错误观念，我对那些临床医生的观点提出了质疑：不要让之前的教育妨碍继续学习和发展。

如果腰小肌存在，那么它起自第11和第12胸椎以及相邻肋骨和椎间盘，并止于骨盆上支；40%~50%的人中可能不存在腰小肌

（Yoshio et al., 2002）。

髂肌

严格地讲，髂肌不是胸椎-骨盆罐状区的一部分，在这里提到它是因为它与腰大肌有着密不可分的关系。解剖学教科书通常将腰肌和髂肌一起描述为髂腰肌。多年前，我也曾教过这门课，这种观点可以通过两者相似的肌肉止点来解释。髂肌（见图3.10）起源于髂窝，在骨盆的髂耻隆起上向下走行，并止于股骨小转子。髂肌和腰大肌有它们各自的止点（McGill, 2007）。髂肌由股神经L2~L4支配，与腰肌的神经支配不同，这可能表明它们彼此独立地发挥作用（Retchford et al., 2013）。

腰方肌

腰方肌（见图3.10）是位于后腹壁的深层四边形肌肉。腰方肌的肌纤维起源于髂腰韧带和髂后嵴的内侧，向上延伸并止于第12肋骨下缘的内侧和腰椎横突。腰方肌的神经支配来自T12肋下神经、L1髂腹下神经和髂腹股沟神经，以及L2~L3腹侧分支（Bordoni and Varacallo, 2020）。腰方肌在吸气期间稳定第12肋骨和横膈膜，单侧腰方肌收缩产生脊柱同侧侧屈，而双侧收缩产生脊柱伸展。

腹横肌

腹横肌（见图3.9）是腹部肌肉组织的最深层肌肉。这层肌肉的肌纤维水平向前延伸。腹横肌起于下6对肋软骨的内面、胸腰筋膜（Thoracolumbar Fascia, TLF）、髂嵴和

腹股沟韧带的外侧三分之一，止于剑突、腹白线和耻骨联合。其底部的肌纤维类似于腹内斜肌（稍后讨论），有助于形成位于耻骨嵴和耻骨线的联合腱（Gray, 1989）。与腹内斜肌一样，腹横肌由下6对胸神经、髂腹下神经和髂腹股沟神经支配。腹横肌的功能是稳定腰椎，为运动做好准备，并帮助呼吸和加压以抵消拉力（Lee, 2011）。

腹直肌

腹直肌（见图3.9）位于整个前腹壁上，并由腹白线分隔成左右两半。股直肌起于耻骨联合和耻骨嵴的前部，止于肋骨的肋软骨和剑突。腹外斜肌和腹内斜肌的腱膜以及腹横肌包围腹直肌共同形成腹直肌鞘。腹直肌的神经支配来自下6对胸神经（Drake et al., 2015; Gray, 1989）。腹直肌是一种重要的姿势肌。当骨盆固定时，腹直肌可以使腰椎屈曲；当胸腔固定时，腹直肌的牵引有助于骨盆后倾。它也在用力呼气和增加腹内压中发挥作用（Drake et al., 2015）。

腹外斜肌

腹外斜肌（见图3.11）是腹部最大和最浅的一层肌肉。它起于右侧下方肋骨的外侧面和下缘，并向下延伸，止于髂嵴的前半部分。腹外斜肌的中部和上部纤维向下延伸，向前止于剑突、腹白线、耻骨嵴和耻骨结节（Gray, 1989）。腹外斜肌由下6对胸神经、髂腹下神经和髂腹股沟神经支配（Mantle et al., 2004）。两侧腹外斜肌共同作用时，可以帮

助脊柱屈曲，单侧腹外斜肌收缩时，脊柱侧屈且对侧旋转（Drake et al., 2015）。

腹内斜肌

腹内斜肌（见图3.11）位于腹外斜肌的深面，起于胸腰筋膜、髂嵴前三分之二和腹股沟韧带外侧三分之二的位置且肌纤维向上延伸，止于下3根肋骨及其肋软骨、剑突、腹白线和耻骨联合的下缘。腹内斜肌最下部的肌纤维与腹横肌纤维混合形成联合腱。腹内斜肌由下6对胸神经、髂腹下神经和髂腹股沟神经支配（Mantle et al., 2004）。腹内斜肌单侧收缩使躯干同侧侧屈和旋转。腹内斜肌也有助于压缩内脏和用力呼气。

盆底肌

盆底肌（见图3.12）由许多肌肉组成，这些肌肉形成一个圆顶状的薄层，将盆腔与会阴区域隔开（Bharucha, 2006）。这种宽阔的肌肉和筋膜链从耻骨联合延伸到尾骨，并从一侧腹壁延伸到另一侧。

肛提肌

肛提肌是一种薄且宽的结构，延伸穿过盆底。当两块肛提肌在中线上汇合时，男性的前列腺或女性的尿道及阴道将它们分开。肛提肌由两个不同的部分组成，即耻尾肌和髂尾肌。耻尾肌起于耻骨背表面和闭孔内肌筋膜，并止于肛门尾骨体和尾骨侧面。髂尾肌起于闭孔内肌上方的筋膜，并止于肛尾韧带和尾骨侧面（Ashton-Miller and DeLancey, 2007）。

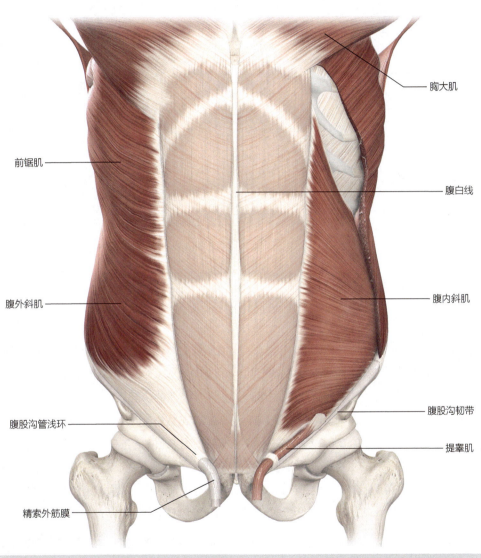

胸大肌

前锯肌

腹白线

腹外斜肌

腹内斜肌

腹股沟管浅环

腹股沟韧带

提睾肌

精索外筋膜

图3.11
胸椎－骨盆罐状区前面

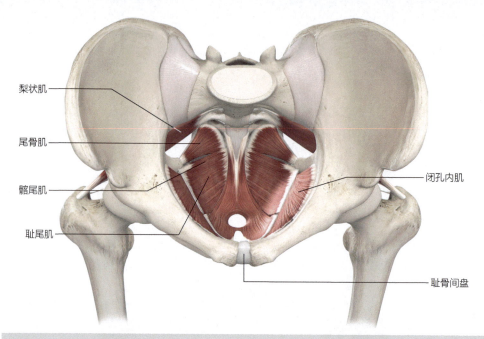

梨状肌

尾骨肌

髂尾肌

耻尾肌

闭孔内肌

耻骨间盘

图3.12
盆底肌

尾骨肌

这块肌肉位于肛提肌的后方。尾骨肌呈扁平状和三角形，起于坐骨棘，并呈片状延伸至骶骨的下两段、尾骨的上两段和棘上韧带（Ashton-Miller and DeLancey，2007）。

尾骨肌和肛提肌的主要功能是支撑腹部和盆腔内脏，并帮助控制大小便、排便和排尿（Mantle et al.，2004）。

梨状肌

梨状肌是一种扁平的锥体肌肉，起源于S2、S3和S4的前部以及骶髂关节的腹囊、髂后上棘的前部，部分梨状肌还起源于骶结节韧带的上部。梨状肌通过坐骨大切迹下降，

止于股骨大转子的上缘（Oatis，2009）。其神经支配来自骶神经丛L5和S1~S2。

梨状肌的功能是在髋关节伸展时外旋髋关节，在髋关节屈曲时外展髋关节，以及轻微的骨盆侧倾；它也有助于骨盆后倾（Oatis，2009）。梨状肌作为骶髂关节的一个重要稳定器，在功能活动中很重要。例如，在从坐姿的髋外展外旋位将腿从汽车里跨出阶段，以及在步态的负重阶段，梨状肌需要在躯干旋转时保持平衡并稳定骨盆（Palastanga，1997）。

临床意义

当构成胸椎－骨盆罐状区的任何肌肉出现功能障碍时，都很

有可能引起代偿机制。这反过来又会促进整体肌肉的激活，导致姿势变化和呼吸模式受损（Bradley and Esformes, 2014；Roussel et al., 2007；O'Sullivan et al., 2002）。最终，这会影响整个动力链，并可能导致胸椎和胸腔的僵硬度增加，从而抑制负责呼吸和稳定的深层肌肉（Umphrid, 2007）。当动力链发生渐进性改变时，肌肉骨骼系统的后果如下。

- 在胸腰段和腰骶段交界处常出现代偿性过度活动模式。这些通常会导致非功能性运动和丧失节段性运动控制。腰椎伸肌在L4~L5处产生向后的剪切力，在L5~S1处产生向前的剪切力。临床上，这可能表现为下腰椎的伸展"铰链"（Sahrmann, 2002）。

- 反射性僵硬导致髋关节的关节中心化水平降低，腰肌抑制，阔筋膜张肌和股直肌过度活动（Oscar, 2012）。

- 呼吸力学受损，导致辅助呼吸肌过度激活。如果膈式呼吸受到影响，身体的每一个动作都会改变且效率低下（Lewit, 1999）。

腰大肌有许多临床意义：它通过轴向压缩（Bogduk, 2005）在腰椎上产生作用力从而起到稳定作用，帮助骶髂关节向后旋转，并影响骨盆带的稳定性。下肢固定时，腰大肌有助于脊柱屈曲，并通过离心收缩控制脊柱伸展。在下蹲等功能训练中，腰肌有助于控制脊柱屈曲（Comerford and Mottram, 2012）。腰大肌和多裂肌共同作用，为腰椎创造稳定性。腰痛和坐骨神经痛患者的腰部肌肉横截面积减小，腰肌和多裂肌萎缩（Barker et al., 2000b）。

腰肌在整个髋关节上充当稳定器，并将股骨头压于髋臼中（Richardson et al., 2004）。腰肌支持髋关节屈曲运动，稳定股骨头并离心控制髋关节伸展。在呼吸方面，腰大肌通过稳定胸腰段脊柱来帮助呼吸，以帮助实现最佳横膈膜功能（Osar and Bussard, 2016）。

腰肌和髂肌可以被认为是功能性拮抗肌——两块肌肉相互对立，但共同发挥作用（Osar and Bussard, 2016）。髋关节上腰肌在髋臼中对齐并控制股骨头，而髂肌则屈曲髋关节。髂肌收缩导致骨盆向前倾斜，从而增大腰椎前凸和脊柱屈曲角度。与之相比，腰大肌的收缩使骨盆向后倾斜，有助于压缩腰椎。

有关盆底肌功能障碍临床意义的证据表明，盆底肌功能不足可能是不自觉尿失禁的一个重要因素，例如在腹内压突然增加（如咳嗽、打喷嚏、举起双手或大笑）时引起尿失禁（Nygaard et al., 2008；Sapsford, 2004）。盆底肌与其协同肌通过协同作用来抵抗增加的腹内压，是促进大小便自控能力的重要机制（Junginger et al., 2010）。盆底肌与腹部肌肉的协同激活有助于维持脊柱的刚度和稳定性（Bussey et al., 2019；Pool Goudzward et al., 2004；Sapsford, 2004；Sapsford and Hodges, 2001）。

肌肉功能链的应用解剖

人类运动科学理论中，脊柱旋转被认为是基本的运动。格拉诺夫斯基（Gracovetsky, 2008）认为，肌肉系统内的有效协调在人体运动中起着重要作用，四肢放大了源自脊柱的肌肉和关节的运动。格拉诺夫斯基的"脊柱引擎"理论通过下述事实得到了进一步的证实，即四肢截肢的人可以借助骨盆底部的骨头行走，他们是通过使用脊柱引擎来推动自己前进的。

解剖链在个体产生有效运动的能力中发挥着巨大作用（Osar and Bussard, 2016）。将浅层肌肉活动与深层肌肉活动组合在一起被认为是有效运动的一个组成部分。解剖链由许多肌肉、筋膜、肌腱和韧带组成，它们共同起到提供稳定性和灵活性的作用。肌肉收缩产生的力通过解剖链中的其他结构传递。合力向量使运动能够发生在远端，远离肌肉收缩的起点。肌筋膜链可能经常与其他链重叠并相互连接，这可能使在不同运动中产生力的矢量变化。如果力矢量是平衡的，那么它们就为骨骼系统提供了最佳对位。力矢量的不平衡可能会导致肌筋膜链内的张力改变，造成对位不良，并增加受伤的可能性，这是执行静态或动态任务期间失去稳定性造成的（Lee, 2011）。为了说明这一点，我们认为前斜链和后斜链具有激动关系或拮抗关系。当一个链收缩时，另一个链可能会控制或稳定正在产生的运动。例如，在上坡或踏上箱子时，不同肌筋膜链协同作用，保持最佳的负荷。

前斜链

前斜链（见图3.13）有助于控制耻骨联合的稳定性，并控制胸椎和骨盆的旋转。在前斜链中，帮助实现上述功能的肌肉有前锯肌、腹外斜肌、腹内斜肌和内收肌。已有研究发现，在从步行到跑步的加速过程中，前斜链系统的活动增加（Basmajian, 1967）。多方向运动，如网球、足球、橄榄球、曲棍球和篮球，对前斜链提出了很大的要求，因

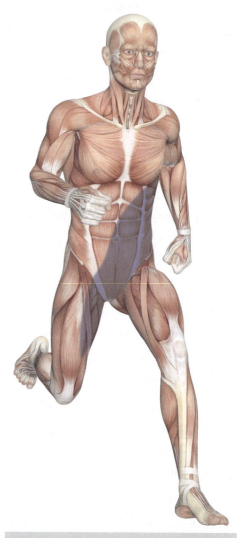

图3.13
前斜链

为前斜链对加速、减速以及脊柱和髋关节旋转有很大的贡献，它有助于改变运动的方向（Brookbush, 2013）。临床上，在前斜链发现的功能障碍中，由于加速和减速活动导致的软组织过载并不罕见。例如，根据我的经验，患者或运动员存在与内收肌相关的腹股沟疼痛时，在临床上也经常表现为腹外斜肌活动过度，对侧腹内斜肌抑制和疼痛。

内收肌群

内收肌群（见图3.14）位于髋屈肌和髋伸肌之间。它们起于骨盆下部，止于股骨下方和膝关节周围。它们由耻骨肌、短收肌、长收肌、大收肌和股薄肌组成。内收肌群的神经支配来自闭孔神经L2、L3、L4。虽然大多数解剖学文献中将这些肌肉定义为髋关节内收肌，但它们有一个巨大的肌筋膜连接网络，这表明它们可能具有更多的功能（Oscar, 2012）。例如，内收肌群可以在单腿站立期间帮助外侧链（阔筋膜张肌和臀中肌、臀小肌）提供骨盆在额状面上的稳定性，并且如前所述，在旋转运动期间帮助前斜链提供水平面上的稳定性。此外，在水平面中，短收肌、长收肌和大收肌也可能通过离心收缩来控制股骨的内旋而起作用（Leighton, 2006）。

法尔维等（Falvey et al., 2009）提出了对腹股沟交叉结构的更深入的解剖学理解。我经常使用一种方法来定位穿过该区域的软组织结构，即以耻骨作为标记点，利用一张指南针图来帮助定位周围的肌肉，如图3.15所示。

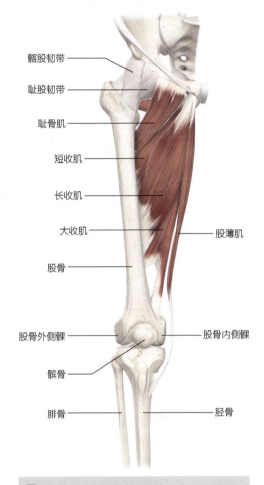

髂股韧带
耻股韧带
耻骨肌
短收肌
长收肌
大收肌
股骨
股骨外侧髁
髌骨
腓骨
股薄肌
股骨内侧髁
胫骨

图3.14
内收肌群

腹外斜肌通过锥状肌前方的耻骨前韧带浅层与对侧长收肌相连。腹股沟管浅环形成腹股沟管的中尾端，位于耻骨结节的上外侧。腹内斜肌和腹横肌（联合腱）的中尾端纤维向尾部延伸，附着在腹直肌鞘的下部，并与腹外斜肌一起形成腹股沟管浅环的中上边界。

腹部肌肉和内收肌之间有3种功能性连接。

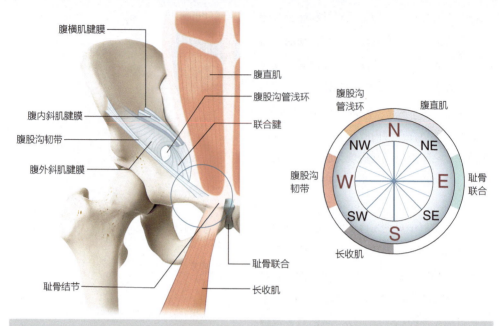

图3.15
穿过腹股沟的结构

- 腹外斜肌与对侧长收肌；

- 同侧长收肌和锥状肌；

- 同侧股薄肌和腹直肌。

临床意义

 尽管这些结构可以单独描述，但很明显，这些解剖学上紧密联系的筋膜组织在功能性运动中互相帮助。人们认为，在运动过程中，大量的肌筋膜控制和传递着上半身和下肢之间的力。在这个过程中，它们会影响和控制骨盆运动（Robertson et al., 2009）。如果我们将腹股沟视为脊柱－骨盆－髋关节复合体的前部连接处，则可以预期，该区域解剖结构的复杂性可能会导致多个部位的临床表现。虽然我们分解结构（与内收肌、腹股沟、腹肌、腰肌相关的腹股沟疼痛），并测试其功能是合乎逻辑的，但这通常会产生一系列混杂的结果，因而可能会令人困惑。我的临床经验使我相信，疼痛可能并不总是病理学的好指标（Orchard et al., 2000）。例如，闭孔肌劳损通常与踢腿动作有关，其损伤机制通常是过度使用，患者通常表现为腹股沟处产生疼痛，类似于内收肌损伤的疼痛（Byrne et al., 2017；Khodaee et al., 2015）。强化闭孔内肌力量不仅有助于预防这种情况，而且可以在保持盆底肌正常功能方面发挥重要作用（Tuttle et al., 2016）。

后斜链

后斜链（见图3.16）有助于控制腰骶交界处（Lumbosacral Junction, LSJ）和骶髂关节的稳定性，同时有助于通过脊柱、骨盆、髋部和下肢控制旋转运动。该肌肉链涉及的结构是背阔肌、胸腰筋膜和对侧臀大肌。在步态推进阶段，臀大肌和对侧背阔肌从拉长的位置进行向心收缩导致上肢伸展，同时推进对侧腿的前进。当这两种机制共同作用时，它们会产生臀大肌和对侧背阔肌的耦合收缩（Chek, 2011）。随后胸腰筋膜的张力有助于稳定腰椎和骶髂关节（Lee, 2011）。这种机制的本质是，当臀大肌和背阔肌在步态周期中被拉长时，能量储存在肌肉内。当肌肉从各自的拉长阶段收缩时，动能被释放（Vleeming et al., 2007）。人们认为，由于该机制，步态周期更有效，这减少了相关肌肉的能量消耗，提高了能量利用率（Chek, 2011；Vleeming et al., 2007）。

臀大肌

臀大肌是身体中最强大的肌肉。它是四边形的，由两层组成。臀大肌起于尾骨的侧面、骶骨的后部和骶结节韧带的上部，止于髂骨的臀面，即位于臀后线、髂骨的后边缘和髂嵴的邻近部分。臀大肌的上部肌纤维附着在竖脊肌的腱膜上，而深层肌纤维起于覆盖臀中肌的筋膜。臀大肌纤维从下方和前方穿过股骨上端，并附着在髂胫束和股骨的臀肌粗隆上。臀大肌的神经支配来自臀下神经L5、S1、S2。覆盖臀大肌的皮肤由L2和S3提供神

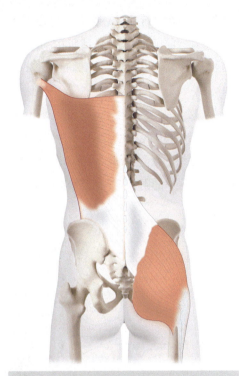

图3.16
后斜链

经支配（Palastanga, 1997）。

背阔肌

背阔肌是背部一种宽阔、平坦的三角形肌肉，广泛附着于第7胸椎至第5腰椎的棘突、髂嵴、胸腰筋膜和下三至下四肋骨，并止于肱骨结节间沟（Drake et al., 2014）。背阔肌的神经支配来自胸背神经C6~C8。背阔肌的主要功能是使盂肱关节（Glenohumeral Joint, GHJ）内收、伸展和内旋，它在肩胛骨运动中也起作用（Calais German, 1993）。背阔肌的次要功能是协助胸最长肌和腰髂肋肌进行脊柱伸展，协助腹直肌进行脊柱屈曲，协助腰

方肌和腹直肌进行脊柱侧屈，以及协助股直肌进行骨盆前倾和侧倾。背阔肌在呼吸力学中也参与深吸气和用力呼气（Schünke et al., 2007）。

胸腰筋膜

胸腰筋膜（见图3.17）是一种广泛的菱形结缔组织，覆盖腰部、胸部和骶骨区域，并包围竖脊肌的固有肌。阔筋膜张肌由几层

肌纤维组成。在胸部区域，它为脊柱的伸肌形成了一层薄薄的覆盖层，并在内侧附着于胸椎，在外侧附着于肋骨。在腰部，胸腰筋膜附着在椎体上，且形成一个强有力的腱膜与腹壁肌肉横向连接。在内侧，胸腰筋膜分为3层：围绕腰方肌的前层和中间层，以及形成鞘以包裹竖脊肌和多裂肌的中层和后层。在下方，胸腰筋膜附着于髂腰韧带、髂嵴和

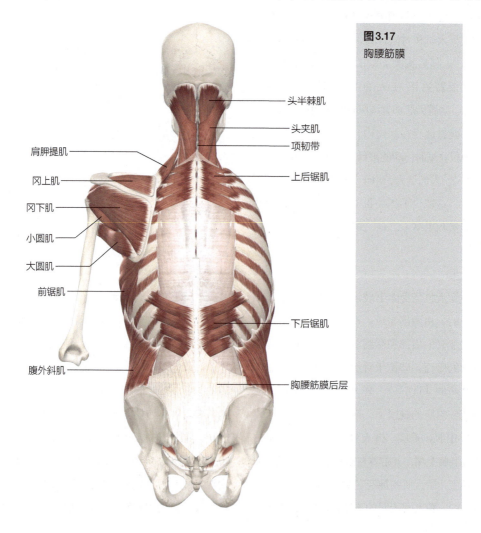

图3.17
胸腰筋膜

头半棘肌
头夹肌
项韧带
上后锯肌
肩胛提肌
冈上肌
冈下肌
小圆肌
大圆肌
前锯肌
下后锯肌
腹外斜肌
胸腰筋膜后层

骶髂关节。由于胸腰筋膜广泛附着于椎体，因此它还附着于棘上韧带和棘间韧带、关节囊和小关节（Barker et al., 2004a）。

临床意义

胸腰筋膜发挥两个不同的作用：稳定和转移负荷（Vleeming et al., 2012；1995）。当脊柱屈曲时，胸腰筋膜通过增加筋膜张力实现稳定作用（Graglipsky, 1986）。当脊柱完全屈曲时，胸腰筋膜的长度增加约30%（Graglipsky et al., 1981）。筋膜在纵向上的扩张会伴随着横向上的硬化，会造成组织变形，当其恢复到伸展位置时，将导致相关肌肉激活水平降低（Graglipsky et al., 1981）。负荷转移发生在功能运动中，例如，在跑步和冲刺等活动中，胸腰筋膜通过上肢和下肢协调的对侧运动进行负荷转移，如后斜链中的负荷转移（Vleeming et al., 1995）。

临床上，后斜链出现功能障碍是很常见的。例如，臀大肌无力或效率低下导致腘绳肌在试图稳定骨盆时产生过度活动。另一种常见的临床表现是背阔肌过度活动导致肩关节活动度减少，从而影响对侧臀大肌的神经肌肉效率，从而导致腰痛或骶髂关节疼痛。臀大肌是髋关节的主要伸肌，在伸展过程中也能够旋转大腿。臀大肌的下部肌纤维可以使大腿内收，而上部肌纤维可以帮助大腿外展。臀大肌较深和较低位的肌纤维有助于将股骨头向后拉入髋臼。在功能上，臀大肌也可以被视为腰肌的协同肌，执行髋关节的关

节中心化功能（Gibbons, 2007；2005ab）。臀大肌通过与对侧背阔肌的连接形成后斜链的一部分，帮助脊柱-肩关节复合体和下肢之间进行负荷转移。

后纵链

在功能上，后纵链（见图3.18）有助于矢状面的运动，同时有助于影响局部稳定性（Comerford and Mottram, 2012）。后纵链由竖脊肌、多裂肌、胸腰筋膜、骶结节韧带和股二头肌组成。后纵链内的肌肉组织收缩所引发的连锁反应可以提高骶髂关节的稳定性。浅层竖脊肌腱膜从胸椎下行，并附着在骶骨和髂骨上。浅层竖脊肌收缩使腰椎伸展，促进骶髂关节的稳定性。浅层多裂肌有助于脊柱伸展，深层多裂肌可提高脊柱节段稳定性。竖脊肌和多裂肌被包裹在胸腰筋膜内。当这些肌肉收缩时，它们会增加胸腔内的张力，帮助脊柱稳定。股二头肌的收缩会在骶结节韧带中产生张力，从而稳定骶髂关节（Vleeming et al., 2007）。

竖脊肌群

竖脊肌群（见图3.19）由髂肋肌、最长肌和棘肌组成，分为浅层竖脊肌和深层竖脊肌。浅层竖脊肌由外侧髂肋肌和内侧最长肌组成。竖脊肌群起于骨盆，向上延伸，插入胸腰筋膜和肋骨。尽管这些肌肉没有直接连接到腰椎，但由于其最佳力臂的直接作用，它们能够产生40%~80%的伸展运动（Bogduk et al., 1992）。浅层竖脊肌的收缩会导致骨盆前倾。

深层竖脊肌起于髂骨和胸腰筋膜的深表

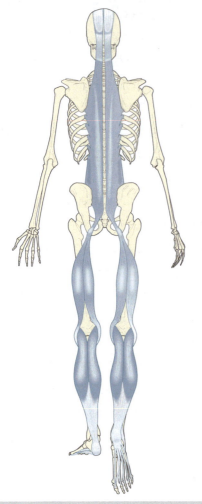

图3.18
后纵链

面，止于下腰椎的横突。深层竖脊肌收缩会在下腰椎上产生压缩力和后向剪切力，更重要的是，它们有助于防止前部剪切力产生。这些肌肉的活动有助于平衡来自深层腹壁肌肉（特别是腰大肌）的前向剪切力。

多裂肌

多裂肌（见图3.20）是脊柱肌肉中最深、最内侧的肌肉，有助于产生脊柱刚度和稳定性。多裂肌可分为两组：浅层组和深层组（Mosley et al., 2002）。在浅层组，肌纤维起于棘突，向下延伸穿过3个椎骨节段。深层组的肌纤维起于脊柱的后部，并止于其下方的两个节段。起自下腰部的肌纤维则插入骨盆、骶骨和脊柱底部的骶髂关节。多裂肌的神经支配来自相关脊神经的背支。多裂肌的深层肌纤维维持节段稳定性和控制姿势，并表现出预先运动，与腹横肌中观察到的情况类似（Richard-son et al., 2004）。浅层肌纤维对腰椎产生拉伸力矩。

股二头肌

股二头肌与半膜肌和半腱肌一起构成大腿的后隔室；它们统称为腘绳肌（Netter, 2014）。更具体地说，股二头肌长头起于坐骨结节，与半腱肌有共同的起点，而短头起于股骨粗线和股骨外侧髁上线。股二头肌向下延伸，止于腓骨头外侧（Netter, 2014）。股二头肌短头的神经支配来自坐骨神经的腓总神经，长头由坐骨神经的胫神经（L5~S2）支配（Netter, 2014）。筋膜将股二头肌与骶结节韧带连接起来，这些肌肉与对侧竖脊肌和胸腰筋膜一起形成后纵链。

当膝关节屈曲时，股二头肌长头的功能是屈曲膝关节，伸展髋关节，并外旋小腿；当髋关节伸展时，它协助髋关节外旋。当膝关节屈

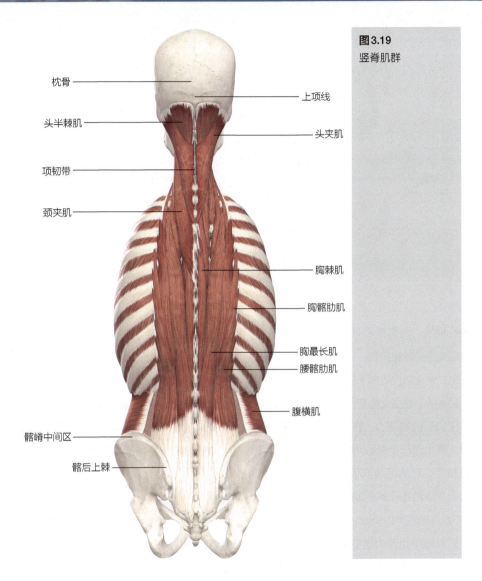

图3.19
竖脊肌群

枕骨 —— 上项线

头半棘肌 —— 头夹肌

项韧带

颈夹肌

胸棘肌

胸髂肋肌

胸最长肌
腰髂肋肌

腹横肌

髂嵴中间区

髂后上棘

曲时，股二头肌短头外旋小腿（Netter, 2014；
Palastanga, 1997）。股二头肌长头为骨盆提供
后部稳定性，股二头肌的两个头都有助于膝
关节的旋转稳定性（Mofidi, 2019）。

临床意义

后纵链包含强大的姿势肌，
这些肌肉应能够在日常活动中激
活，有助于运动和稳定。后纵链
对姿势稳定性的贡献根据所执行的任务或活

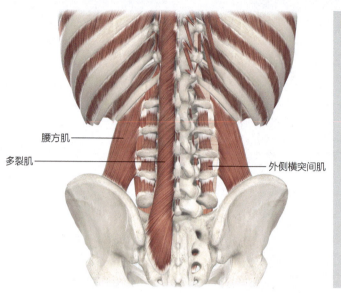

腰方肌

多裂肌

外侧横突间肌

图3.20
多裂肌

动进行调整。与弯腰系鞋带相比，进行举重练习需要更高的稳定性。临床上，在腰椎前屈测试中，竖脊肌应有助于控制下腰椎节段增加的平移运动。在直立姿势下，腰伸肌在L1~L4处产生向后的剪切力，在L5处产生向前的剪切力。禁止进行会引起/增加下腰椎压缩力和伸展相关症状的运动或手法治疗，因为它们可能会导致腰椎平移运动和不稳定性的增加（McGill, 1998；Bogduk et al., 1992）。

后纵链中出现的功能障碍常常会影响腰椎和骶髂关节的稳定作用，从而导致疼痛和运动受限。常见示例如下。

- 由于单侧腰痛患者的肌肉萎缩，腰椎多裂肌和腰大肌的横截面积有所不同（Woodham et al., 2014；Barker et al., 2004b）。
- 由于训练负荷过大，运动员通常会出现股二头肌抑制或无力和压痛。

- 股二头肌通过附着于骶结节韧带，有助于减速；如果股二头肌长度变短，将限制主动骨盆倾斜的角度（Mofidi, 2019）。
- 竖脊肌的蠕变变形和胸腰筋膜可能是末端负荷的结果。例如，当运动员（或其他患者）在长途飞行中持续屈曲脊柱的情况下。

侧链

侧链（见图3.21）的功能是提供额状面稳定性，并有助于骨盆和髋关节周围的动态运动和稳定性。腰方肌与对侧阔筋膜张肌、臀中肌、臀小肌和内收肌协同工作，形成一个侧向肌肉链，从而保持骨盆在额状面上的稳定性（Wallden, 2014；Lee, 2011）。在功能性运动期间，骨盆带的正确定位是指骨盆在3个平面（额状面、矢状面和水平面）保持中立位，例如，在单腿站立活动中。骨盆的中立位置可以确保通过该区域的力均匀分布，避

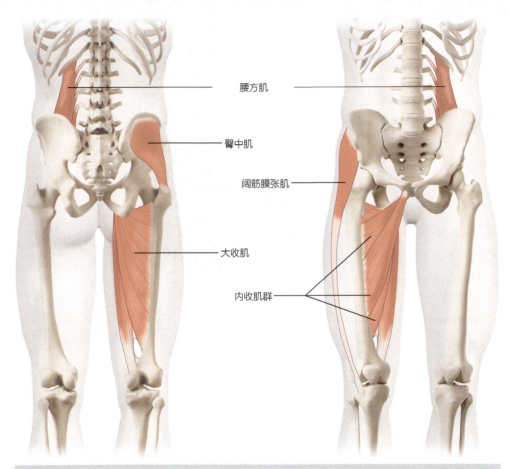

腰方肌

臀中肌

阔筋膜张肌

大收肌

内收肌群

图3.21
侧链

免在任何结构中发生不必要的应变。一个常见的临床表现是单腿站立时侧链的失控。这一失控会导致髋关节下垂或特伦德伦堡征阳性。这一功能障碍的影响将在第5章中讨论。

臀中肌

　　臀中肌（见图3.22）呈扇形，填充在髂嵴和股骨大转子之间的空间。臀中肌在步行、跑步和单腿负重中起着重要作用（Kapandji,

1995）。臀中肌附着于臀后线和臀前线之间的臀肌或髂骨外侧表面。臀中肌被一层位于深层的结实的筋膜所覆盖，并与该筋膜有牢固的连接，通常与臀大肌一起形成筋膜的后部。臀中肌的后部和中部肌纤维向下和向前走行，前部肌纤维向下和向后走行，然后这些肌纤维聚集在一起，附着在股骨大转子的上外侧。臀中肌的神经支配来自臀上神经

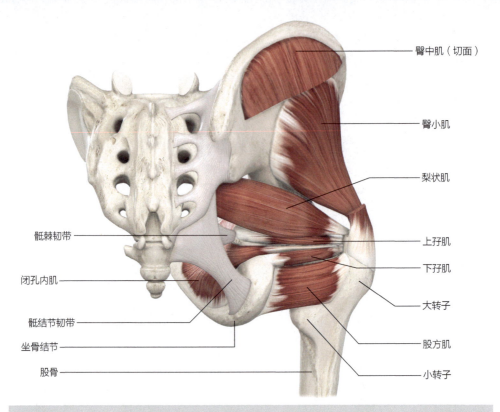

臀中肌（切面）

臀小肌

梨状肌

上孖肌

下孖肌

大转子

股方肌

小转子

骶棘韧带

闭孔内肌

骶结节韧带

坐骨结节

股骨

图3.22

深层臀肌

L4~L5、S1。覆盖臀中肌的皮肤主要由L1~L2提供神经支配（Palastanga, 1997）。

臀小肌

　　臀小肌虽然是臀肌中最小的肌肉，但它在髂骨表面的附着面积最大。臀小肌的起于髂骨翼外面开始，即位于臀下线的前方和上方。它的肌纤维向下、向后和稍微横向走行，形成肌腱，附着在股骨大转子前上方的一个小凹陷处。臀小肌的神经支配来自臀上神经L4~L5、S1。覆盖臀小肌的皮肤主要由L1提

供神经支配（Palastanga, 1997）。

　　当骨盆固定后，臀中肌就会收缩，将股骨大转子向上拉至外展。如果臀中肌的止点是固定的，它会将髂骨翼向下拉动，从而使骨盆向同侧侧倾，并使骨盆的另一侧抬起。在骨盆固定的情况下，臀中肌的前部肌纤维收缩将使股骨内旋，后部肌纤维辅助臀大肌外旋股骨（Kapandji, 1995）。

　　如果骨盆上部固定，臀小肌收缩会使股骨外展。由于臀小肌在股骨处的止点位于髋

关节支点的侧面，因此，臀中肌也可能使股骨发生内旋。在辅助臀大肌的过程中，臀小肌最后部的肌纤维收缩可能会产生股骨外旋运动（Kapandji, 1995）。

阔筋膜张肌

　　阔筋膜张肌（见图3.23）位于髋关节和臀中肌浅层肌纤维的前外侧。阔筋膜张肌起于髂前上棘和髂嵴前部，与臀大肌一起，与髂胫束混合，止于胫骨外侧髁（Moore et al., 2014；Drake et al., 2014）。阔筋膜张肌由源自L4~L5节段的臀上神经支配（Miller et al., 2009）。阔筋膜张肌具有许多功能，它与臀大肌和髂胫束一起，有助于股骨头在髋臼中的中心化，并有助于维持膝关节的稳定性。作为髋关节内侧旋转的原动力，它充当髋关节屈曲和外展的辅助肌肉；作为髂胫束的一部分，它有助于腿部的外旋。在步态方面，阔筋膜张肌参与骨盆的横向稳定机制，在负重运动期间连接骨盆、股骨和胫骨（Oscar, 2012；Palastanga, 1997）。

临床意义

　　许多运动员和患者表现为骨盆带缺乏横向控制，例如，在单腿站立时，骨盆带可能表现为髂骨横向平移或向前旋转。如果将3个不同的肌肉层视为横向稳定机制，则表层由臀大肌和阔筋膜张肌的上部肌纤维组成，中间层由臀中肌和梨状肌组成，深层由臀小肌组成（Grimaldi et al., 2009）。尽管长期不活动会导致深层稳定肌萎缩（Grimaldi et al., 2009），但

在浅层肌肉中未观察到萎缩现象。有证据表明，髋关节退行性改变患者的选择性肌肉萎缩模式相似（Grimaldi et al., 2009）。临床上，我经常发现深层和中层肌肉的抑制，并且这种抑制导致臀中肌抑制和阔筋膜张肌的过度激活。在表层内发现压痛点和触发点并不罕见。当腰大肌无力或抑制明显时，阔筋膜张肌通常在矢状面过度活跃并占主导地位，而当臀中肌变弱或抑制时，阔筋膜张肌通常在额状面过度活跃并占主导地位。阔筋膜张肌作为强大的髋关节内旋转器的能力可能会导致股骨前倾角度增加，通常在单腿站立时观察到。这将增加膝关节的侧向拉力，进而可能导致髌骨轨迹问题，并导致足过度内旋。

结论

　　本章提供了脊柱–骨盆–髋关节复合体的解剖学概述。我有意地简化某些方面，以证明在运动环境和临床环境中应用解剖知识是我工作的基本组成部分。我的理由很简单：有很多解剖学教科书提供了更详细的描述和解释，我热切希望这一章能激发您对相关知识的进一步兴趣。下一章中将讨论脊柱–骨盆–髋关节复合体的疼痛、病理和功能障碍问题，请继续阅读！

参考文献

Ashton-Miller, JA. and DeLancey, JOL., 2007. Functional anatomy of the female pelvic floor. *Annals New York Academy of Sciences*, 1101(1), pp.266–296.

Barker, K., Shamley, D. and Jackson, D. 2000. Changes in the cross-sectional area of multifidus and psoas patients with

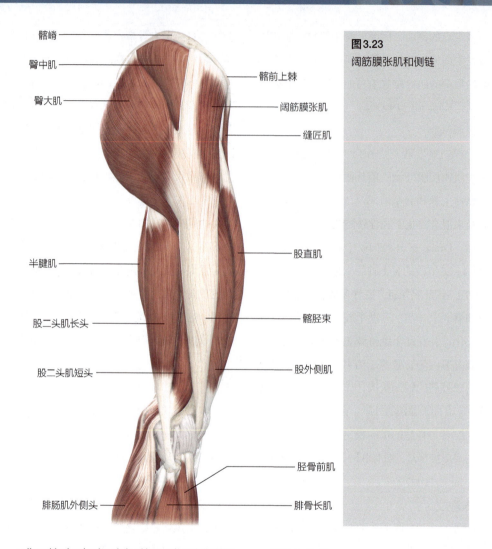

髂嵴
臀中肌
臀大肌

半腱肌

股二头肌长头

股二头肌短头

腓肠肌外侧头

髂前上棘
阔筋膜张肌
缝匠肌

股直肌

髂胫束

股外侧肌

胫骨前肌

腓骨长肌

图3.23
阔筋膜张肌和侧链

unilateral back pain: the relationship to pain and disability. *Clinical Journal Sports Medicine*, 10(4), pp.239–244.

Barker, PJ., Briggs, CA. and Bogeski, G., 2004a. Tensile transmission across the lumbar fasciae in unembalmed cadavers: effects of the various muscle attachments. *Spine*, 29, pp.129–138.

Barker, K., Shamley, D. and Jackson, D., 2004b. Changes in the cross-sectional area of multifidus and psoas in patients with unilateral back pain. *Spine*, 29(22), pp.E515–E519.

Basmajian, JV., 1967. *Muscles Alive: Their Functions Revealed by Electromyography*. 2nd ed. Baltimore: Williams & Wilkins.

Berthonnaud, E., Dimner, J. and Roussouly, P. et al., 2005. Analysis of the sagittal balance of the spine and pelvis using shape and orientation parameters. *Journal Spine Disorders*, 18(1), pp.40–47.

Bharucha, AE., 2006. Pelvic floor: anatomy and function. *Neurogastroenterology and Motility*, 18(7), pp.507–519.

Bogduk, N., 2005. *Clinical Anatomy of the Lumbar Spine and Sacrum*. 4th ed. Elsevier: New York.

Bogduk, N., Macintosh, J. and Peracy, M., 1992. A universal model of the lumbar back muscles in an upright position. *Spine*, 17(8), pp.897–913.

Boos, N., Weissbach, S., Rohrbach, H. et al., 2002. Classification of age-related changes in lumbar intervertebral discs: Volvo Award in basic science. *Spine*, 27(23), pp.2631–2644.

Bordoni, B. and Varacallo, M., 2020. *Anatomy, Abdomen and Pelvis, Quadratus Lumborum*.

Bordoni, B. and Zanier, E., 2013. Anatomic connections of the diaphragm: influence of respiration on the body system. *Journal Multidisciplinary Healthcare*, 3(6), pp.281–291.

Boulay, C., Tardieu, C., Hecquet, J. et al., 2006. Sagittal alignment of spine and pelvis regulated by pelvic incidence: standard values and prediction of lordosis. *European Spine Journal*, 15(4), pp.415–422.

Boykin, R., Anz, A. and Bushnell, B. et al., 2011. Hip instability. *Journal American Academy Orthopaedic Surgery*, 19(6), pp.340–349.

Bradley, H. and Esformes, J., 2014. Breathing pattern disorders and functional movement. *International Journal Sports Physical Therapy*, 9(1), pp.28–39.

Brookbush, B., 2013. *Intrinsic Stabilization Subsystem*.

Bussey, ND., Aldabe, D., Riberio, DC. et al., 2019. Is pelvic floor dysfunction associated with development of transient low back pain during prolonged standing? A protocol. *Clinical Medicine Insights: Women's Health*.

Byrne, C., Alkhayat, A., O' Neil, P. et al., 2017. Obturator internus muscle strains. *Radiology Case Reports*, 12(1), pp.130–132.

Calais-German, B. 1993. *Anatomy of Movement*. Seattle: Eastland Press.

Cerezal, L., Kassarjian, A. and Canga, A., 2010. Anatomy, biomechanics, imaging, and management of ligamentum teres injuries. *Radio Graphics*, 30, pp.1637–1651.

Chek, P., 2011. *Core Stability: The Outer Unit*. International Association of Athletics Federations/New Studies in Athletics (IAAF/NSA) 1–2.00.

Cheung, KM., Karppinen, J., Chan, D., et al., 2009. Prevalence and pattern of lumbar magnetic resonance imaging changes in a population study of one thousand forty-three individuals. *Spine*, (5), pp.24–35.

Comerford, M. and Mottram, S., 2012. The management of uncontrolled movement. In: *Kinetic Control*. Melbourne: Elsevier Australia.

Descamps, H., Commare, M., Marty, C. et al., 1999. Modifications des angles pelviens, dont l'incidence pelvienne, au cours de la croissance humaine. *Biometrie Humaine et Anthropologie*, 17, pp.59–63.

Drake, R., Vogl, A. and Mitchell, A., 2014. *Gray's Anatomy for Students*. 3rd ed. Philadelphia: Churchill Livingstone/Elsevier.

Duval-Beaupère, G., Schmidt, C. and Cosson, P., 1992. A barycentre-metric study of sagittal shape and pelvis: the conditions required for an economic standing position. *ANN Biomedical Engineering*, 20, pp.451–462.

Duval-Beaupère, G., Legaye, J., Hecquet, J. et al., 1998. Pelvic incidence: a fundamental parameter for three-dimensional regulation of spinal sagittal curves. *European Spine Journal*, 7, pp.99–103.

Falvey, EC., Franklyn-Miller, A. and McCrory, PR., 2009. The groin triangle: a patho-anatomical approach to the diagnosis of chronic groin pain in athletes. *British Journal Sports Medicine*, 43(3), pp.213–220.

Ferguson, S., Bryant, J., Ganz, R. et al., 2000. The influence of the acetabular labrum on hip joint cartilage consolidation: a poroelastic finite element model. *Journal Biomechanics*, 33(8), pp.953–960.

Gibbons, S., 2005a. *Integrating the psoas major and deep sacral gluteus maximus muscles into the lumbar cylinder model*. Proceedings of 'The Spine': World Congress on Manual Therapy, October 7–9, Rome, Italy.

Gibbons, S., 2005b. *Assessment and Rehabilitation of the Stability Function of the Psoas Major and the Deep Sacral Gluteus Maximus Muscles*. Ludlow: Kinetic Control.

Gibbons, S., 2007. Assessment and rehabilitation of the stability function of the psoas major. *Manuelle Therapie*, 11, pp.177–187.

Gracovetsky, S., 1986. Determination of safe load. *British Journal Industrial Medicine*, 43 (2), pp.120–133.

Gracovetsky, S., 2008. *The Spinal Engine*. Montreal, Canada.

Gracovetsky, S., Farfan, HF. and Lamy, C., 1981. The mechanism of the lumbar spine. *Spine*, 6, pp.249–262.

Gray, H., 1989. *Gray's Anatomy*. 37th ed. Edinburgh: Churchill Livingstone.

Grimaldi, A., Richardson, C., Stantonb, W. et al., 2009. The association between degenerative hip joint pathology and the size of the gluteus medius, minimus and piriformis muscles. *Manual Therapy*, 14(6), pp.605–610.

Guigui, P., Levassor, N., Rillardon, L. et al., 2003. Physiological value of pelvic and spinal parameters of sagittal balance: analysis of 250 healthy volunteers. *Revue de Chirurgie Orthopédique et Réparatrice de l'Appareil Moteur*, 89, pp.496–506.

Hardacker, J., Shuford, R., Capicotto, R. et al., 1997. Radiographic standing cervical segmental alignment in adult volunteers without neck problems. *Spine*, 22, pp.1472–1480.

Hodges, P., Sapsford, R. and Pengel, L., 2007. Postural and respiratory functions of the pelvic floor muscles. *Neurourology Urodynamics*, 26: pp.362–371.

Hodges, PW., McLean, L. and Hodder, J., 2014. Insight into the function of the obturator internus muscle in humans: observations with development and validation of an electromyography recording technique. *Journal Electromyography and Kinesiology*, 24(4), pp.489–496.

Ito, H., Song, Y., Lindsey, D. et al., 2009. The proximal hip joint capsule and the zona orbicularis contribute to hip joint stability in distraction. *Journal Orthopaedic Research*, 27(8), pp.989–995.

Jackson, R., Kanemura, T., Kawakami, N. et al., 2000. Lumbopelvic lordosis and pelvic imbalance on repeated standing lateral radiographs of adult volunteers and untreated patients with constant low back pain. *Spine*, 25(5), pp.575–586.

Jacob, H. and Kissling, R., 1995. The mobility of the sacroiliac joints in healthy volunteers between 20 and 50 years of age. Clinical Biomechanics, 10(7), pp.352–361.

Junginger, B., Baessler, K., Sapsford, R. et al., 2010. Effect of abdominal and pelvic floor tasks on muscle activity, abdominal pressure and bladder neck. *International Urogynecology Journal*, 21, pp.69–71.

Kaminoff, L., 2006. What yoga therapists should know about the anatomy of breathing. *Internal Journal Yoga Therapy*, 16, pp.67–77.

Kapandji, I., 1995. *The Physiology of the Joints. The Trunk and Vertebral Column*. Vol. 2. Edinburgh: Churchill Livingstone.

Khodaee, M., Jones, D. and Spitter, J., 2015. Obturator internus and obturator externus strain in a high school quarterback. *Asian Journal Sports Medicine*, 6(3), p. e23481.

Koes, BW., van Tulder, M., Lin, CW., et al., 2010. An updated overview of clinical guidelines for the management of non-specific low back pain in primary care. *European Spine Journal*, (19), pp.2075–2094.

Labelle, H., Roussouly, P., Berthonnaud, E. et al., 2004. Spondylolisthesis, pelvic incidence and spine pelvic balance: a correlation study. *Spine* (Phila Pa 1976), 29(18), pp.2049–2054.

Lee, D. 2011. *The Pelvic Girdle*. 4th ed. Edinburgh: Churchill Livingstone/Elsevier.

Legaye, J., 2011. *Analysis of the Dynamic Sagittal Balance of the Lumbo-Pelvi-Femoral Complex*. Biomechanics in Applications, Dr Vaclav Klika (ed.), InTech.

Leighton RD., 2006. A functional model to describe the action of the adductor muscles at the hip in the transverse plane. *Physiotherapy Theory and Practice*, 22(5), pp.251–262.

Lewit, K., 1999. *Manipulative Therapy in Rehabilitation of the Locomotor System*. 3rd ed. Oxford: Butterworth, pp.26–29.

Mac-Thiong, J., Labelle, H., Bertonnaud, E. et al., 2007. Sagittal spinopelvic balance in normal children and adolescents. *European Spine Journal*, 16, pp.227–234.

Mantle, J., Haslam, J. and Barton, S., 2004. *Physiotherapy in Obstetrics and Gynecology*. 2nd ed. Edinburgh: Butterworth Heinemann.

Marty, C., Boisaubert, B., Descamps, H. et al., 2002. The sagittal anatomy of the sacrum among young adults, infants, and spondylolisthesis patients. *European Spine Journal*, 11, pp.119–125.

McGill, S., 1998. Low back exercises: evidence for improving exercise regimens. *Physical Therapy*, 78, p. 784.

McGill, S., 2007. *Low Back Disorders: Evidence-based Prevention and Rehabilitation*. 2nd ed. Champaign, IL: Human Kinetics.

Miller, A., Heckert, KD. and Davis, BA., 2009. *The 3-Minute Musculoskeletal & Peripheral Nerve Exam*. New York: Demos Medical Publishing, pp.116–117.

Mofidi, A., 2019. Bilateral snapping biceps femoris tendon: a case report and review of the literature. *European Journal Orthopaedic Surgery & Traumatology*, 29(5), pp.1081–1087.

Moore, KL., Dalley, AF. and Agur, AM., 2014. *Clinically Oriented Anatomy*. 7th ed. Baltimore: Lippincott Williams & Wilkins.

Moseley, GL., Hodges, PW. and Gandevia, SC., 2002. Deep and superficial fibers of the lumbar multifidus muscle are differentially active during voluntary arm movements. *Spine*, 27(2), pp.E29–36.

Muyor, J., Sánchez-Sánchez, E., Sanz-Rivas, D. et al., 2013. Sagittal spinal morphology in highly trained adolescent tennis players. *Journal of Sports Science and Medicine*, 12, pp.588–593.

Myers, T., 2014. *Anatomy Trains*. Edinburgh: Churchill Livingstone/Elsevier.

Netter, FH., 2014. *Atlas of Human Anatomy*. Philadelphia: Elsevier.

Niosi, CA. and Oxland, TR., 2004. Degenerative mechanics of the lumbar spine. *Spine Journal* (6 Suppl), pp.202S–208S.

Nygaard, I., Barber, MD. and Burgio, KL., 2008. Prevalence of symptomatic pelvic floor disorders in US women. *Journal American Medical Association*, 300, pp.1311–1316.

Oatis, CA., 2009. *Kinesiology: The Mechanics and Pathomechanics of Human Movement*. 2nd ed. Baltimore: Lippincott Williams & Wilkins.

Orchard, J., Read, JW., Verrall, GM. et al., 2000. Pathophysiology of chronic groin pain in the athlete. *International Sports Medicine Journal*, 1(1), pp.1–16.

Osar, E. and Bussard, M., 2016. *Functional Anatomy of the Pilates Core*. Chichester: Lotus.

Oscar, E., 2012. *Corrective Exercise Solutions to Common Hip and Shoulder Dysfunction*. Chichester: Lotus.

O'Sullivan, PB., Beatles, DJ., Bentham, JA. et al., 2002. Altered motor control strategies in subjects with sacroiliac joint pain during active straight leg raise test. *Spine*, 27(1), pp.E1–E8.

Palastanga, N., 1997. *Anatomy of Human Movement*. Vol. 5, 2nd ed. Oxford: Butterworth Heinemann.

Pezowicz, CA., Robertson, PA. and Broom, ND., 2005. Intralamellar relationships within the collagenous architecture of the annulus fibrosus imaged in its fully hydrated state. *Journal Anatomy*, 207(4), pp.299–312.

Pool-Goudzwaard, A., van Dijkstra, GH., van Gurp, M. et al., 2004. Contribution of the pelvic floor muscles to stiffness of the pelvic ring. *Clinical Biomechanics*, 19, pp.564–571.

Pryor, JA. and Prasad, SA., 2002. *Physiotherapy for Respiratory and Cardiac Problems*. Edinburgh: Churchill Livingstone.

Ramirez, PT., Frumovitz, M. and Abu-Rustum, NR., 2018. *Principles of Gynecologic Oncology Surgery E-Book*, Elsevier Health Sciences, pp.3–49.

Retchford, T., Crossley, K., Grimaldi, A. et al., 2013. Can local muscles augment stability in the hip? A narrative literature review. *Journal Musculoskeletal Neuronal Interaction*, 13(1), pp.1–12.

Richardson, C., Hides, J., Wilson, S. et al., 2004. Lumbo-pelvic joint protection against antigravity forces: motor control and segmental stiffness assessed with magnetic resonance imaging. *Journal Gravitational Physiology*, 11(2), pp.119–122.

Robertson, B., Barker, P., Fahrer, M. et al., 2009. The anatomy of the pubic region revisited: implications for the pathogenesis and clinical management of chronic groin pain in athletes. *Sports Medicine*, 39(3), pp.225–234.

Ross, JR., Nepple, MJ., Philippon, MJ. et al., 2014. Effect of changes in pelvic tilt on range of motion to impingement and radiographic parameters of acetabular morphologic characteristics. *American Journal Sports Medicine*, 42(10), pp.2402–2409.

Roussel, NA., Nips, J. and Truijen, S., 2007. Cliometrics properties of the Trendelenburg test, active straight raise test and breathing pattern during active straight leg raising. *Journal Manipulative Physiology and Therapy,* 30(4), pp.270–278.

Roussouly, P. and Nnadi, C., 2010. Sagittal plane deformity: an overview of interpretation and management. *European Spine Journal*, 19(11), pp.1824–1836.

Roussouly, P. and Pinheiro-Franco, J. ,2011. Biomechanical analysis of the spinopelvic organization and adaptation in pathology. *European Spine Journal*, 20 Suppl (5), pp.609–618.

Roussouly, P., Berthonnaud, E. and Dimnet, J., 2003. Geometrical and mechanical analysis of lumbar lordosis in an asymptomatic population: proposed classification. *Revue de Chirurgie Orthopédique et Réparatrice de l'Appareil Moteur*, 89, pp.632–639.

Roussouly, P., Gollogly, S., Bertonnaud, E. et al., 2005. Classification of the normal variation in the sagittal alignment of the human lumbar spine and pelvis in the standing position. *Spine*, 30(3), pp.346–353.

Sahrmann, S., 2002. *Diagnosis and Treatment of Movement Impairment Syndromes*. Philadelphia: Mosby, p. 63.

Sapsford, R., 2004. Rehabilitation of pelvic floor muscles utilizing trunk stabilization. *Manual Therapy*, 9, pp.3–12.

Sapsford, RR. and Hodges, PW., 2001. Contraction of the pelvic floor muscles during abdominal maneuvers. *Archives Physical Medicine and Rehabilitation*, 82, pp.1081–1088.

Schilders, E., Bharam, S., Golan, E. et al., 2017. The pyramidalis-anterior pubic ligament-adductor longus complex (PLAC) and its role with adductor injuries: a new anatomical concept. *Knee Surgery Sports Traumatology Arthroscopy*, 25(12), pp.3969–3977.

Schünke, M., Schulte, E. and Schumacher, U., 2007. *Prometheus: Lernatlas der Anatomis*. Stuttgart and New York: Georg Thieme.

Shu, B., and Safran, M., 2011. Hip instability: anatomic and clinical considerations of traumatic and atraumatic instability. *Clinical Sports Medicine*, 30, pp.349–367.

Swärd Aminoff, A., Agnvall, C., Todd, C. et al., 2018. The effect of pelvic tilt and cam on hip range of motion in young elite skiers and non athletes. *Open Access Journal Sports Medicine*, 6(9), pp.147–156.

Tuttle, LJ., DeLozier, ER., Harter, KA. et al., 2016. The role of the obturator internus muscle in pelvic floor function. *Journal Womens Health Physical Therapy*, 40 (1), pp.15–19.

Uetake, T., Ohtsuki, F., Tanaka, H. et al., 1998. The vertebral curvature of sportsmen. *Journal of Sports Sciences*, 16, pp.621–628.

Umphred, H. 2007. *Neurological Rehabilitation*. 5th ed. St Louis: Mosby/Elsevier.

Van Royen, B., Toussaint, H., Kingma, I. et al., 1998. Accuracy of the sagittal vertical axis in a standing lateral radiograph as a measurement of balance in spinal deformities. *European Spine Journal*, 7(5), pp.408–412.

Van Royen, B., De Gast, A. and Smith, T., 2000. Deformity planning for sagittal plane corrective osteotomies of the spine in ankylosing spondylitis. *European Spine Journal*, 9(6), pp.492–498.

Vleeming, A., Stoeckart, R., Volkers, A. et al., 1990a. Relation between form and function in the sacroiliac joint. *Spine*, 15(2), pp.130–132.

Vleeming, A., Volkers, A., Snijders, C. et al., 1990b. Relation between form and function in the sacroiliac joint. *Spine*, 15(2), pp.133–136.

Vleeming, A., Pool-Goudzwaard, AL., Stoeckart, R. et al., 1995. The posterior layer of the thoracolumbar fascia: its function in load transfer from spine to legs. *LRSpine* (Phila Pa 1976), 20(7), pp.753–758.

Vleeming, A., Mooney, V. and Stoeckart, R. 2007. *Movement, Stability & Lumbopelvic Pain: Integration of Research and Therapy*. Edinburgh: Churchill Livingstone.

Vleeming, A., Schuenke, MD., Masi, AT. et al., 2012. The sacroiliac joint: an overview of its anatomy, function and potential clinical implications. *Journal of Anatomy*, 221(6), pp.537–567.

Walheim, G. and Selvik, G., 1984. Mobility of the pubic symphysis in vivo measurements with an electromechanic method and a Roentgen stereophotogrammetric method. *Clinical Orthopaedics and Related Research*, 191, pp.129–135.

Wallden, M., 2014. The middle-crossed syndrome: new insights into core function. *Journal Bodywork and Movement Therapies*, 18(4), pp.616–620.

Woodham, M., Woodham, A., Skeate, J. et al., 2014. Long-term lumbar multifidus muscle atrophy changes with magnetic resonance imaging: a case series. *Journal Radiology Case Reports*, 8(5), pp.27–34.

Yoshio, M., Murakami, G., Sato, T. et al., 2002. The function of the psoas major muscle: passive kinetics and morphological studies using donated cadavers. *Journal Orthopaedic Science*, 7(2), pp.199–207.

第 4 章

疼痛、病理学和功能障碍

腰痛

虽然本章旨在概述疼痛、病理学和功能障碍，但我不会对可能影响运动员的每一种腰痛情况进行深入解释。关于这一主题，有许多已发表的文献可供进一步探索，这些文献列于本章末尾的参考文献中。从学习的角度来看，对腰痛的了解包括愈合阶段、特异性腰痛和非特异性腰痛之间的差异以及生物-心理模型。我想补充一点，临床医生不应痴迷于腰痛分类的特定模型，而应在其临床推理中纳入腰痛的多个维度，以帮助他们评估、治疗和管理不同实体。

腰痛是全球主要的残疾原因，也是最常见的非传染性疾病之一（Owen et al., 2019）。目前，它影响了70%~85%的成年人。腰痛有许多分类模型，但很少有临床试验证据证实（Foster et al., 2009）。约15%的腰痛患者的临床表现与特定病理解剖腰痛诊断一致（Nijs et al., 2015）。这表明，高达约85%的腰痛患者可能没有特定的病理解剖学标志物来支持精确的描述或诊断（Tschudi Madsen et al., 2011；Dankaerts et al., 2009；Airaksinen et al., 2006）。也许在试图将腰痛与特定病理学联系起来的过程中，过度医疗化导致了这一问题的严重性，患者会接受一系列不必要的测试和调查，以寻找疼痛的根源（O'Sul-livan et al., 2018）。

临床测试和调查显示出现假阳性和偶然事件的频率很高，例如椎间盘突出、骨关节炎（Osteoarthritis, OA）或腰椎结构异常。这些发现只是用来给患者贴上"背不好"的标签。它们强化了行为模式，增加了患者的焦虑，使他们丧失信心，并可能导致（或加剧）患者对运动的恐惧和对活动的回避（O'Sullivan, 2000）。此外，这些发现经常出现在老龄人口报告中，也可能在无疼痛的患者中观察到，因此，一些诊断结果与患者的疼痛或残疾相关性很低（Brinjikji et al., 2015；Steffens et al., 2014）。根据我的经验，腰痛的过度药物化可能会影响患者的康复。虽然可能需要进行临床调查，但病理性疼痛往往会导致患者和运动员承受不必要的压力和焦虑。

急性腰痛

反应期

急性腰痛通常一次发作，在6周内消失（Liebenson, 2006）。正常情况下，反应期持续24小时至1周，并与伤害性组织损伤引起的肌肉痉挛、肿胀和疼痛导致的关节活动度下降相关。在这个阶段，人们通常会报告他们害怕运动，因为他们不想加重背部症状。不同人的症状可能不同，包括从局限于腰椎的疼痛到臀部区域的疼痛。最初，疼痛可能是不对称的，但随着时间的推移，它可以在下背部和臀部区域对称分布。疼痛最初可能会在特定的动作时加剧，但在休息时会逐渐转变为持续的钝痛。症状有时被描述为灼热、刺痛和麻木，通常症状出现在下肢部位。工作环境可能会加重症状；静态负荷，例如长时间坐着、开车，可能会使情况变得麻烦。类似地，在动态负荷情况下和在脊柱上施加高负荷的工作中，例如体力活动中，也可能会观察到（或患者报告）症状增加。患者的睡眠障碍经常被提到，在我看来，睡眠障碍通常会延长腰痛的恢复时间。表4.1所示为腰痛不同诊断示例。

在这一阶段进行彻底评估非常重要，因为它有助于对存在严重潜在疾病的患者进行分诊，这些患者占腰痛患者的比例为1%~2%（Henschke et al., 2009）。在评估和记录病史的过程中，临床医生应提出红旗征问题，以评估患者是否存在严重的潜在脊柱疾病，如马尾综合征、肿瘤或骨折。如果有任何迹象或症状表明可能存在严重问题，临床医生必须建议患者立即寻求紧急医疗护理，严重的问题包括：

- 持续的夜间疼痛；
- 突然体重减轻或食欲不振；
- 发烧；
- 莫名的不适；
- 尿或大便失禁；
- 鞍状阻滞麻醉史。

以下是一个案例研究，强调了在临床实践中警惕潜在红旗征和非肌肉骨骼疾病的重要性。

案例研究：患者B

患者B是一名22岁的男性铁人三项运动员，症状表现为持续的隐痛，特别是在他的骶骨区域。发病6个月前患者拜访了他的家庭医生（Family Doctor, GP），随后被转诊到当地医院的门诊部。他报告说，没有与他的症状发作相关的具体事件，在过去一年中，他的训练负荷没有发生太大变化。经询问，他说早上和晚上疼痛更严重；运动后会感觉好些，但他的症状并没有随着休息而改变。症状回顾强调，他精力不足，

表4.1　腰痛不同诊断示例		
特定病理解剖腰痛	**非机械性腰痛**	**内脏相关腰痛**
• 扭伤或拉伤 • 椎间盘突出 • 椎间盘和小关节退变 • 椎骨脱离/脊椎滑脱 • 椎管狭窄 • 创伤性骨折 • 骨质疏松性骨折	• 原发性和继发性肿瘤 • 脊髓疾病 • 骨髓炎 • 血清阴性脊柱关节病：强直性脊柱炎、银屑病关节炎 • 舒尔曼病	• 慢性盆腔炎 • 主动脉瘤 • 胃肠道受累 • 胰腺炎 • 胆囊炎 • 穿透性溃疡

一只眼睛开始变得疼痛和视力模糊。他没有任何炎症性关节炎的家族史。在临床测试中，尽管没有肿胀或发热的迹象，但他对骶骨区域的触诊很敏感。腰椎关节活动度在各个运动方向上都有所降低，但最严重的是屈曲时。神经测试显示没有异常。

我产生怀疑是由于他的症状模糊和病史，以及尽管他参加过当地医院的门诊康复，但仍报告疼痛的事实。我将患者B送回其家庭医生处进行血液检测，以排除炎症标志物水平升高。事实上，该患者的炎症标志物水平升高，随后HLA-B27基因检测呈阳性。他被诊断为强直性脊柱炎（Ankylosing Spondylitis, AS）和急性虹膜炎，并接受了非甾体抗炎药（Nonsteroidal Antiinflammatory Drug, NSAID）治疗，以控制腰痛并帮助治疗虹膜炎；他被鼓励继续锻炼。AS是一种影响呼吸力学、姿势和脊柱灵活性的炎症性脊柱病理学。一旦确诊，我的临床干预是手法治疗和运动康复，以改善患者B的姿势、呼吸力学和保持活动能力。

该案例提醒我们，作为临床医生，并非我们接触的每一个案例都是肌肉骨骼方面的问题。此外，绝不应假设患者已通过医疗保健系统的检查，所有调查就已充分完成。患者B很可能没有向他之前遇到的其他医疗保健从业者介绍与炎症病理相关的体征和症状，因此，在该阶段他没有提出任何担忧，从而没有进一步调查。

大多数患者和运动员在反应期担心的是，他们的腰痛可能会稍微好转，或者无缘无故地变得更糟。我经常使用的一个非常普遍的经验法则是，在晨起后的第一件事就是确定，与前一天结束时相比，患者的症状有什么变化。例如，如果患者醒来时感觉非常僵硬，但随着运动开始感觉变好，那么我会尽力安抚他们，告诉他们这是关节或关节相关结构的典型炎症。在睡眠期间，不活动会增加局部肿胀，运动有助于减轻这种情况。然而，如果患者告诉我，他们每天早上醒来感觉好多了，但随着一天的进展，症状开始加重，我会试图让他们放心，这更能说明是肌肉问题，并向他们解释这可能是肌肉疲劳导致的。当然，关节和肌肉问题可能同时发生；如果是这样，那么在临床上，优先考虑最初应该做什么，以便最大限度地减轻他们的痛苦。最重要的是让患者放心，他们会好起来的。我经常用这样的比喻："腰痛就像普通感冒，你会痊愈的。"

手法治疗技术可以产生巨大的疼痛调节效果，减少肌肉痉挛，改善关节灵活性，增强流体动力学，所有这些都可能对减轻疼痛产生重大影响。关于改变症状的姿势（如坐姿、驾驶姿势和睡眠姿势）的建议，以及对运动员来说改变训练负荷的建议，可以帮助组织缓解症状。运动员使用贴扎、腰带和背部支撑也可以为他们提供短期缓解。我经常用这些方法来预防一些运动员受到损伤，特别是那些有腰痛病史的运动员乘坐飞机或教练车长途旅行时。它的原理是，在长途飞行或长途旅行中，使用预防性贴扎比单纯保持静止姿势要好。止痛药物和非甾体抗炎药可以在反应期发挥重要作用，也被证明有助于减轻疼痛、肿胀，以及缩短症状持续时间。

再生期

反应期结束后，再生期或亚急性期即开始，一般从腰痛发作5天后开始，持续约3周。再生期是修复阶段，这个阶段患者症状开始消退，疼痛程度降低。通常在这一阶段，患者所需服用的药物减少，并且功能性活动变得更容易，如从椅子上起来、开车和长时间行走。再生期的目标是促进炎症愈合，在这一阶段，手法治疗和运动都被证明是非常有益的。总的来说，我认为应该减少对手法治疗的强调，而更多地强调教育，运动训练则从灵活性练习和拉伸练习发展到低强度的力量训练和功能性运动训练。通常，在这一阶段，患者会出现症状的急性发作。这往往是因为他们一直处于疼痛状态，并且训练进展太快，在进行更高强度的运动时，他们的组织无法承受。我发现，这种反应性爆发通常会相对迅速地平息下来。因而，教育并鼓励患者和运动员积极地保持在先前耐受的康复水平上非常重要。

重塑期

腰痛发作3周后，重塑阶段开始；这是愈合组织变得成熟的阶段。在此期间，渐进式运动康复对帮助恢复肌肉的弹性和关节的灵活性做出了重大贡献。随着组织对负荷的耐受性增加，组织对运动的正常适应是变得僵硬，因此维持关节活动度、改善组织的血液循环和供氧的手法治疗技术非常有用。我向患者解释，僵硬是组织对运动的正常生理反应，而手法治疗的目的是帮助先前受损的组织恢复，使它们能够继续逐渐适应负荷增加。但患者经常将僵硬与疼痛联系在一起，因此，他们常常会报告自己的症状又出现了。在这个阶段，我想提醒他们，与他们第一次报告急性事件时的情况相比，他们现在已能够进行一定时间的步行、跑步、骑自行车，或者已能够有规律地进行上述运动。

临床医生通过给予患者安慰和消除患者的担忧来进行教育至关重要，因为患者正在进行的额外活动会对组织负荷和患者依从性产生巨大影响。我想确保他们明白，感到僵硬是绝对正常的。

慢性疼痛

慢性腰痛与患者持续12周或更长时间的疼痛发作有关，并被确定为局限于肋缘下方和臀下皱襞上方，伴有或不伴有腿部疼痛（Owen et al., 2019；Hoy et al., 2010；Koes et al., 2010；van Tulder et al., 2006）。历史上，大多数医疗保健专业人员都依赖生物医学和生物机械模型来管理慢性疼痛（Fryer, 2017）。尽管这些模型仍然被广泛使用，但这些特定模型的问题在于，它们没有考虑到个人的痛苦程度或以前的疼痛经历（Smith et al., 2019）。事实证明，安慰、教育和授权可以带来积极的结果，以减少患者的焦虑、压力、恐惧和活动回避问题。20多年前，奥沙利文（O'Sullivan, 2000）提出将慢性腰痛患者归类为运动障碍和控制障碍患者。近年来，这一方法更加强调教育和以患者为中心的护理（O'Sullivan et al., 2018）。

此外，有人建议使用适当的语言可以直接影响慢性腰痛患者的态度和想法（Thomas and Collyer, 2017）。诸如"椎间盘突出"或"骨盆错位"之类的词汇和短语可能会加剧患者的压力和焦虑，或强化错误想法和谬论。虽然我同意使用正确的术语，但我仍建议临床医生要谨慎行事。使用诸如"非特异性腰痛"之类的术语，或者告诉患者他们的放射检查结果"正常""没有什么问题"，或者他们"应该继续下去"，这些很可能会导致患者不满（Borkan et al., 1998）。患者不满意时将取消预约或不再返回进行后续治疗，这可能会严重影响那些新获得执业资格的临床医生的信心，并影响整合"5个ATE"框架的治疗结果。

案例研究：患者C

以患者C的情况为例，他抱怨了已经持续3~4天的腰痛，并问了一个问题："你认为这是我的椎间盘的问题吗？"当患者问起这个问题时，他看起来很焦虑，好像"椎间盘"这个词是长期背痛、手术和延长恢复过程的代名词。我给患者C的答案是"不，不是。"我会通过合理的逻辑过程来消除他的这一想法，并向他保证，他的症状与椎间盘无关，原因如下。

- 他没有神经根疼痛症状或神经敏感性。
- 他在神经测试中表现出充分的能力。
- 他的脊柱表现出足够的关节活动度。
- 在就诊的前一周，他在较硬的比赛场地上的训练量显著增加，这极有可能增加了轴向脊柱负荷，并可能导致腰痛症状。

虽然恢复正常还有很长的路要走，但可以使用手法治疗和康复练习来恢复和为训练做准备。重要的一点是，这个意见需要被有效地传达给医疗团队，以确保相关人员获得一致的信息。这避免了运动员和医务人员、运动员和教练人员，以及医务人员和教练人员之间的任何信息不对称。

运动环境可能会给医务人员带来很大的压力。经理、教练或运动员为了促使医疗团队对运动员/教练员的问题给出明确的答案，通常会通过要求的方式或采取调查来督促。他们这样做是因为他们怀疑医生进行有效临床测试和使用清晰的临床推理方面的能力吗？当然不是。教练可能正在为该运动员制订重返赛场（Return to Play, RTP）计划，即确定什么时候可以让运动员上场。慢性腰痛患者可能会受到来自医学专业人员方面的强烈影响，这种影响也许比他们的家人和朋友的影响要大得多（Darlow, 2016），但是所有运动员的行为方式是否都相似？尤其是在当前，许多运动员在退役之后成为教练或经理的情况下。运动员的朋友和家人，还有他们之前可能接触过的经纪人、其他运动员和其他医

疗专业人员，这些人都可以随时向运动员提供建议和意见。我甚至遇到过其他医疗保健专业人员就如何帮助治疗运动员提供建议，尽管事实上，运动员和我之前都没有与他们有过任何接触。很简单，人人都是专家！

管理这些情况可能极其困难；事实上，我认为这更像是一门艺术。这可能是那些只实践循证医学的人在高水平运动环境中工作时间较短的原因。我并不是否定循证医学，尽管循证医学不应受到挑战，但如何在高水平运动环境中实施循证医学可能需要根据从业者和整个团队对方法进行调整。这也许又回到了使用有效沟通技巧的问题上。虽然证据和教育至关重要，但医生的临床技能、经验和临床推理过程同样重要，这一点不应被遗忘。例如，告诉一名精英运动员，他们的腰痛会随着时间的推移而改善，并且在此期间，他们应该继续训练，这就足够了吗？有时，在医学上最难做的事情就是什么都不做，这在运动环境中尤其如此。考虑到这些点，如果计划在运动环境中进行科学研究，通常应出于特定的原因，这包括为了减少潜在红旗征的可能性，帮助做出与临床测试相关的病理解剖诊断，并帮助规划适当的恢复和康复期，同时考虑到未来的比赛等方面。

特异性腰痛

当引起特异性腰痛的组织可以被精确诊断时，特异性可分为两类：伤害性和神经性。伤害性腰痛本质上可能是由肌肉、肌筋膜、韧带、囊膜或关节的致痛组织引起的，但不包括非神经组织损伤（Schilder et al., 2014；Smart et al., 2010；Tsao et al., 2010；Merskey, 1994）。损伤位置可能很重要：脊柱中线位置的腰痛增加了椎间盘损伤的概率，而中线旁腰痛增加了小关节或骶髂关节疼痛的概率（Nijs, 2015）。

神经性腰痛是腰痛的一个特定分类，影响20%～30%的患者（Freynhagen and Baron, 2009）。它与影响中枢或外周神经系统的损伤史或特定事件有关。疼痛分布在神经解剖学上是合乎逻辑的，即疼痛与分段相关。例如，股神经可能涉及大腿前部和膝关节疼痛。疼痛通常被描述为灼热、刺痛。

以下是一些与特异性腰痛相关的病理解剖结构的例子，以及当前文献中推荐的临床测试类型。有关执行这些测试的更多详细信息，请参阅第5章。

1. 在腰椎间盘突出症患者中，与直腿抬高测试相比，Slump试验的敏感性为84%，而直腿抬高测试的敏感性为52%。然而，与特异性为83%的Slump试验相比，直腿抬高测试的特异性为89%（Majelesi et al., 2008）。

2. 腰椎小关节综合征疼痛在进行局部小关节注射后，通过腰椎伸展测试和旋转活动度测试阴性（敏感性100%）可以排除（Laslett et al., 2006）。

3. 在骶髂关节中注射局部麻醉剂后，通过3次或3次以上的临床骶髂关节测试排除了骶髂关节疼痛，该测试的敏感性为94%、特异性为78%（Laslett et al., 2005）。

运动员腰痛

运动员的腰痛发生率似乎有所不同，这取决于体育运动的类型和持续时间（Hangai et al., 2010）。腰痛的发病率在许多运动项目中都有明确的记录（见表4.2），结果显示高达89%的精英运动员的腰痛与脊柱负荷增加相关。虽然在参加高水平运动的运动员中腰痛发生率较高，但应该注意的是，非运动员（即普通人群）也会发生腰痛。表4.2中总结了运动员报告的腰痛发生率较高的项目，腰痛发生率较高表明腰痛风险可能增加。

运动员的技术

运动员的训练技术不佳时，无论他们是在健身房还是在田径场训练，都有可能增加腰痛和脊柱损伤的风险。例如，那些理解能力差或缺乏教育的运动员，在进行复杂的动作或专项训练时就容易受伤。当运动员无法执行正确的技术动作时，这可能导致代偿性运动模式、功能障碍和功能性脊柱单元特定接触点的负荷增加，如第3章所述。

脊柱负荷

在对脊柱功能要求较高的运动项目中，运动员出现脊柱放射学异常（如椎间盘退变）的频率较高。例子包括摔跤、跳水、体操、足球、冰球、定向越野、滑雪和网球（Witwit et al., 2018；Thoreson et al., 2015；Baranto et al., 2010；2006；Sward et al., 1990）。虽然很难将放射学结果与个人的疼痛相关联，但据报道，年轻运动员腰痛的患病率更高，而这些运动员从事的体育运动对脊柱功能有很高的要求（Witwit et al., 2020；Baranto et al., 2009；2005；Sward et al., 1991）。

姿势

姿势已经成为一个有争议的话题，尤其是在过去几年的社交媒体上。此前，有人认为腰痛与不良姿势有高度相关性。当然，人类受重力的影响，在重力负荷下脊柱节段排列的方式将对我们的肌肉骨骼系统产生影响。也许有关姿势更好的解释是，不良的姿势会影响习惯性的运动模式，这可能会导致肌肉功能失衡，并影响运动控制方式。这种不平衡可能会导致功能障碍，并发生在运动员身上，例如，在训练和比赛的正常阶段，训练负荷急剧增加的情况下。虽然我认为没有完美的姿势，但当运动员站立时，他们的体重均匀分布在双脚上，这促进了主动肌和拮抗肌之间的最佳长度-张力关系。这种关系有

表4.2 不同运动项目中的腰痛发生率	
运动项目	腰痛发生率（%）
体操	67
跳台滑雪	45
足球	53
举重	71
摔跤	77
定向越野	55
冰球	89
潜水	89
网球	50
高山滑雪和越野滑雪	67

助于保持关节中心化，并在功能运动期间以最佳效率传递负荷和力。

脊柱曲度

自世纪之交以来，许多研究都致力于脊柱曲度这一课题。我们能够通过临床和放射学研究强调，运动员站立时矢状面上的脊柱－骨盆排列与非运动员不同（Todd et al., 2015；2016）。运动专项训练或年轻时高强度训练负荷的积累会影响脊柱曲度，并与脊柱疾病相关。例如，放射学研究表明，较大的骶部水平角会增加年轻运动员的腰椎前凸程度，腰椎前凸增大与脊柱疾病（如椎骨脱离和脊椎滑脱）相关（Sward et al., 1991）。

骨盆参数

骨盆带对维持脊柱在矢状面上的平衡至关重要。躯干和下肢之间的联系有助于塑造直立姿势。如第3章所述，骨盆入射角度较小的个体，其背部较平，因此这样的脊柱不适合进行高水平运动（Todd et al., 2015；Roussouly et al., 2003）。已经开展的一项研究的目的是探讨骨盆参数是不是运动员易患髋关节疼痛的危险因素。虽然我可以接受这种可能性，但目前明显缺乏支持它的证据。

年龄

努力成为顶级运动员的人从小就要接受高强度的训练，因此他们的脊柱承受着沉重的负荷。这种训练的不利方面是重复剧烈运动的乏味性和过度运动导致损伤的危险性增加。对于骨骼发育不成熟的年轻运动员来说，

青少年发育高峰后的重复性运动可能会导致一系列潜在的疾病，包括椎间盘退行性疾病和其他畸形，这些畸形影响椎体终板和椎体环突出。有一些运动，如体操和竞技跳水，由于运动幅度过大或脊柱轴向负荷过大，青少年脊柱受到损伤的风险更大（Witwit et al., 2020；Baranto et al., 2009；2005；Sward et al., 1991）。

重复性微小损伤或急性大创伤

运动员的腰痛通常由急性大创伤或重复性微小损伤/过度使用损伤引起，或两者兼而有之（Baranto et al., 2010；2009；Sward et al., 1991）。成人和儿童的急性创伤的损伤模式不同。年轻运动员可能会有脊柱终板撕脱伤，而成年人则会遭受脊柱骨折或椎间盘破裂（Baranto et al., 2005）。重复性微小损伤可能会增加功能性脊柱单元接触点上的附属运动。这导致脊柱失去节段稳定性和控制，并挑战软组织的适应性，因为软组织受到拉力增加影响，会产生蠕变变形。随着时间的推移，这可能会导致脊柱退行性改变（Sahrmann, 2002）。

动物模型中的实验研究表明，生长区是年轻脊柱中最薄弱的部分，这也在脊柱单元中发现，脊柱单元是为实验室检查椎间盘退变而创建的概念（Baranto et al., 2005）。对年轻运动员的临床研究表明，骨骼发育不成熟的脊柱最薄弱的部分是生长区和终板（Baranto et al., 2005；Sward et al., 1991）。可以假设，

骨骼发育不成熟的脊柱可能会对脊柱单元造成重复性的微小损伤，这可能会导致年轻运动员腰痛的发生率更高。

年轻运动员腰痛的诊断通常是模糊的，与成年运动员相比更不明显。诊断结果可能包括椎间盘源性腰痛、创伤性或不典型的绍伊尔曼式脊柱后凸、椎骨脱离和脊椎滑脱（Sassmannshausen and Smith, 2002；Waicus and Smith, 2003）。临床医生应警惕这些疾病的可能性，并确保进行正确的诊断调查和适当的管理计划。一旦确定诊断，症状改善技术可能有助于提示有效的临床推理过程。了解人体运动对局部组织病理学的整体影响，包括区域相互依存模型，对帮助管理急性或慢性相关病理学具有巨大的影响。

案例研究：患者D

以一位年轻足球运动员（患者D）为例，他之前被诊断为脊椎滑脱。经过一段时间的症状缓解和计算机断层扫描检查后，他重新开始训练。在他重返运动期间，我使用了一种方法来帮助改善他的下腰椎稳定性，同时改善了胸椎、胸腰段和髋关节的灵活性。

 使用手法治疗技术实现胸椎、胸腰段和髋关节的灵活性，以解决软组织和关节运动限制（见第6章）。这些操作被整合到运动控制练习中，如四点跪姿中的足跟到骨盆练习，用于腰椎稳定和胸椎分离，以及反向弓步练习，用于腰椎稳定和髋关节分离（见第7章）。

 在训练前进行腰椎稳定性练习，以激活脊柱深部稳定性机制（Gibbons, 2005；McGill, 2004）。这包括以下练习，如改良的短杠杆侧桥练习和腰大肌抽吸泵练习，结合屈髋运动控制技术（见第7章）。

 这是另一个应用"5个ATE"中的"手法操作"和"激活"成功管理高水平运动员脊柱-骨盆-髋关节复合体损伤的例子。功能性运动与区域相互依存模型相结合，再加上健康状况监测，这可以确保患者D保持无症状，能够接受训练并成功重返运动。

运动功能障碍和控制功能障碍

奥沙利文（O'Sullivan, 2000）首次提出腰椎运动功能障碍和控制功能障碍的概念，并作为帮助腰痛患者制定恢复策略的一种方式。腰痛运动功能障碍管理和腰痛控制功能障碍管理分别见图4.1和图4.2。运动功能障碍与特定结构有关，如"紧绷"的腘绳肌可能会限制个体进行腰椎屈曲的能力。控制功能障碍是指个体有能力进行腰椎屈曲，但当被要求重复执行此任务时，可能会开始出现症状并报告疼痛。由于脊柱深层稳定肌的节段性运动控制能力丧失，患者在从屈曲恢复到直立时经常报告疼痛。

虽然将腰椎的慢性运动功能障碍和控制功能障碍定义为完全独立的概念似乎很简单，

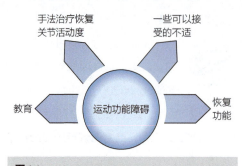

图4.1
腰痛运动功能障碍管理

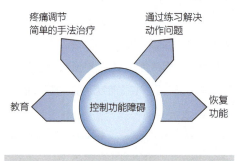

图4.2
腰痛控制功能障碍管理

但临床经验强调了一个事实，即许多患者会同时出现这两个问题。例如，胸椎的伸展运动可能受到限制，而下腰椎节段可能失去控制伸展的能力。传统上，这会出现"伸展铰链"或"与伸展相关"的腰痛。区分具体问题是很重要的。"与伸展相关"的腰痛不是下腰椎小关节丧失活动能力所致，如急性小关节囊劳损。相反，在这种情况下，伸展过程中的疼痛是胸椎活动度低导致下腰椎节段附属运动增加的结果，"伸展铰链"和急性小关节囊劳损必须以非常不同的方式进行处理。它们的管理将在第6章和第7章中讨论。

临床医生可能会对如何区分控制功能障碍和运动功能障碍感到困惑，通常会犯这样的错误：他们试图将控制功能障碍作为运动问题来处理，使用大量的手法治疗技术试图解决这个问题，但往往没有成功。对于试图将运动功能障碍作为控制问题进行管理的临床医生来说，情况也是如此，因为错误地鼓励患者进行会引发疼痛的关节活动时，临床医生会制定一个简单的提高疼痛阈值的运动方案。临床医生应具备的一项技能是，知道何时进行手法治疗和何时进行稳定性训练（见图4.3），我相信，当您阅读本书后，这一点会变得更加清晰。

　管理运动功能障碍和控制功能障碍背后的基本主题思想是"教育"。在第1章和第2章中，我提到了症状改善技术或小型治疗作为验证这一观点的方法。其中，可能需要手法治疗以恢复因运动功能障碍损失的关节活动度（见图4.1），在治疗过程中患者有一些不适感是可以接受的。这与控制功能障碍的处理不同（见图4.2），控制功能障碍需要最少的手法治疗。而处理运动功能障碍的重点在于重新训练运动范围缺失问题。记住，在大多数情况下，通常这两个问题会以组合的形式出现，因此，关键是要知道哪些结构需要手法治疗，哪些结构需要稳定性训练。

对潜在的红旗征病理保持警惕性是一个挑战，同时从业者要了解，高水平运动中脊柱－骨盆－髋关节复合体可能发生连续的病理解

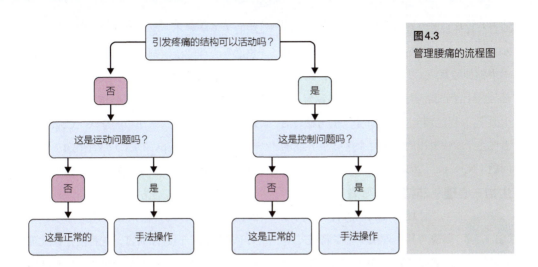

图4.3
管理腰痛的流程图

剖变化。这一挑战可以让从业者更深入地了解精英运动员的功能障碍是如何表现的。从业者将制定反映这些经验的管理策略，并对这一人群的功能失调表现形成不同的理解。

非特异性腰痛

如果普通人中只有约15%的特异性腰痛患者表现出病理解剖特征，则无法对大约85%的腰痛人群进行精确的病理解剖诊断（Tschudi Madsen et al., 2011；Dankaerts et al., 2009；Airaksinen et al., 2006）。非特异性腰痛对临床医生来说可能非常复杂和具有挑战性，因为患者可能没有出现结构变化和炎症反应，也没有特定的疾病可以确诊为病因（O' Sullivan, 2000）。因此，我们可以提出，功能性问题，例如脊柱稳定性和/或运动控制能力的丧失，可能是非特异性腰痛的原因。据报道，脊柱深部肌肉横截面积的减小、肌肉内脂肪沉积

的增加以及疲劳程度的增加都与非特异性腰痛有关，这表明肌肉组织的变化可能伴随着非特异性腰痛。特别是，髋关节和骨盆的姿势控制改变已被证明发生在非特异性腰痛患者中（Koch and Hansel, 2019），例如在单腿站立测试期间患者无法维持负荷转移，或由于失去髋关节屈曲控制能力而导致主动骨盆倾斜减少。这些例子进一步支持非特异性腰痛中改变脊柱-骨盆运动模式的建议。

考虑到这一点，将非特异性腰痛作为一个功能问题来管理是否合理？也许这个问题并不只是单纯处理功能问题这样简单。慢性疼痛伴随着中枢神经系统的改变，例如个体对感觉疼痛或威胁的反应性增加，这导致一些研究人员认为慢性疼痛会导致中枢神经系统产生功能障碍。有时患者可能会报告与伤害性损伤区域没有直接对应关系或解剖关系的症状加重，疼痛的分布可能是弥漫性的，

或者与疼痛来源没有节段相关性（Nijs et al., 2014；2010）。出现这些问题的患者需要针对中枢神经系统（大脑）进行治疗，而非腰部。这种治疗非特异性腰痛的方法被称为"自上而下"，以区别于"自下而上"的方法，后者侧重于解决外围的伤害性（疼痛）方面的问题（Nijs et al., 2015）。

生物－心理－非特异性腰痛

管理慢性腰痛患者可能涉及解决与其生理或生物学特征（Ng et al., 2015；Steffens et al., 2015）、认知和情感或心理特征（Darlow et al., 2016；Hannibal and Bishop, 2014），以及文化或社会因素（Hoogendoorn et al., 2000）相关的问题；因此常用"生物-心理社会模型"一词来描述这种多维方法（O'Sullivan et al., 2018）。从业者应该能够识别腰痛患者的任何潜在特征，如与疼痛相关的恐惧、负面情绪状态、运动恐惧症和抑郁症（Stubbs et al., 2016）。

疼痛可能不是简单的损伤或病理的结果，而是对"与实际或潜在组织损伤相关的不愉快的感觉和情绪体验"的反应（Merskey and Bogduk, 1994）。因此，疼痛可以被视为身体上的有害的感觉和情感体验的结合，而这种体验在很大程度上受到伤害感受和个人对疼痛的感知、信念或态度的影响。情绪和认知因素可能会导致个体对运动的恐惧或对活动的回避，最终会导致去适应和组织敏化（Nijs et al., 2015）。

疼痛持续的时间越长，与最初受损的组织的关系就越小。鉴于有证据表明，抑郁和焦虑等心理健康问题与腰痛密切相关，以及管理腰痛的成本不断上升，或许应该鼓励采取更积极的方法来管理这些情况（Gerrits et al., 2015）。同样，认知功能疗法（Cognitive Functional Therapy, CFT）（见图4.4）已从行为心理学和神经科学演变为临床医生管理非特异性腰痛的综合方法（O'Sullivan et al., 2018）。虽然详细讨论认知功能治疗不在本书的范围内，但总体而言，这种治疗模式可被视为理解疼痛、改变生活方式和控制活动的交汇点，并鼓励临床医生带着患者进行一次个性化的旅程，如图4.4所示。

理解疼痛

理解疼痛是一个复杂的过程，这意味着试图理解患者的故事、他们以前的经历以及他们对症状的描述。临床医生或许会概述为

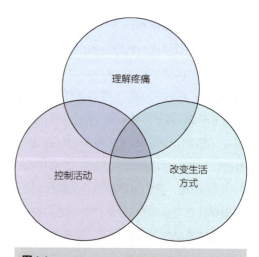

图4.4
认知功能疗法

什么患者先前持有的负面想法、背景因素和无益的情绪和行为反应可能会影响疼痛和残疾，并讨论如何使用非主观的方法消除它们（O'Sullivan et al., 2018），以及强调脊柱结构的完整性，并解释放射成像的价值对现阶段的患者有益（McCullough et al., 2012）。例如，放射成像的结果可以帮助患者克服对脊柱"断裂"或"异常"的恐惧，特别是当他们对腰痛产生了负面想法时，这些负面想法可能是因为其他临床医生在之前的检查中发表的意见引起的。

控制活动

这一过程通过体验式学习来鼓励患者的行为改变，具体来说，就是通过控制活动来接触那些可能之前被避免的、会引起痛苦、恐惧的功能性任务。这使得患者能够通过逐渐增加的运动量而逐渐恢复他们以前喜欢的活动，且不会加剧疼痛（Caneiro et al., 2017）。

改变生活方式

临床医生可以根据患者的喜好，为患者设计个性化的锻炼计划，并与之前确定的具体目标结合。这类锻炼计划必须考虑财务成本、实用性和社会参与的可能性等变量（O' Keefe et al., 2017）。有些患者会过度活动，而其他久坐的患者则会活动不足。在这两种情况下，活动日记可能有助于有效管理患者。

慢性腰痛的敏化作用

慢性疼痛敏感性可能涉及外周和/或中枢因素。外周敏化和中枢敏化的发生方式相似。

它们之间的根本区别在于，外周敏化（通常称为原发性痛觉过敏）是由于对外周神经末梢的敏感化而发生的，而中枢敏化（继发性痛觉过敏）则是由脊髓和大脑的变化引起的（Vardeh and Naranjo, 2017）。

外周敏化

当外周组织损伤或发生炎症时，伤害感受器上调其活性，导致神经肽介导的神经源性炎症反应增加（Pezet and McMahon, 2006）。损伤部位释放的内源性化学物质可激活和敏化周围神经末梢，导致周围神经敏化。这反过来导致受伤组织对热和触觉过敏，这种效应被称为"原发性痛觉过敏"。原发性痛觉过敏等同于外周敏化，而继发性痛觉过敏（一种对热无反应的疼痛状态）则提示中枢敏化（Bolay and Moskowitz, 2002）。在临床上，这是一个重要的观点，因为如果患者出现慢性疼痛，并且其症状可以通过热来缓解，那么这提示可诊断为外周敏化。或者，如果他们的疼痛症状不受热调节的影响，则提示他们属于中枢敏化。

中枢敏化

中枢敏化或继发性痛觉过敏，是中枢神经系统内神经信号的放大导致的疼痛超敏，通常是伤害性经历或重复性伤害性刺激的直接结果（Nijs et al., 2015）。从本质上讲，患者变得更加敏感，并在组织受到较少刺激的情况下感受到更严重的疼痛。这包括中枢神经系统内的功能障碍，并促进对机械压力、化学物质、光、声音、冷、热、压力和电活动等刺激产生更大的反应（Woolf, 2011；Nijs et al., 2010；Meyer et al., 1995）。中枢敏化可能导致大脑的感觉加工改变，伤害感受通路的活性增加，下行的抗伤害感受通路的功能降低。通常，患者报告的疼痛与其损伤的机制、性质和程度不成比例（Nijs et al., 2015）。近年来，有人认为免疫系统在慢性疼痛的发展中发挥作用，虽然这一点还没有被完全理解，但人们认为这可能与中枢敏化有关（Nicotra et al., 2012; Guo and Schluesener, 2007; DeLeo et al., 2004）。

在临床检查中，如果腰痛患者表现出中枢敏化的症状，通常只能解释为神经解剖学上不合逻辑的疼痛，并伴随节段的敏感性增加，而与伤害感受的主要来源无关（Nijs et al., 2014；2010）。这方面的例子包括双侧对称的疼痛模式、广泛的疼痛和神经解剖学上不合逻辑的痛觉过敏。例如，腰痛患者在被拥抱时可能会报告疼痛加剧。患者脊髓在受到大创伤或重复性微小损伤部位的上方或下方6～10个节段处可能变得敏感（Brooks et al., 2012）。这可能有助于解释为什么疼痛的神经解剖分布往往是不合逻辑的。

治疗慢性疼痛敏感性的最佳证据支持改善患者的整体健康状况，而不是解决特定的"组织问题"。鼓励患者采取积极的生活方式已被证明具有积极的结果，而运动训练是治疗非特异性慢性腰痛的有效方法；然而，最佳的训练模式仍然未知（Owen et al., 2019）。运动引起的痛觉减退被认为是一种反应，涉及许多不同的机制，这些机制有助于止痛（Naugle et al., 2012）。由于血压和心率的变化，运动可以触发内源性阿片样系统。众所周知，通过定期锻炼，免疫系统的功能得到增强。如果已经证明通过一般的运动就可以减少糖尿病和心脏病等疾病的发生，那么为什么非特异性慢性腰痛患者不进行呢？

以下是帮助治疗非特异性慢性腰痛的临床解决方案示例。

- 确保没有任何特定疾病的迹象，并对患者进行教育以消除任何负面的想法。
- 在缺乏临床调查结果的情况下，强调导致腰痛的功能性问题，例如缺乏健康。
- 强调运动训练，而不是肌肉训练，以及提供旨在改变生活方式并产生最大影响的认知方面的建议。
- 向患者保证，身体功能改善越快，症状减轻越快。

慢性腰痛治疗中的积极医疗

在过去几年中，人们普遍认识到腰痛没有"快速解决方案"。事实上，我经常向患者解释，他们会变得更好，我只会在整个过程中为他们提供帮助和指导。

如果运动员和患者被贴上"腰部不好"的标签，他们的行为模式会发生变化。如果腰痛导致运动员的运动及活动变得痛苦，他们可能会表现出运动水平下降。在这种情况下，功能受限可能是由于心理和身体方面的因素。压力水平、肌肉保护和疼痛程度的增加是常见的，运动员和患者通常需要安慰、建议和指导，以消除错误的想法，建立应对机制，增强自信心，从而快速、成功地恢复之前的活动（Main and Watson, 1999）。创建一个积极的医疗管理计划是完全有意义的，该计划支持腰痛的生物–心理模型，医疗管理计划中包括普拉提、稳定/运动控制训练以及有氧和阻力训练，所有这些都被证明是管理非特异性腰痛的有效策略（Owen et al., 2019）。

积极的医疗保健也支持人体运动的生物力学模型。建议运动员避免长时间卧床休息和不活动，同时鼓励他们进行安全有效的锻炼（如有必要，可进行修改），这一点非常重要。同样，运动员应接受教育，了解腰痛可能是不活动或过度活动的结果，并可能影响身体的特定区域。萨尔曼（Sahrmann, 2002）认为，蠕变缺失可能是由肌肉长时间拉长引起的，特别是在坐姿不良的情况下。这可能是相邻关节之间的相对灵活性导致的。例如，运动员髋关节屈曲活动度降低时，将被迫采取一种坐姿，这种坐姿可能会增加下腰椎的节段性平移，类似于年轻运动员在训练后回到家中，玩网络游戏时长时间坐在矮沙发上的姿势。髋关节活动度的降低和腰椎活动度的增加将导致下腰椎节段的蠕变缺失和随后的腰痛发生。

低阈值运动控制激活练习似乎对腰痛中的疼痛调节有用。我们鼓励神经肌肉激活，以帮助控制特定的脊柱节段（以改善脊柱区域内的动态对位），这或许有助于增加那些可能由于疼痛而被抑制的脊柱节段内的刚度。

我试图教育患者，刚度会被负面看待，经常被误解并与必须"放松紧绷的组织"相关。然而，提高脊柱刚度对帮助减少节段平移和增加脊柱附属运动非常有益。腰痛存在时，主动肌和拮抗肌的肌肉激活会受到影响，脊柱屈肌和伸肌的耐力和协调性也会受到影响（Richardson et al., 2002；Cholewicki et al., 2000；1997）。鼓励运动员或患者恢复活动不仅可以减轻疼痛症状，还可以促进组织愈合。

影响腰痛的因素

以下3个主要因素被确定为现代社会腰痛流行的医学原因（Waddell, 1987）。
- 过度强调病理解剖诊断。
- 长期卧床休息。
- 过度使用手术。

过度强调病理解剖诊断

现代医疗保健临床医生经常在不必要的情况下使用放射检查，尽管这些检查确实可以用于排除潜在的红旗征。然而，这些检查中的偶然发现和假阳性调查的发生率令人担忧，患者在被错误地标记为特定疾病后接受了不必要的治疗。当成像结果为阴性且患者被告知其症状为非特异性时，问题就出现了。这可能会让患者产生这样的印象，即他们的症状"都在大脑中"。目前，英国国家健康与护理卓越研究所（National Institute for Health and

97

Care Excellence, NICE）的指南建议，无论是否患有坐骨神经痛，腰痛患者都应该被告知他们可能不需要影像学检查。

长期卧床休息

当无法诊断特异性腰痛的病理解剖结构时，卧床休息和药物治疗有时是唯一的建议和治疗方式。腰痛患者卧床休息可能会因为工作时间损失而造成巨大的经济负担。在英国，目前的腰痛和坐骨神经痛指南规定，患者应被"鼓励继续正常活动，包括重新工作"。

过度使用手术

对于腰痛患者，仅建议那些在进行运动康复训练和其他治疗后没有改善的患者进行手术。即使保守的治疗方法对患者不起作用，也不一定意味着他们就适合做手术。虽然外科手术在管理腰痛中显然占有一席之地，但外科手术应该是在探索了所有其他途径后，最后才采取的手段。

我在本章开始时声明，临床医生不应痴迷于腰痛分类。在临床实践中，我发现患者和运动员表现出生物医学和生物-心理社会型腰痛的混合症状。作为一名临床医生，在制订成功的管理计划时，有必要保持开放的心态。表4.3强调了"5个ATE"，即我目前用于管理慢性腰痛患者/运动员的策略。"5个ATE"的重点是让患者了解如何快速有效地管理症状，以及如何尽快安全地恢复正常活动。这将在后续章节中进一步讨论。"5个ATE"管理策略包括定期重新评估患者或运动员。在临床上，我发现这是一个非常强大的工具。疼痛减轻、

赋权、增强自信心以及克服恐惧和焦虑都可以作为评估患者进展的标志，以帮助患者取得改善，这些标志还使临床医生能够规划具体的策略来制订一个成功的解决方案。

以下是我在2016年一次伦敦会议上提交的一份修改后的案例报告。这个案例反映了我在解决脊柱－骨盆－髋关节复合体的运动功能障碍和控制功能障碍中使用的方法。精英足球运动员腰痛管理中有关重返赛场的考虑和保守方法的采用似乎缺乏结构化的临床指南，可用的公开证据有限。

有关运动员脊柱损伤后保守治疗的标准尚未建立，无法以此评估运动员能否重返赛场（Iwamoto et al., 2010）。因此，关于重返

表4.3 "5个ATE"患者/运动员管理策略	
5个ATE	内容
评估	• 病史和临床评估，以排除红旗征 • 确定是急性还是慢性问题 • 病理解剖特征 • 功能表现 • 患者陈述的生物－社会心理方面 • 必要时转诊，进一步检查 • 症状改善技术，减少生物力学应变 • 重新进行临床评估和功能评估
教育	• 安慰患者 • 消除患者的执念和以前的错误认识 • 通过理解增强自信心 • 重新进行临床评估和功能评估
手法操作	• 重新进行临床评估和功能评估
激活	• 恢复日常生活活动 • 症状改善技术，以减少生物力学应变 • 重新进行临床评估和功能评估
整合	• 重返功能活动和运动专项训练 • 重新进行临床评估和功能评估

赛场的大多数决定似乎基于专家意见和临床经验（Huang et al., 2016）。本案例报告的目的是介绍一名足球运动员的管理情况，该运动员患有慢性腰背、髋部和腹股沟疼痛，在采用保守的管理策略后，成功重返赛场。

案例研究：患者E

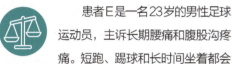

患者E是一名23岁的男性足球运动员，主诉长期腰痛和腹股沟疼痛。短跑、踢球和长时间坐着都会加剧他的症状。他之前有关磁共振成像的医学报告上显示了L4~L5腰椎峡部裂；他之前接受过右髋关节镜检查，进行了凸轮型股骨髋关节撞击综合征翻修术，并结合了盂唇重建术和随后的右侧腰肌肌腱切开术。一些定量测试的结果也被记录下来，包括视觉模拟量表（Visual Analogue Scale, VAS）和66fit®压力生物反馈单元（Pressure Biofeedback Unit, PBU）。

站立位的脊柱和骨盆主动活动检查显示，腰椎在屈曲和伸展的末端产生疼痛。在L4~L5、L5~S1节段的主动屈曲中观察到过度活动，在L4~L5节段的主动伸展中观察到"铰链"。在右侧下肢的单腿站立测试结果中呈现阳性，即力量通过骨盆和下肢传递时有损失。被动评估显示T12~L1和T7~T9节段小关节受限，触诊右侧下腰椎节段和骶髂关节时发现脊柱过度活动。

髋关节检查显示，患者E在从站立到坐下主动屈曲髋关节时表现出疼痛和活动受限，以及在髋关节屈曲、内收和内旋撞击测试中呈阳

性。主动直腿抬高是费力的，但通过骨盆力闭合（加强骨盆外部压力）得到改善。VAS评分为6/10。首次咨询时的PBU挤压测试结果为：直腿压力为150mmHg和膝关节屈曲60°压力为120mmHg。

我的假设是，这是一个涉及多方面且彼此相关的问题：次佳的脊柱-骨盆运动控制与动力链上游的运动限制问题。由于先前手术的影响，髋屈肌运动控制能力下降和对负荷的不耐受可能会加剧脊柱和骨盆代偿机制的破坏，导致脊柱轴向稳定性、髋关节前部和骶髂关节稳定性的丧失。尽管进行了髋关节凸轮翻修手术，但在主动直腿抬高测试中上述结构的稳定性不足是明显的，同时也有髋关节撞击阳性的迹象。

该患者的治疗包括为期5周的4次治疗，包括患者教育、T12~L1和T7~T9的脊柱功能障碍矫正，以及软组织松解技术，以管理过度活跃的肌肉，如阔筋膜张肌、股直肌和髋部深层外旋肌。

激活技术包括改善受抑制的肌肉，进阶训练包括提高肌肉能力（运动耐力）和改善脊柱功能（节段运动控制和区域分离），并结合躯干前后肌群向心/离心耐力训练。最初，患者E使用骶髂关节腰带2周，以帮助加强骨盆闭合，并参加每天的水中恢复课程。他能够在10天内参加经过调整的训练课，3周后踢了45分钟足球，5周时踢了90分钟足球，没有任何不良反应。

他在一年中接受的随访如下。

- 1周后的随访显示：VAS评分降至4/10，脊

柱在活动度内无疼痛，脊柱加荷/卸荷时症状呈阴性。用于检查肌肉耐力的索伦森试验（见第5章）结果为170秒（这是因为患者E在初次咨询后腰痛程度显著降低）；PBU挤压测试显示直腿压力为150mmHg，膝关节屈曲60°压力为120mmHg。

- 3周后的随访显示VAS评分为1/10，脊柱在活动度内无疼痛，加荷/卸荷时症状为阴性，索伦森试验结果为220秒，PBU挤压测试显示直腿压力为240mmHg和膝关节屈曲60°压力为280+mmHg。

- 5周后的随访显示VAS评分为0/10、索伦森试验结果为240多秒、PBU挤压测试显示直腿压力为280mmHg和膝关节屈曲60°压力为300多mmHg。

- 在1年后随访时，患者已经进行了40多场比赛，没有受伤。

在治疗这个特殊的患者时，症状改善技术帮助我进行了临床推理。例如，在脊柱伸展过程中，通过手法治疗恢复胸椎的功能，减少了下段脊柱的"铰链"活动。对运动控制的再教育有助于患者E恢复髋关节的中心化，并适当使用其功能性拮抗肌（臀肌和腘绳肌），这有助于改善腰椎屈曲控制。如评估所示，在直腿抬高测试期间，骨盆加压（外部压迫）有助于减轻症状；佩戴骶髂关节腰带在短期内是有益的，因为它有助于通过骨盆传递负荷和力，并使该患者能够以更好的方式进行训练（见图4.5）。

本案例报告了一名患有慢性腰部和腹股沟疼痛的足球运动员重返赛场的保守治疗方法。尽管足球运动员腰痛后重返赛场的标准尚不明确，但共识是，运动员应无症状，无神经功能缺陷，具有完整的关节活动度，并已发展出适当的对负荷和力量的耐受能力（Huang et al., 2016）。此外，一些研究表明，保守治疗下的重返赛场的时间与手术干预后的时间相似（Mortazavi et al., 2015）。然而，对于一些特定脊柱病理，已经有证据表明保守治疗可以使运动员更快地重返赛场（Iwamoto et al., 2010）。有人建议，在对患有慢性腰痛、髋关节和腹股沟疼痛的足球运动员进行保守治疗时，应将脊柱－骨盆－髋关节复合体视为一个功能性的综合单元，并按一个综合单元进行治疗（Mortazavi et al., 2015）。

这个案例说明了控制功能障碍和运动功能障碍问题是如何一起发生的。在患者E的情况下，我推断他的脊柱－骨盆复合体过度代偿，如测试和评估期间显示的活动策略，这可能是由于他之前的髋关节术后康复计划不完整。据推测，由于髋关节屈曲不当的影响，下腰椎节段的平移运动可能会增加，甚至可能在进行髋关节手术前已经出现，以及之前的腰椎峡部裂也是在手术前出现的。腰大肌切开术可能对髋关节中心化和脊柱稳定性都有影响。骨盆加压改善了直腿抬高表现，突出了恢复骨盆带的神经肌肉运动控制和组织功能的必要性，从而实现以最佳的方式传递力和负荷。

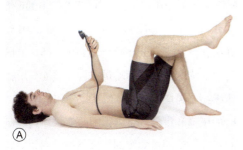

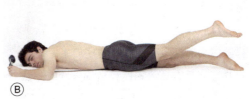

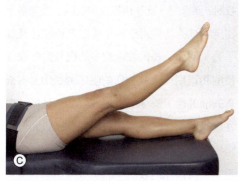

图4.5
患者E的评估和管理
A. 仰卧位使用PBU；B. 俯卧位使用PBU；C. 使用骶髂关节腰带

年轻运动员髋关节疼痛

年轻运动员的髋关节和腹股沟损伤的频率似乎越来越高（Griffin et al., 2016）。有证据表明，了解和诊断这些损伤是一项挑战。这可能部分归因于穿过骨盆带和大腿上部的解剖结构的复杂性。运动员髋关节疼痛可能包括关节内或关节外病变，或两者的组合，通常涉及腰椎或骶髂关节问题。这些症状可能源于逐渐的、重复性的微小损伤或特定事件的结果。

对危险因素的评估结果表明，神经肌肉协调性和本体感觉的降低可能与这些类型的损伤有关。神经肌肉协调性和本体感觉的降低可能是对青春期线性生长激增的反应，且下肢骨骼最先受到影响，下肢骨骼以不同于周围软组织的生长速度延长（Hawkins and Metheny, 2001），其结果是髋关节活动度和周围软组织柔韧性下降，主要涉及髋屈肌和腘绳肌。丧失关节活动度使年轻运动员容易发生潜在的软组织损伤，增加他们发生扭伤、拉伤和撕脱骨折的可能性。在此期间，他们可能更容易发生与生长相关的损伤。因为压缩力和剪切力会影响长骨的开放性骨骺和软骨生长板，从而导致过早闭合、骨突撕脱和软骨损伤（Kovacevic et al., 2011）。

对于年轻运动员出现的髋关节或腹股沟疼痛，应彻底调查相关病理学，以排除任何重大问题或潜在的红旗征。例如，生殖器官病史、癌症相关转移、不明原因的创伤病史，如股骨颈和骨盆带的缺血性坏死性骨折、发热、体重减轻、排尿困难和夜间疼痛。目前，在临床背景下，有关红旗征诊断准确性的证据似乎有限且不一致（Downie et al., 2013）。根据目前的研究结果，如果评估过程中怀疑有潜在红旗征，则始终需要进一步的调查。

也应对脊柱－骨盆复合体进行筛查，以排除髋关节和腹股沟区域的疼痛来源。第2章描述了具有高敏感性和高特异性的测试，可用于筛查腰椎间盘突出症、小关节综合征和骶髂关节疼痛。这些将在后续章节中进行更详细的讨论。

关节外髋关节疼痛

髋关节周围的关节外过载损伤包括肌腱病、滑囊炎、疝和肌肉拉伤等疾病（Griffin et al., 2016）。高负荷活动，如踢球和冲刺，可能会使运动员容易发生撕脱骨折，而髂前上棘和髂前下棘是最常见的撕脱性骨折部位（Schuett et al., 2015）。近年来，研究人员已经开发了一种分类模型，以帮助临床医生检查某些临床实体，目的是开发一种通用语言（Weir et al., 2015；Hölmich，2007；Hülmich et al., 2004）。多哈协议（Weir et al., 2015）和沃里克协议（Griffin et al., 2016）都是根据特定的临床病理对运动员进行分类的有用临床模型（见图4.6）。触诊、拉伸和抗阻测试时的压痛和疼痛都是可识别的症状，这些症状可能与所测试的解剖结构相关。例如，内收肌－髂腰肌－耻骨和腹股沟区域。处理多个临床测试的结果对于临床医生来说往往是棘手的。例如，与内收肌相关的腹股沟疼痛在预测和识别该区域损伤的临床测试中具有很高的准确性（Serner et al., 2016）。然而，在临床测试中，区分髋屈肌中的髂腰肌和股直肌要困难得多（Serner et al., 2016）。触诊时无痛感对排除内收肌和髂腰肌损伤具有重要价值，据报道其准确率超过90%（Serner et al., 2016）。

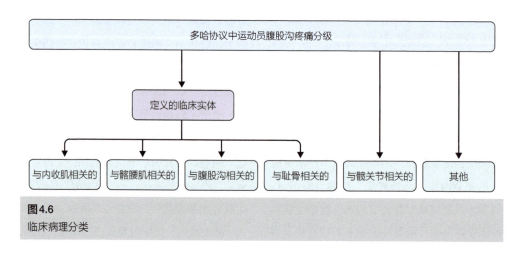

图4.6
临床病理分类

与髋关节相关的耻骨疼痛

与髋关节相关的耻骨疼痛（见图4.7）应被视为年轻和成年运动员腹股沟疼痛的来源。耻骨联合是最后一个成熟的骨性解剖结构，这可能解释了为什么患有与髋关节相关的腹股沟疼痛的青少年运动员更容易患耻骨骨突炎（Sansone et al., 2014）。尽管文献中有充分记载，从20岁出头开始，与髋关节相关的腹股沟疼痛在成年运动员中更为常见（Kivlan et al., 2017；Clohisy et al., 2009），但在年长的运动员中，与髋关节相关的腹股沟疼痛可能是早发性骨关节炎的一个指征，症状涉及从髋关节到耻骨区域（Clohisy et al., 2009）。

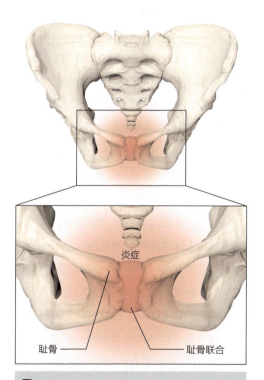

图4.7
与髋关节相关的耻骨疼痛

（图中标注：炎症、耻骨、耻骨联合）

髋关节相关疼痛

与髋关节相关的关节内过劳损伤在年轻男性运动员中很常见（Carsen et al., 2014；Brian et al., 2010；Siebenrock et al., 2013）。在排除髋关节的关节内病理（阴性测试结果）方面，临床测试显得更有益（Reiman et al., 2015）。髋关节撞击综合征（见图4.8）被定义为一种与运动相关的临床髋关节疾病，具有一系列症状、临床体征和影像学发现（Griffin et al., 2016）。髋关节撞击综合征的主要症状是髋关节或腹股沟区域与运动或姿势相关的疼痛，伴有潜在的咔嗒声、卡住、锁定、僵硬、髋关节活动度受限或髋关节"无力感"。髋关节的关节内症状也可能与潜在的儿科问题相关，如髋关节发育不良、复杂的骨畸形或唇软骨损伤（Griffin et al., 2016）。髋关节撞击综合征有两种类型——凸轮型（股骨头-颈部交界处区域的骨赘）和钳型（髋臼边缘的骨赘），并且可能存在凸轮型和钳型的组合（Anderson et al., 2012；Byrd, 2010；Brunner et al., 2009；Martin and Philippon, 2007；Siebenrock et al., 2004；Ito et al., 2004；Ganz et al., 2003；Goodman et al., 1997）。凸轮型髋关节撞击综合征在年轻运动员中很常见（Carsen et al., 2014），会导致髋关节功能不良（Harris Hayes et al., 2009），并影响脊柱-骨盆运动（Lamontagne et al., 2008）。凸轮型髋关节撞击综合征的特点是股骨头非

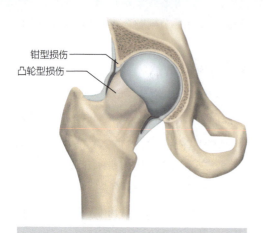

钳型损伤
凸轮型损伤

图4.8
髋关节撞击综合征

球形或股骨头和颈部之间的偏移不足（Sink et al., 2008）。在重复的髋关节屈曲和内旋过程中，这种异常的关节形态，加上近端股骨头受到的重复负荷（Anderson et al., 2012；Byrd，2010；Brunner et al., 2009；Martin and Philippon，2007；Siebenrock et al., 2004；Ito et al., 2004；Ganz et al., 2003；Goodman et al., 1997），可能会导致关节软骨的压力增加和损伤增加。

凸轮型髋关节撞击综合征的发病率在精英运动员中更高，在篮球、冰球、足球和美式橄榄球等运动中的发病为60%~89%（Siebenrock et al., 2011；Kapron et al., 2011）。在运动员中，与髋关节撞击综合征相关的常见主诉是剧烈运动（包括重复的髋关节屈曲运动）加剧的腹股沟疼痛。此外，症状可能是模糊和弥漫性的，疼痛通常在内侧指向耻骨联合，在外侧指向大转子或在背侧

指向臀肌。C形经常被患者用来指示疼痛的位置，具体方法是他们将手呈C形放在臀部周围疼痛的位置（Frank et al., 2013）。临床上，髋关节撞击综合征检查中最常见的结果与关节活动度减少有关，特别是屈曲和旋转活动度（Audenaert et al., 2012；Kapron et al., 2012；Clohisy et al., 2009）。

髋关节撞击综合征诊断基于临床病史、体格检查和放射影像检查、计算机断层扫描或MRI（Beall et al., 2005）。髋关节撞击综合征临床测试的可靠性各不相同，如屈曲、外展、外旋测试和屈曲、内收、内旋测试（见第5章）。尽管这两种测试都显示出敏感性，但缺乏特异性（Kapron et al., 2012；Maslowski et al., 2010；Clohisy et al., 2009）。FABER测试也显示出良好的可靠性，但关于髋关节撞击综合征的研究中，FADIR测试似乎得到了更广泛的报道（Ratzlaff et al., 2013；Kapron et al., 2012；Maslowski et al., 2010；Prather et al., 2010；Cibere et al., 2008；Martin and Sekiya, 2008）。乔纳森等（Jónasson et al., 2016）在一项临床和放射学研究中发现，患髋关节撞击综合征的运动员的托尼斯评分较高，髋关节屈曲、内收、内旋测试的疼痛程度较高，内外旋的关节活动度明显较低。

最近的研究表明，凸轮型畸形可能与机械病因有关，这是由股骨近端的物理（与生长板相关）疤痕引起的（Siebenrock et al., 2004）。有人认为，这可能是在青少年时期发展起来的，作为对剧烈体育活动的反应

（Jónasson et al., 2015；Tak et al., 2015；Agricola et al., 2014）。据报道，青少年精英运动员的脊柱等其他区域也出现了类似的发育失调和慢性物理性损伤，这进一步突出了负荷对发育过程中的肌肉骨骼健康的长期影响（Baranto et al., 2006；Lundin et al., 2001；Epstein and Epstein, 1991；Sward et al., 1990）。

关节外/关节内髋关节和腹股沟相关疼痛的处理

大多数运动员可以在髋关节和腹股沟疼痛的情况下继续训练数月，直到他们最终因疼痛而被迫退出训练。不幸的是，疼痛情况下持续训练会导致非功能性运动模式和代偿模式的发展，这可能会进一步导致功能和表现下降（Edwards et al., 2017；Franklyn Miller

et al., 2017）。迄今为止，进行保守治疗的运动员与选择手术干预的腹股沟疼痛运动员在重返赛场的时间方面似乎相似（King et al., 2015）。这强调了将运动功能障碍测试和功能测试与更传统的临床测试一起纳入评估的必要性，特别是当计划采用保守的管理方法时。我经常发现，保守的管理策略非常成功地解决了那些术后持续报告髋关节和腹股沟疼痛的患者的症状。

关节活动度测试

如果在髋关节的关节活动度测试中，双侧的活动度差异大于5°（见图4.9），则表明患者或运动员可能受益于特定的、具有高度针对性的策略来管理他们的症状（Griffin et al., 2016）。然而，重要的是要认识到关节活动度受限不仅可能受关节中的骨骼形态影

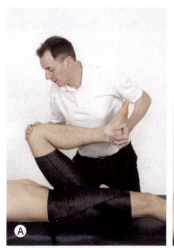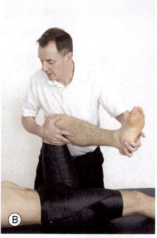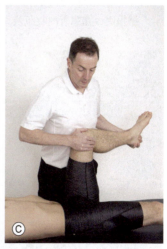

图4.9
髋关节活动度测试
A. 屈曲；B. 外旋；C. 内旋

响，而且还可能反映潜在的软骨（关节表面）状态，并可能提示存在肌肉的保护性策略（Thorborg et al., 2018）。正如前面提到的关于青少年髋关节的情况，由于进入快速生长期，软组织张力的增加可能会限制关节灵活性，从而导致关节和肌筋膜僵硬。

力量和能力测试

在髋关节和腹股沟疼痛的运动员中，肌肉力量不足一直存在。正如在髋关节撞击综合征（Kloskowska et al., 2016）中发现的那样，肌肉力量不足这一发现在与内收肌、耻骨和髋关节相关的疼痛中得到证实，它也会在运动员接受髋关节撞击综合征手术后发生（Todd et al., 2020）。肌肉力量可以通过手持式测力计在3个运动平面上进行客观的测量（见图4.10）。临床上，通过该方法可以可靠地测量双侧肢体之间肌肉力量比率的变化或差异。据报道，在患有内收肌及与耻骨相关的腹

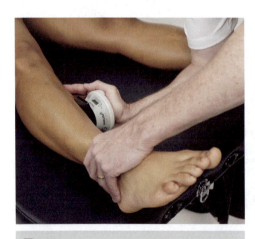

图4.10
采用手持式测力计进行内收肌力量测试

股沟疼痛的运动员中，内收肌和腹肌力量下降的运动员超过20%（Thorborg et al., 2014）。我还发现，对于髋屈肌力量，双侧肌肉的力量差异达到20%具有临床意义，因此，在我的实践中，我特别关注患者双侧肌肉力量的不对称性。以我的经验来看，患者会对激活策略而不是手法技术做出反应。临床上，这显示了理解控制功能障碍和运动功能障碍对髋关节的影响的重要性。

功能评估

 临床环境中测试功能力量缺陷可能具有挑战性，因为并非每个人都有机会参与3D运动相机分析。戴蒙德等（Diamond et al., 2015）的系统综述结果支持运动员通过伴随膝关节小幅度屈曲的单腿站立测试（见图4.11）、星形偏移平衡测试进行功能力量评估。我在第5章中强调了这一点，其中包含有关评估运动功能障碍的详细解释以及功能测试范围。

临床意义

 与髋关节和腹股沟相关的疼痛可能有多种原因，这些原因通常同时存在，也就是说，与其他病理并存。患者可能出现一种或两种情况，即软组织和关节运动受限的组合，以及合并神经肌肉控制缺陷问题。患者可能通常已经形成了一种代偿模式，用于在运动期间应对和管理以及避免疼痛（Casartelli et al., 2011）。例如，髋关节撞击综合征可能与近端肌肉问题并存。霍尔米西等人（Hölmich et al., 2014）

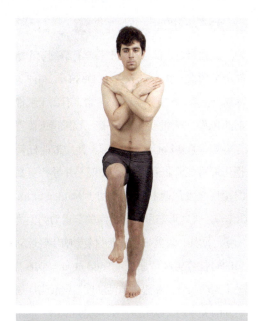

图4.11
功能评估单腿站立测试，微屈膝

先前的研究证明，尽管存在与髋关节撞击综合征和髋关节发育不良相关的骨形态，但与内收肌相关的腹股沟疼痛患者通过锻炼计划取得了良好的效果。这表明形态学可能不是髋关节症状的唯一影响因素，而且，可能与形态学相关的症状也可以通过积极的锻炼方法来解决。

髋关节撞击综合征手术前后均有髋屈肌无力和髋关节活动度减少的情况出现（Todd et al., 2020；Diamond et al., 2015；Casartelli et al., 2011）。髂腰肌肌腱由于其在解剖学上接近前囊和唇，实际上可能导致或模拟髋关节撞击，并引发髋关节撞击综合征症状（Blankenbaker and Tuite, 2008）。髋白唇病

变患者的髋屈肌肌力也有所下降（Mendis et al., 2014）。髋屈肌的力量水平降低可能会对身体机能产生影响，导致步态和功能性任务中运动模式产生改变。MRI显示，有症状髋关节和无症状髋关节的髋屈肌横截面积无明显差异。这表明，髋屈肌的力量不足可能与神经肌肉控制的改变有关，而不是肌肉萎缩导致的。这进一步支持了以下观点，即针对神经肌肉控制和协同作用的训练以及力量训练可能是有益的。

在疼痛存在的情况下，因为受损关节的输入减少，以及通过脊髓反射通路调节的运动控制的输出（这可能受到关节受体损伤的影响），神经肌肉控制可能会发生改变（Rice and McNair, 2010；Stokes and Young, 1984；Spencer et al., 1984）。有证据表明通过锻炼可以解决这个问题；例如，使用阻力带进行为期6周的髋屈肌力量训练对无症状人群产生了积极影响（髋屈肌力量提高17%）（Thorborg et al., 2015）。

案例研究：患者F

 患者F是一名22岁的男子足球运动员（身高190cm，体重82kg），有18个月的髋关节和腹股沟疼痛史。12个月前，他因凸轮型髋关节撞击综合征接受了双侧关节镜手术。他抱怨腹股沟持续疼痛，导致他无法训练。他之前在俱乐部接受过内收肌负荷训练，尽管如此，他仍报告腹股

沟疼痛。

对患者F进行检查发现其髋关节活动度丧失，特别是主动髋关节屈曲和内旋活动度以及被动髋关节屈曲和内旋活动度。使用手持式测力计进行肌肉力量测试，结果显示在髋关节屈曲和髋关节外展测试中他明显表现出无力和疼痛。功能测试表明，患者F在进行单腿站立测试时，出现膝关节外翻。

症状改善技术用于恢复髋关节的屈曲和内旋活动度。手法治疗技术用于恢复阔筋膜张肌和内收肌的柔韧性，从而有助于改善髋关节屈曲和内旋活动度。

运动控制技术用于恢复深层髋屈肌（腰大肌）和臀中肌后侧肌纤维的功能，从而有助于改善关节活动度。这些技术的应用是为了解决髋关节周围的运动和控制问题。

在5次会诊期间，患者F进行了超过5周的治疗，其疼痛减轻（VAS评分从8/10到0/10）。所有运动范围的髋关节力量均有改善，特别是右侧髋屈曲力量（从0.29到0.43Nm/kg，提高48%）和右侧髋外展力量（从0.35到0.46Nm/kg，提高31%）。

总之，本案例报告中使用的症状改善技术支持一个基本原理，即在髋关节撞击综合征关节镜手术后，可以在髋关节前部疼痛的情况下恢复髋关节神经肌肉控制。

骨盆带生理学与功能障碍

骨盆带对人体运动和产科学有解剖学和功能上的贡献（Rosenberg and DeSilva, 2017）。从功能上看，它是一个移动平台，有助于腰椎前凸和髋关节伸展之间的平衡，以维持人体直立姿势（Todd et al., 2016）。骨盆带的任何损伤都可能降低运动员的表现，并导致更高的损伤复发风险和慢性损伤（Walden et al., 2015）。骨盆形态可能影响髋关节运动的生物力学。同样，骨盆带已被证明会影响年轻运动员的脊柱姿势和弯曲度（Todd et al., 2016）。关于运动员骨盆和髋关节活动度与腹股沟疼痛之间的关系的文献很少。如果提到术语"形闭合"和"力闭合"（参见第1章和第2章），也许我们可以理解骨盆在人体运动中作为动态平台的功能作用。

形闭合是指关节面紧密贴合在一起所产生的稳定性。因此，这一术语被比作罗马拱门中的基石概念。根据这一类比，骶骨和髂骨的关节面可以被视为在骶骨旋转运动范围的末端被压缩在一起，负荷和力的传递将通过关节表面发生。如前所述，力闭合是指中枢神经系统调节下的肌肉对被动系统提供压力。弗莱明等（Vleeming et al., 2007）提出，骶骨的头部比尾部宽，前部比后部宽，这种结构可能有助于将骶骨楔入髂骨。虽然这种模式看似合理，但仍有疑问。负重任务的执行需要通过骨盆带传递力和负荷，这需要骨盆内部的运动：也就是说，骶骨向前和向后活动。在步态周期或者需要躯干或下肢在水平面和额状面运动的任务中，会发生骨盆内向左或向右的扭转（Lee and Lee, 2011）。虽然这只是很小幅度的运动，但它可能在临床上与潜在的疼痛原因有关。

如果我们接受基石概念，即关节表面之间可能会发生小幅度的骨盆内运动，那么这些关节周围可能会发生退行性变化，这是因为关节表面在压缩和稳定骨盆带时发生了摩擦。韧带悬吊也被提议作为另外一个概念来解释影响骨盆稳定性的因素。对四足动物骶髂关节韧带的研究表明，这些韧带有助于支撑尾椎的重量。也许可以说，人类骨骼的构造与其他动物的骨骼相似，与重量转移模型相比，韧带悬吊实际上可能是一种更有效的骨盆带稳定机制（Haussler, 2012）。

支撑骨盆的韧带受伤后会导致韧带松弛度增加，这可能会导致关节面的剪切力和压缩力增加，从而导致退行性变化。因此，来自关节外结构的力闭合对牢牢地稳定住悬吊的骶骨，并将骶髂关节压向髂骨可能是必不可少的；臀大肌和对侧背阔肌都已被证明可以在骨盆带上形成力闭合（Snijders et al., 1993）。但这导致许多临床医生和健身爱好者认为臀大肌训练对解决骶髂关节功能障碍至关重要，而包括运动员在内的普通人群已经沉迷于臀部锻炼和"激活它们"的能力。所以答案是什么？在您毫无疑问地接受这个建议之前，我会请您回想一下第1章和第2章以及运动功能障碍和控制功能障碍的概念，

并考虑一下过度负荷引起的神经肌肉疲劳和以往损伤引起的代偿模式之间的因果关系，这个因果关系可能具有重要意义。

增加或减少力闭合的临床意义

根据我的经验，大多数肌肉-骨骼-骨盆带功能障碍或者是由力闭合增加引起的，例如骶髂关节或耻骨联合受限，或者是力闭合减少引起的，如运动控制缺陷以及关节外肌肉无力导致的力闭合。非常重要的一点是，运动员或其他患者可能经常出现不对称：一侧测试呈阳性以增加力闭合，而另一侧测试呈阳性以减少力闭合。这通常是一些患者在临床测试中无症状关节时会出现疼痛的原因。

主动骨盆倾斜被认为是一个不可或缺的组成部分，作为一个中心节段，骨盆倾斜有助于身体的高速运动按照近端到远端顺序呈现（Shan and Westerhoff, 2005）。在短跑中，骨盆在早期支撑阶段向后倾斜，然后迅速反转为前倾；在踢球时，脊柱屈曲和骨盆后倾似乎是耦合运动，这个耦合运动发生在击球之前（Naito et al., 2012）；骨盆活动能力的任何缺陷都可能对能量转移产生负面影响，并引发相邻节段的代偿运动策略，导致与这些节段相关的肌肉承受更多的负荷。有腹股沟损伤史的足球运动员踢球时表现出骨盆倾斜度降低。同样，在专项运动任务（例如单侧下肢着地和改变方向任务）中，髋关节和骨盆的运动学在腹股沟受伤的运动员和没有受伤的运动员中是不同的（Severin et al., 2017；Janse van

Rensburg et al., 2017；Franklyn-Miller et al., 2017）。这表明，恢复主动骨盆倾斜应始终被视为受伤运动员康复的一个重要组成部分，因为它可以实现运动过程中的最佳机械能量传递（Naito et al., 2012）。

通过使用症状改善技术测试骨盆带力闭合的增加或减少，从而帮助改善临床评估；主动直腿抬高（见图4.12）是一项经过临床验证的测试，用于评估围产期骨盆疼痛患者的骨盆带将负荷从躯干转移到下肢的能力（Mens et al., 1999；2001；2002）。随后有人提出，在主动直腿抬高期间，在骨盆带周围施加压力时，改变手的位置使临床医生能够收集到与所涉及的结构和组织有关的更多信息，从而帮助临床推理（Lee, 2011）。

脊柱－骨盆－髋关节复合体的最佳功能应该是腿从床面毫不费力地抬起，且骨盆相对于胸部区域和/或下肢不会发生运动。对骨盆施加外部压力已被证明可以减少执行抬腿所需

的努力，并有助于力闭合和改善骨加固。如果骨盆受压导致患者在执行主动直腿抬高测试时遇到更多困难，则可能需要减少骨盆加固。这部分内容请参阅第5章，其中更详细地讨论了该测试。这是一种快速而有效的症状改善技术，可以应用于临床。我在高水平运动中多次使用这种方法，当运动员比赛中场休息时回到更衣室，报告说他们在比赛的上半场经历过腹股沟或髋部疼痛时，我就会采用这种方法。

案例研究：患者G

患者G是一名28岁的女性铁人三项运动员和耐力运动员，她一直与持续的腹股沟疼痛病史做斗争。在5年的时间里，她经历过多次检查，虽然她能够调整她的训练，但不幸的是她无法回到曾经的比赛水平。

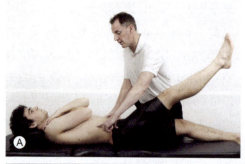
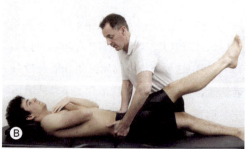

图4.12
主动直腿抬高
A. 主动直腿抬高用于评估通过骨盆带的负荷传递；B. 主动直腿抬高测试中使用外力对骨盆加压

评估患者G发现，她的主动和被动髋内收活动度减少。尽管她在用手持式测力计测试内收肌时表现得强有力，但她报告说，当她激活内收肌时，与耻骨相关的腹股沟疼痛产生。测试结果表明，外展力量几乎不存在，患者虚弱且痛苦。

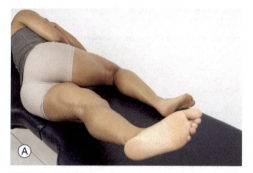

 手动骨盆加固的症状改善技术，帮助她缓解了与耻骨相关的腹股沟症状，并使她的内收肌能够产生更多力量（Mens et al., 1999）；手法治疗技术用于恢复内收肌的长度，重新评估时，她的外展力量测量值也有所增加。

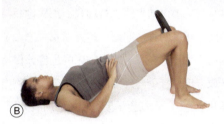

患者G的管理包括采用软组织手法技术以恢复内收肌的长度，并结合针对内收肌的渐进式强化训练（见图4.13），以改善运动控制。这样从低阈值运动进阶到高阈值运动以发展组织能力。

最初，使用骶髂关节腰带辅助骨盆带的力闭合，但随着患者G的功能开始增强，佩戴骶髂关节腰带的需要逐渐减少。在接下来的6个月里，患者G从挣扎着无痛地行走发展到能够继续她的训练。最初在减重跑步机上进行跑步以减轻负荷，然后在监测症状的同时逐渐转为路跑。患者在第4个月时，在法兰克福的铁人竞赛中成功跑完一场马拉松。同年晚些时候，她完成了52km的超级马拉松跑，随后是5天的100km比赛。

总之，症状改善技术与手法治疗和运动控制技术一起使用，从而有效且高效地治疗了患

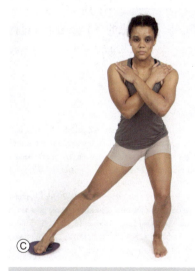

图4.13
内收肌进阶练习
A. 侧卧位内侧范围等长收缩；B. 仰卧位挤压普拉提圈；C. 单腿滑动

者G的与耻骨相关的腹股沟疼痛，同时她逐渐激活组织以发展肌肉能力和顺应性，从而成功

恢复她的体育运动水平。

结论

总之，本章旨在概述与脊柱－骨盆－髋关节复合体相关的常见的肌肉骨骼问题。关于利用我们的临床技能、知识和对疼痛、病理以及功能障碍的理解来帮助我们正确诊断与该区域相关的许多问题，这方面我再怎么强调也不为过。在我看来，临床医生应该保持开放态度，接受与疼痛的生物医学、生物力学和生物－心理社会学模型相关的所有方面，因为这将帮助他们将"5个ATE"应用到成功的管理策略中。接下来的章节介绍了该过程的具体方面，这会进一步提高您的知识储备水平和临床推理能力。

参考文献

Agricola, R., Heijboer, MP., Ginai, AZ. et al., 2014. A cam deformity is gradually acquired during skeletal maturation in adolescent and young male soccer players: a prospective study with minimum 2-year follow-up. *American Journal Sports Medicine*, 42(4), pp.798–806.

Airaksinen, O., Brox, JI., Cedraschi, C. et al., 2006. Chapter 4 European guidelines for the management of chronic nonspecific low back pain. *European Spine Journal*, 15, pp.S192–S300.

Anderson, SE., Siebenrock, KA., Tannast, M., 2012. Femoroacetabular impingement. *European Journal Radiology*, 81(12), pp.3740–3744.

Audenaert, E., Peeters, I., Vigneron, L. et al., 2012. Hip morphological characteristics and range of internal rotation in femoroacetabular impingement. *American Journal Sports Medicine*, 40(6), pp.1329–1336.

Baranto, A., Ekstrom, L., Holm, S. et al., 2005. Vertebral fractures and separations of endplates after traumatic loading of adolescent porcine spines with experimentally-induced disc degeneration. *Clinical Biomechanics*(Bristol, Avon), 20(10), pp.1046–1054.

Baranto, A., Hellstrom, M., Nyman, R. et al., 2006. Back pain and degenerative abnormalities in the spine of young elite divers: a 5-year follow-up magnetic resonance imaging study. *Knee Surgery Sports Traumatology Arthroscopy*, 14(9), pp.907–914.

Baranto, A., Hellstrom, M., Cederlund, CG. et al., 2009. Back pain and MRI changes in the thoracolumbar spine of top athletes in four different sports: a 15-year follow-up study. *Knee Surgery Sports Traumatology Arthroscopy*, 17(9), pp.1125–1134.

Baranto, A., Hellstrom M. and Sward L., 2010. Acute injury of an intervertebral disc in an elite tennis player: a case report. *Spine* (Phila Pa 1976), 35, pp.E223–E227.

Beall, D., Sweet, C., Martin, H. et al., 2005. Imaging findings of femoroacetabular impingement syndrome. *Skeletal Radiology*, 34(11), pp.691–701.

Blankenbaker, DG. and Tuite, MJ., 2008. Iliopsoas musculotendinous unit. *Seminars Musculoskeletal Radiology*, 12, pp.13–27.

Bolay, H., and Moskowitz, M., 2002. Mechanisms of pain modulation in chronic syndromes. *Journal of Neurology*, 59, pp.S2–S7.

Borkan, J., Koes, B., Reis, R. et al., 1998. A report from the second international forum for primary care research on LBP: re-examining properties. *Spine*, 23, pp.1992–1996.

Brian, P., Bernard, S. and Flemming, D., 2010. Femoroacetabular impingement: screening and definitive imaging. *Seminars in Roentgenology*, 45(4), pp.228–237.

Brinjikji, W., Luetmer, P., Comstock, B. et al., 2015. Systematic literature review of imaging features of spinal degeneration in asymptomatic populations. *American Journal Neuroradiology*, 36, pp.818–816.

Brooks, J.C., Kong, Y., Lee, M.C. et al., 2012. Stimulus site and modality dependence of functional activity within the human spinal cord. *Journal Neuroscience*, 32(18), pp.6231–6239.

Brunner, A., Horisberger, M. and Herzog, R., 2009. Sports and reaction activity of patients with femoroacetabular impingement before and after arthroscopic osteoplasty. *American Journal Sports Medicine*, 37(5), pp.917–922.

Byrd, J., 2010. Femoroacetabular impingement in athletes, part 1: cause and assessment. *Sports Health*, 2(4), pp.321–333.

Caneiro, JP., Smith, A., Rabey, M. et al., 2017. Process of change in pain-related fear: clinical insights from a single case report of persistent back pain managed with cognitive functional therapy. *Journal Orthopaedic Sports Physical Therapy*, (47), pp.637–651.

Carsen, S., Moroz, P., Rakhra, K. et al., 2014. The Otto Aufranc Award. On the etiology of the cam deformity: a cross-sectional pediatric MRI study. *Clinical Orthopaedic Related Research*, 472(2), pp.430–436.

Casartelli, N., Maffiuletti, N., Item-Glatthorn, S. et al., 2011. Hip muscle weakness in patients with symptomatic femoroacetabular impingement. *Osteoarthritis Cartilage*, 19, pp.816–821.

Cholewicki, J., Panjabi, M. and Khachatryan, A., 1997. Stabilizing function of the trunk flexor/extensor muscles around a neutral spine posture. *Spine*, 22, pp.2207–2212.

Cholewicki, J., Simons, A. and Radebold, A., 2000. Effects of external loads on lumbar spine stability. *Journal Biomechanics*, 33, pp.1377–1385.

Cibere, J., Thorne, A., Bellamy, N. et al., 2008. Reliability of the hip examination in osteoarthritis: effect of standarization. *Arthritis and Rheumatism*, 59(3), pp.373–381.

Clohisy, JC., Knaus, ER., Hunt, DM. et al., 2009. Clinical presentation of patients with symptomatic anterior hip impingement. *Clinical Orthopaedic Related Research*, 467, pp.638–644.

Dankaerts, W., O'Sullivan, P., Burnett, A. et al., 2009. Discriminating healthy controls and two clinical subgroups of nonspecific chronic low back pain patients using trunk muscle activation and lumbosacral kinematics of postures and movements: a statistical classification model. *Spine*, 34, pp.1610–1618.

Darlow, B., 2016. Beliefs about back pain: the confluence of client, clinician and community. *International Journal Osteopathic Medicine*, 20, pp.P53–61.

DeLeo, JA., Tanga, FY. and Tawfik, VL., 2004. Neuroimmune activation and neuroinflammation in chronic pain and opioid tolerance/hyperalgesia. *Neuroscientist*, 10, pp.40–52.

Diamond, LE., Dobson, FL., Bennell, KL. et al., 2015. Physical impairments and activity limitations in people with femoroacetabular impingement: a systematic review. *British Journal Sports Medicine*, 49, pp.230–242.

Downie, A., Williams, CM., Henschke, N. et al., 2013. Red flags to screen for malignancy and fracture in patients with low back pain: systematic review. *British Medical Journal*, 347, f7095.

Edwards, S., Brooke, HC. and Cook, JL., 2017. Distinct cut task strategy in Australian football players with a history of groin pain. *Physical Therapy Sport*, 23, pp.58–66.

Epstein, N. and Epstein, J., 1991. Limbus lumbar vertebral fractures in 27 adolescents and adults. *Spine* (Phila Pa 1976), 16(8), pp.962–966.

Foster, NE., Hill, JC. and Hay, EM., 2011. Subgrouping patients with low back pain in primary care: are we getting an better at it? *Manual Therapy*, 16, pp.3–8.

Frank, J., Gambacorta, P. and Eisner, E., 2013. Hip pathology in the adolescent athlete. *Journal American Academy Orthopaedic Surgery*, 21, pp.665–674.

Franklyn-Miller, A., Richter, C., King, E. et al., 2017. Athletic groin pain (part 2): a prospective cohort study on the biomechanical evaluation of change of direction identifies three clusters of movement patterns. *British Journal Sports Medicine*, 51, pp.460–468.

Freynhagen, R. and Baron, R., 2009. The evaluation of neuropathic components in low back pain. *Current Pain and Headache Reports*, 13, pp.185–190.

Fryer, G., 2017. Integrating osteopathic approaches based on biopsychosocial therapeutic mechanism. Part 1: The mechanisms. *International Journal Osteopathic Medicine*, 25, pp.30–41.

Ganz, R., Parvizi, J., Beck, M. et al., 2003. Femoroacetabular impingement: a cause for osteoarthritis of the hip. *Clinical Orthopaedics Related Research*, 417, pp.112–120.

Gerrits, MM., van Marwijk, HW., van Oppen, P. et al., 2015. Longitudinal association between pain, and depression and anxiety over four years. *Journal Psychosomatic Research*, 78, pp.64–70.

Gibbons, S., 2007. Clinical anatomy and function of psoas major and deep sacral gluteus maximus. In: Vleeming, A., Mooney, V. and Stoeckart, R., eds. *Movement, Stability & Lumbopelvic Pain*. London: Churchill Livingstone, pp.95–102.

Goodman, D., Feighan, J., Smith, A. et al., 1997. Subclinical slipped capital femoral epiphysis: relationship to osteoarthrosis of the hip. *Journal Bone and Joint Surgery*, 79, pp.1489–1497.

Griffin, D., Dickenson, E., O' Donnel, J. et al., 2016. The Warwick Agreement on femoroacetabular impingement syndrome (FAI syndrome): an international consensus statement. *British Journal Sports Medicine*, 50, pp.1169–1176.

Guo, LH. and Schluesener, HJ., 2007. The innate immunity of the central nervous system in chronic pain: the role of Toll-like receptors. *Cell Molecular Life Science*, 64, pp.1128–1136.

Hangai, M., Kaneoka, K., Okubo, Y. et al., 2010. Relationship between low back pain and competitive sports activities during youth. *American Journal Sports Medicine*, 38, pp.791–796.

Hannibal, KE. and Bishop, MD., 2014. Chronic stress, cortisol dysfunction, and pain: a psychoneuroendrocine rationale for stress management in pain rehabilitation. *Physical Therapy*, 94, pp.1816–1825.

Harris-Hayes, M., Sahrmann, S. and Van Dillen, L., 2009. Relationship between the hip and low back pain in athletes who participate in rotation-related sports. *Journal of Sports Rehabilitation*, 18(1), pp.60–75.

Haussler, K., 2012. *Functional Assessment and Rehabilitation of the Equine Axial Skeleton*. In ACVS Veterinary Symposium, National Harbor, Maryland, USA, November 1–3.

Hawkins, D. and Metheny, J., 2001. Overuse injuries in youth sports: biomechanical considerations. *Medicine Science Sports Exercise*, 33(10), pp.1701–1707.

Henschke, M., Maher, CG., Refshauge, KM. et al., 2009. Prevalence of and screening for serious spinal pathology in patients presenting to primary care settings with acute low back pain. *Arthritis Rheumatology*, 60, pp.3072–3080.

Hölmich, P., 2007. Long-standing groin pain in sportspeople falls into three primary patterns, a "clinical entity" approach: a prospective study of 207 patients. *British Journal Sports Medicine*, 41, pp.247–252.

Hölmich, P., Hölmich, LR. and Bjerg, AM., 2004. Clinical examination of athletes with groin pain: an intraobserver and interobserver reliability study. *British Journal Sports Medicine*, 38, pp.446–451.

Hölmich, P., Thorborg, K., Nyvold, P. et al., 2014. Does bony hip morphology affect the outcome of treatment for patients with adductor-related groin pain? Outcome 10 years after baseline assessment. *British Journal Sports Medicine*, 48, pp.1240–1244.

Hoogendoorn, WE., van Poppel, MN., Bongers, PM. et al., 2000.

Systematic review of psychosocial factors at work and private life risk factors for low back pain. *Spine* (Phila Pa 1976), 25, pp.2114–2125.

Hoy, D., Brooks, P., Blyth, F. et al., 2010. The epidemiology of low back pain. *Best Practice Research Clinical Rheumatology*, 24, pp.769–781.

Huang, P., Anissipour, A., McGee, W. et al., 2016. Return to play recommendations after cervical, thoracic and lumbar spine injuries: a comprehensive review. *Sports Health*, 8(1), pp.19–25.

Ito, K., Kahlnor, M., Leunig, M. et al., 2004. Hip morphology influences the pattern of femoroacetabular impingement. *Clinical Orthopaedics*, 429, pp.262–271.

Iwamoto, J., Sato, Y., Takeda, T. et al., 2010. The return to sports activity after conservative or surgical treatment in athletes with lumbar disc herniation. *American Journal Physical Medicine Rehabilitation*, 89(12), pp.1030–1035.

Janse van Rensburg, L., Dare, M., Louw, Q. et al., 2017. Pelvic and hip kinematics during single-leg drop-landing are altered in sports with long-standing groin pain: a cross-sectional study. *Physical Therapy in Sport*, 26, pp.20–26.

Jónasson, P., Ekström, L., Hansson, HA. et al., 2015. Cyclical loading causes injury in and around the porcine proximal femoral physeal plate: proposed cause of the development of cam deformity in young athletes. *Journal Experimental Orthopaedics*, 2(6).

Jónasson, P., Thoreson, O., Sansone, M. et al., 2016. The morphologic characteristics and range of motion in the hips of athletes and non-athletes. *Journal of Hip Preservation Surgery*, 3(4), pp.325–332.

Kapron, AL., Anderson, AE., Aoki, SK. et al., 2011. Radiographic prevalence of femoroacetabular impingement in collegiate football players. *Journal Bone Joint Surgery American*, 93(19), p.e111.

Kapron, AL., Anderson, S., Peters, C. et al., 2012. Hip internal rotation is correlated to radiographic findings of cam femoroacetabular impingement in collegiate football players. *Arthroscopy*, 28(11), pp.1161–1170.

Kienle, K., Keck, J., Werlen, S. et al., 2012. Femoral morphology and epiphyseal growth plate changes of the hip during maturation: MR assessments in a 1-year follow-up on a cross-sectional asymptomatic cohort in the age range of 9–17 years. *Skeletal Radiology*, 41(11), pp.1381–1390.

King, E., Ward, J., Small, L. et al., 2015. Athletic groin pain: a systematic review and meta-analysis of surgical versus physical therapy rehabilitation outcomes. *British Journal Sports Medicine*, 49, pp.1447–1451.

Kivlan, BR., Nho, SJ., Christoforetti, JJ. et al., 2017. Multicenter outcomes after hip arthroscopy: epidemiology (MASH Study Group). What are we seeing in the office, and who are we choosing to treat? *American Journal Orthopedics* (Belle Mead NJ), 46, pp.35–41.

Kloskowska, P., Morrissey, D., Small, C. et al., 2016. Movement patterns and muscular function before and after onset of sports-related groin pain: a systematic review with meta-analysis. *Sports Medicine*, 46, pp.1847–1867.

Koch, C. and Hansel, F., 2019. Non-specific low back pain and postural control during quiet standing—a systematic review. *Frontiers in Psychology*.

Koes, BW., van Tulder, M., Lin, C. et al., 2010. An updated overview of clinical guidelines for the management of acute non-specific low back pain in primary care. *European Spine Journal*, 19, pp.2075–2094.

Kovacevic, D., Mariscalco, M., Goodwin, RC., 2011. Injuries about the hip in the adolescent athlete. *Sports Medicine Arthroscopy*, 19(1), pp.64–74.

Lamontagne, M., Kennedy, M. and Beaule, P., 2008. The effect of cam FAI on hip and pelvic motion during maximum squat. *Clinical Orthopaedics Related Research*, 467(3), pp.645–650.

Laslett, M., Aprill, CN., McDonald, B. et al., 2005. Diagnosis of sacroiliac joint pain: validity of individual provocation tests and composites of tests. *Manual Therapy*, 10, pp.207–218.

Laslett, M., McDonald, B., Aprill, CN. et al., 2006. Clinical predictors of screening lumbar zygapophyseal joint blocks: development of clinical prediction rules. *Spine Journal*, 6, pp.370–379.

Lee, D., and Lee, LJ., 2011. An integrated approach to assessment and treatment of the lumbopelvic-hip region. In *D. Lee, The Pelvic Girdle*. 4th ed. Edinburgh: Churchill Livingstone/ Elsevier.

Liebenson, C., 2006. *Rehabilitation of the Spine: A Practitioner's Manual*. 2nd ed. Philadelphia: Lippincott Williams & Wilkins.

Lundin, O., Hellstrom, M., Nilsson, I. et al., 2001. Back pain and radiological changes in the thoraco-lumbar spine of athletes: a long-term follow-up. *Scandinavian Journal Medicine Science Sports*, 11(2), pp.103–109.

Main, C. and Watson, P., 1999. Psychological aspects of pain. *Manual Therapy*, 80, pp.113–119.

Majlesi, J., Togay, H., Unalan, H. et al., 2008. The sensitivity and specificity of the slump and the straight leg raising tests in patients with lumbar disc herniation. *Journal Clinical Rheumatology*, 14(2), pp.87–91.

Martin, R. and Philippon, M., 2007. Evidence of validity for the hip outcome score in hip arthroscopy. *Arthroscopy*, 23(8), pp.882–826.

Martin, R. and Sekiya, J., 2008. The interrater reliability of 4 clinical tests used to assess individuals with musculoskeletal hip pain. *Journal Orthopaedic Sports Physical Therapy*, 38(2), pp.71–77.

Maslowski, E., Sullivan, W., Forster Harwood, J. et al., 2010. The diagnostic validity of hip provocation maneuvers to detect intra-articular hip pathology. *Journal Injury, Function and Rehabilitation*, 2(3), pp.174–181.

McCullough, BJ., Johnson, GR., Martin, BI. et al., 2012. Lumbar MR imaging and reporting epidemiology: do epidemiologic data in reports affect clinical management? *Radiology*, 262, pp.941–946.

McGill, S., 2004. *Ultimate Back Fitness and Performance*. Waterloo, Ontario: Wabuno.

Mendis, M., Wilson, S., Hayes, D. et al., 2014. Hip flexor muscle size, strength and recruitment patterns in patients with acetabular labral tears compared to healthy controls. *Manual Therapy*, 19, pp.405–410.

Mens, J., Vleeming, A., Snijders, C. et al., 1999. The active straight leg raise test and mobility of the pelvic joints. *European Spine Journal*, 8, pp.468–473.

Mens, JM., Vleeming, A., Snijders, CJ. et al., 2001. Reliability and validity of the active straight leg raise test in posterior pelvic pain since pregnancy. *Spine*, 26, pp.1167–1171.

Mens, JM., Vleeming, A., Snijders, CJ. et al., 2002. Validity of the active straight leg raise test for measuring disease severity in patients with posterior pelvic pain after pregnancy. *Spine*, 27, pp.196–200.

Merskey, H., and Bogduk, N., 1994. *Classification of Chronic Pain: Description of Chronic Pain Syndromes and Definitions of Pain Terms*. 2nd ed. Seattle: IASP Press, pp.209–214.

Meyer, RA., Campbell, IT. and Raja, SN., 1995. Peripheral neural mechanisms of nociception. In: Wall, PD. and Melzack, R. (eds). *Textbook of Pain*. 3rd ed. Edinburgh: Churchill Livingstone, pp.13–44.

Mortazavi, J., Zebardast, J. and Mirzashahi, B., 2015. Low back pain in athletes. *Asian Journal Sports Medicine*, 6(2), p.e24718.

Naito, H., Yoshihara, T., Kakigi, R. et al., 2012. Heat stress-induced changes in skeletal muscle: heat shock proteins and cell signalling transduction. *Journal Physical Fitness*, 1, pp.125–131.

Naugle, KM., Fillingim, RB. and Riley, JL., 2012. A meta-analytic review of the hypoalgesic effects of exercise. *Journal Pain*, 13, pp.1139–1150.

Ng, L., Campbell, A., Burnett, A. et al., 2015. Spinal kinematics of adolescent male rowers with back pain in comparison with matched controls during ergometer rowing. *Journal Applied Biomechanics*, 31, pp.459–468.

Nicotra, L., Loram, LC., Watkins, LR. et al., 2012. Toll-like receptors in chronic pain. *Experimental Neurology*, 234, pp.316–329.

Nijs, J., Van Houdenhove, B. and Oostendorp, RA., 2010. Recognition of central sensitization in patients with musculoskeletal pain: application of pain neurophysiology in manual therapy practice. *Manual Therapy*, 15, pp.135–141.

Nijs, J., Torres-Cueco, R., van Wilgen, CP. et al., 2014. Applying modern pain neuroscience in clinical practice: criteria for the classification of central sensitization pain. *Pain Physician*, 17, pp.447–457.

Nijs, J., Apeldoorn, A., Hallegraeff, H. et al., 2015. Low back pain: guidelines for the clinical classification of predominant neuropathic, nociceptive or central sensitization pain. *Pain Physician*, 18, pp.E333–E346.

O' Keefe, M., Maher, CG. and O' Sullivan, K., 2017. Unlocking the potential of physical activity for back health. *British Journal Sports Medicine*, 51, pp.760–761.

O' Sullivan, P., 2000. Lumbar segmental 'instability': clinical presentation and specific stabilizing exercise management. *Manual Therapy*, 5(1), pp.2–12.

O' Sullivan, P., Caneiro, JP., O'Keefe, M. et al., 2018. Cognitive functional therapy: an integrated behavioural approach for the targeted management of disabling low back pain. Physical Therapy, 98(5), pp.408–423.

Owen, P., Miller, C., Mundell, N. et al., 2019. Which specific modes of exercise training are most effective for treating low back pain? Network meta-analysis. *British Journal Sports Medicine*, 0, pp.1–12.

Pezet, S. and McMahon, S., 2006. *Neurotrophins: Mediators and Modulators of Pain*. London: London Pain Consortium, King' s College.

Prather, H., Harris-Hayes, M., Hunt, D. et al., 2010. Reliability and agreement of hip range of motion and provocative physical examination tests in asymptomatic volunteers. *Journal Injury, Function, and Rehabilitation*, 2(10), pp.888–895.

Ratzlaff, C., Simatovic, J., Wong, H. et al., 2013. Reliability of hip examination tests for femoroacetabular impingement. *Arthritis Care & Research*, 65(10), pp.1690–1696.

Reiman, MP., Goode, AP., Cook, CE. et al., 2015. Diagnostic accuracy of clinical tests for the diagnosis of hip femoroacetabular impingement/labral tear: a systematic review with meta-analysis. *British Journal Sports Medicine*, 49, p.811.

Rice, D. and McNair, P., 2010. Quadriceps arthrogenic muscle inhibition: neural mechanisms and treatment perspectives. Seminars Arthritis Rheumatism, 40, pp.250–266.

Richardson, C., Snijders, C., Hides, J. et al., 2002. The relation between the transversus abdominis muscles, sacroiliac joint mechanics and low back pain. *Spine*, 27, pp.399–405.

Rosenberg, K. and DeSilva, J., 2017. Evolution of the human pelvis. *Anatomy Record*, 300(5), pp.789–797.

Roussouly, P., Berthonnaud, E. and Dimnet, J., 2003. Geometrical and mechanical analysis of lumbar lordosis in an asymptomatic population: proposed classification. *Revue de Chirurgie Orthopédique et Réparatrice de l'Appareil Moteur*, 89, pp.632–639.

Sahrmann, S., 2002. Chapter 3. In: *Diagnosis and Treatment of Movement Impairment Syndromes*. Philadelphia: Mosby, p. 63.

Sansone, M., Ahldén, M., Jonasson, P. et al., 2014. Can hip impingement be mistaken for tendon pain in the groin? A long-term follow-up of tenotomy for groin pain in athletes. *Knee Surgery Sports Traumatology Arthroscopy*, 22, pp.786–792.

Sassmannshausen, G. and Smith, BG., 2002. Back pain in the young athlete. *Clinical Sports Medicine*, 21(1), pp.121–132.

Schilder, A., Hoheisel, U., Magerl, W. et al., 2014. Sensory findings after stimulation of the thoracolumbar fascia with hypertonic saline suggest its contribution to low back pain. *Pain*, 155, pp.222–231.

Schuett, J., Bomar, J. and Pennock, A., 2015. Pelvic apophyseal avulsion fractures: a retrospective review of 228 cases. *Journal Pediatric Orthopaedics*, 35(6), pp.617–623.

Serner, A., Weir, A., Tol, JL. et al., 2016. Can standardized clinical examination of athletes with acute groin injuries predict the presence and location of MRI findings? *British Journal Sports Medicine*, 50, pp.1541–1547.

Severin, A., Burkett, B., McKean, M. et al., 2017. Quantifying kinematic differences between land and water during squats, split squats, and single-leg squats in a healthy population. *PloS One*, 12(8), e0182320.

Shan, G. and Westerhoff, P., 2005. Full-body kinematic characteristics of the maximal instep soccer kick by male soccer players and parameters related to kick quality. *Sports Biomechanics*, 4(1), pp.59–72.

Siebenrock, K., Wahab, K., Werlen, S. et al., 2004. Abnormal extension of the femoral head epiphysis as a cause of cam impingement. *Clinical Orthopaedic Related Research*, 418, pp.54–60.

Siebenrock, K., Ferner, F., Noble, P. et al., 2011. The camtype deformity of the proximal femur arises in childhood in response to vigorous sporting activity. Clinical Orthopaedic Related Research, 469(11), pp.3229–3240.

Siebenrock, KA., Kaschka, I., Frauchiger, L. et al., 2013. Prevalence of camtype deformity and hip pain in elite ice hockey players before and after the end of growth. *American Journal Sports Medicine*, 41(10), pp.2308–2313.

Sink, E., Gralla, J., Ryba, A. et al., 2008. Clinical presentation of the femoroacetabular impingement in adolescents. *Journal Pediatric Orthopaedics*, 28(8), pp.806–811.

Smart, KM., Blake, C., Staines, A. et al., 2010. Clinical indicators of 'nociceptive', 'peripheral neuropathic' and 'central' mechanisms of musculoskeletal pain. A Delphi survey of expert clinicians. *Manual Therapy*, 15, pp.80–87.

Smith, B., Hendrick, P., Bateman, M. et al., 2019. Musculoskeletal pain and exercise-challenging existing paradigms and introducing new. *British Journal Sports Medicine*, 53(4), pp.907–912.

Snijders, C., Vleeming, A. and Stoeckart, R., 1993. Transfer of lumbosacral load to iliac bones and legs. Part 1: Biomechanics of self-bracing of the sacroiliac joints and its significance for treatment and exercise. *Clinical Biomechanics*(Bristol, Avon), 18(6), pp.285–294.

Spencer, J., Hayes, K. and Alexander, I., 1984. Knee joint effusion and quadriceps reflex inhibition in man. *Archives Physical Medicine Rehabilitation*, 65, pp.171–177.

Steffens, D., Hancock, M., Maher, C. et al., 2014. Does magnetic resonance imaging predict future low back pain? A systematic review. *European Journal of Pain*, 18, pp.755–765.

Steffens, D., Ferreria, ML., Latimer, J. et al., 2015. What triggers an episode of acute low back pain? A case-crossover study. *Arthritis Care Research* (Hoboken), 67, pp.403–410.

Stokes, M. and Young, A., 1984. The contribution of reflex inhibition to arthrogenous muscle weakness. *Clinical Science*, 67, pp.7–14.

Stubbs, B., Koyanagi, A., Thompson, T. et al., 2016. The epidemiology of back pain and its relationship with depression, psychosis, anxiety, sleep disturbances, and stress sensitivity: data from 43 low and middle income countries. *General Hospital Psychiatry*, 43, pp.63–70.

Sward, L., Hellstrom, M., Jacobsson, B. et al., 1990. Back pain and radiologic changes in the thoracolumbar spine of athletes. *Spine* (Phila Pa 1976), 15(2), pp.124–129.

Sward, L., Hellstrom, M., Jacobsson, B. et al., 1991. Disc degeneration and associated abnormalities of the spine in elite gymnasts: a magnetic resonance imaging study. *Spine* (Phila Pa 1976), 16(4), pp.437–443.

Tak, I., Weir, A., Langhout, R. et al., 2015. The relationship between the frequency of football practice during skeletal growth and the presence of a cam deformity in adult elite football players. *British Journal Sports Medicine*, 49, pp.630–634.

Thomson, O. and Collyer, K., 2017. 'Talking a different language': a qualitative study of chronic low back pain patients' interpretation of the language used by osteopathic students. *International Journal Osteopathic Medicine*, 24, pp.3–11.

Thorborg, K., Branci, S., Nielsen, MP. et al., 2014. Eccentric and isometric hip adduction strength in male soccer players with and without adductor-related groin pain: an assessor-blinded comparison. *Orthopaedic Journal Sports Medicine*, 2(2), p.2325967114521778.

Thorborg, K., Bandholm, T., Zebis, M. et al., 2015. Large strengthening effect of a hip-flexor training programme: a randomized controlled trial. *Knee Surgery Traumatology Arthroscopy*, 24, pp.2346–2352.

Thorborg, K., Reiman, M., Weir, A. et al., 2018. Clinical examination, diagnostic imaging and testing of athletes with groin pain: an evidence-based approach to effective management. *Journal Orthopaedic Sports Physical Therapy*, 48(4), pp.239–249.

Thoreson, T., Svensson, K., Jonasson, P. et al., 2015. Back pain and MRI abnormalities in the thoracolumbar spine of elite long-distance runners: a cross sectional study. *Medical Research Archives*, 2(4), pp.22–28.

Todd, C., Kovac, P., Sward, A. et al., 2015. Comparison of radiological spino-pelvic sagittal parameters in skiers and non-athletes. *Journal Orthopaedic Surgery and Research*, 162. Erratum 2016 11, 148.

Todd, C., Wiswam, W., Kovac, P. et al., 2016. Pelvic retroversion is associated with flat back and cam type femoro-acetabular impingement in young elite skiers. *Journal Spine*, 5, p. 326.

Todd, C., Karlsson, J. and Baranto, A., 2020. Resolving anterior hip pain in a young male footballer following arthroscopic surgery for femoroacteabular impingement syndrome: a case report. *Journal Bodywork and Movement Therapies*, 24, pp.63–68.

Tsao, H., Tucker, KJ., Coppieters, MW. et al., 2010. Experimentally induced low back pain from hypertonic saline injections into lumbar interspinous ligament and erector spinae muscle. *Pain*, 150, pp.167–172.

Tschudi-Madsen, H., Kjeldsberg, M., Natvig, B. et al., 2011. A strong association between non-musculoskeletal symptoms and musculoskeletal pain symptoms: results from a population study. *BMC Musculoskeletal Disorders*, 12, p. 285.

Van Tulder, M., Becker, A., Bekkering, T. et al., 2006. Chapter 3. European guidelines for the management of acute nonspecific low back pain in primary care. *European Spine Journal*, 1, pp.S169–191.

Vardeh, D. and Naranjo, JF., 2017. *Peripheral and central sensitization*. In: Yong, R., Nguyen M., Nelson E. et al. (eds), Pain Medicine. Cham, Switzerland: Springer.

Vleeming, A., Mooney, V., Stoeckart, R., 2007. *Movement, Stability & Lumbopelvic Pain, Integration of Research and Therapy*. Edinburgh: Churchill Livingstone/Elsevier.

Waddell, G., 1987. Volvo Award in clinical sciences: a new clinical model for the treatment of LBP. *Spine*, 12(7), pp.632–644.

Waicus, KM. and Smith, BW., 2002. Back injuries in the pediatric athlete. *Current Sports Medicine Reports*, 1(1), pp.52–58.

Walden, M., Hagglund, M. and Ekstrand, J., 2015. The epidemiology of groin injury in senior football: a systematic review of prospective studies. *British Journal Sports Medicine*, 49(12), pp.792–797.

Weir, A., Brukner, P., Delahunt, E. et al., 2015. Doha agreement meeting on terminology and definitions in groin pain in athletes. *British Journal Sports Medicine*, 49, pp.768–774.

Witwit, W., Kovac, P., Sward, A. et al., 2018. Disc degeneration on MRI is more prevalent in young elite skiers compared to controls. *Knee Surgery Sports Traumatology Arthroscopy*, 6(1), pp.325–332.

Witwit, W., Thoreson, O., Sward Aminoff, A. et al., 2020. Young football players have significantly more spinal changes on MRI compared to non-athletes. *Translational Sports Medicine*, 3, pp.288–295.

Woolf, C., 2011. Central sensitization: implications for the diagnosis and treatment of pain. *Pain*, 152, pp.S2–S15.

117

引言

在第1章中，我提出了"5个ATE"模型，旨在帮助临床医生整合当前的生物医学（功能评估和临床评估）和生物-心理-社会方法。这是基于我的临床经验，也是我整个职业实践过程中对患者结果的反映。它可用于制订方案计划，以解决或管理复杂肌肉骨骼问题。我将该框架描述为基于"5个ATE"概念体系的支持结构。该框架的优势之一是灵活性，突出了"5个ATE"的可互换性，这取决于所观察患者的主诉或临床情况。

我使用此框架指导每个患者的临床管理。我还发现它有助于患者教育，我认为这是成功解决患者肌肉骨骼问题的关键。在指导同事和治疗患者的过程中，他们对我在整个疗程中重新评估患者的频率进行了评论。例如，我总是在执行手法治疗后重新评估它是否恢复了组织的顺应性，或在运动控制训练后重新评估它是否解决了运动控制缺陷。这种方法与许多从业人员接受培训的方式非常不同。我并不主张任何人，无论是从业者还是接受培训者，忽视他们的培训或放弃自己的特定方法。然而，我希望该模型在医生可能遇到的每一种临床情况下持续发挥作用。

本章将讨论该方法的前两个组成部分：评

估和教育。首先，以患者为中心的护理的核心部分是发展治疗关系（MacLeod and McPherson, 2007；Mead and Bower, 2000）。有研究强调了更好的治疗关系与提高患者满意度（Hush et al., 2007）之间，以及坚持治疗（Schönberger et al., 2006）和改善临床结果（Fuentes et al., 2014；Ferreira et al., 2013；Hall et al., 2010）之间的积极相关性。对治疗关系有影响的一个基本组成部分是患者参与（Higgins et al., 2017）。从历史上看，对这一概念的讨论似乎更侧重于临床医生的观点；然而，现在可以理解了，即患者的贡献对治疗关系的发展至关重要（Miciak et al., 2018）。

为了进行评估，临床医生必须通过采访患者来记录客观的病史。这通常会从要求患者描述他们就诊的原因开始。例如，简单地提问："是什么问题让您来这里呢？"这会引导患者讲述他们的故事。医生必须予以鼓励，因为它提供了关于患者最初受伤原因的信息，更重要的是，医生可以从生物-心理-社会角度深入了解可能对患者产生影响的其他因素。临床医生必须控制和指导这个叙述过程。倾听患者的声音很重要，因此，临床医生必须提出开放式问题，倾听患者的回答并给出提示，观察他们的肢体语言，善于接受，对他们的需求感同身受，并在"当下"表现出真诚和参与（Miciak et al., 2018）。

亲切沟通可以建立良好的治疗关系，从而可以安慰患者（Pincus et al., 2013）。安慰可以被视为一个连续体。一端是情感因素：这是我们作为临床医生建立融洽关系并真正关心患者的部分。另一端是认知因素：这是我们可以充当教育者、提供解释、帮助探索和制定患者应对策略的部分。从我多年的临床实践和经验来看，在连续体中间的某个地方，我认为成为一名优秀医生的艺术得到了发展。不过，需要提醒的是：太多的同理心可能会损害患者的治疗结果，并使患者的角色变得多余，从而使他们很少或根本没有采用应对策略进行有效的自我管理（Pincus et al., 2013）。

临床医生必须识别并考虑任何潜在的红旗征，以及在需要时安排其他临床调查的可能性。在这个阶段，确定患者希望通过接受治疗和完成康复计划来实现什么目标非常重要。医生和患者的合作在早期阶段奠定了基调，通过双方之间的治疗联盟制定了现实目标（Miciak et al., 2018；Schönberger et al., 2006）。

在有关病史的对话中，我建议您与运动员或患者讨论受伤的具体情况和症状。损伤是隐性的、急性/慢性的还是慢性过程的急性阶段？鼓励他们谈论疼痛的类型和位置、转诊模式、加重和缓解因素，以及是否有远离受伤位置的远端疼痛。在这个阶段，使用筛选问卷可能是有益的。例如，我在临床实践中经常使用以下方法。

- 背痛功能量表（见本书末尾的附录二）：这是评估背痛患者功能能力的有用工具（Stratford et al., 2000），对显示结果证据非常有用。
- STarT 反向筛查问卷（附录一）：这是一份经过验证的问卷，通过根据不良结果对患者进行分层，帮助患者匹配特定的治疗计划（Hill et al., 2008；2011）。
- 哥本哈根髋关节和腹股沟结果评分（附录三）：这为患有髋关节和/或腹股沟残疾的年轻或中年体力活动者提供了一种定量测试方法（Thorborg et al., 2011a）。

该信息需要由专业人员进行整理。尝试创建一个有效的假设，然后对其进行测试。重新评估，但不要分散您对眼前信息的注意力。

案例研究：患者 H

患者 H 是一名 18 岁的业余橄榄球运动员，有 9 个月的腰痛病史。其症状模糊，只有当站着和坐着的时候报告有疼痛，但没有其他特定的动作产生疼痛。他大部分时间都在参加橄榄球比赛，在这段时间里，他从未报告过任何腰痛问题。由于橄榄球队在过去 9 个月内停赛，他承认自己变得不那么活跃了。他的家庭医生组织了血液检查和磁共振成像扫描；然而，两次检查后都没有任何结果。之前的管理包括运动按摩和整脊，他被告知双腿不等长，应该穿矫正鞋垫。

评估结果显示患者 H 可以无痛进行全范围脊柱活动；此外，没有发现明显的双腿不等长。

在这个阶段，我询问了患者H的感受，他说，当他站在那里和我说话时，他越来越明显地感觉到自己的腰痛。我让患者H坐下来，并告诉他，他的脊柱必须非常强壮才能在很小的时候就可以打橄榄球。他经历了一系列的调查，但都没有发现任何问题，而且整脊治疗也无济于事；佩戴矫正器似乎对他的症状没有什么影响。

他显得非常紧张和焦虑，当他和我说话时，他的姿势发生了变化，他开始绷紧腹部肌肉。我问他为什么这么做，他解释说，有人告诉他应该坐直，核心收紧。当被问到他想从我这里获得什么帮助时，他的回答是"让我恢复健康"。我问他是否可以完成STarT反向筛查问卷（Hill et al., 2008）。这是一份风险分层问卷，旨在帮助临床医生管理慢性腰痛患者。患者H得分为2分，强调其风险较低（不太可能需要手法治疗），因此认知应对策略和锻炼可能会产生影响（O'Sullivan et al., 2018）。我向患者H解释说，唯一能让他好转的人就是他自己。我们讨论了呼吸和放松运动的可能性，以帮助调节他的神经系统，特别是当他坐在办公桌前时。他感觉好一些后，我们还讨论了一个锻炼计划，以挑战他的肌肉能力，帮助他恢复健康。我向他解释了核心肌肉不经常处于收缩状态的好处。我用了一个例子来描述：如果他在伸直胳膊的时候举哑铃，他的肩膀会变得疲劳和疼痛，我指出他的核心肌肉在这方面也没有什么不同。我所说的话似乎引起了患者H的共鸣：他似乎有一个"突发的灵感"，并同意这

个计划。因此，我们之间形成了联盟，他是患者，我是医生，我们能够设定现实的目标，这已被证明是建立积极的临床医生－患者联盟的关键组成部分（Miciak et al., 2018）。

这个案例的价值在于它呈现了患者和临床医生如何共同做出决定。患者的参与促进了更好的结果，在这个特殊的案例中被证明是非常有影响力的。我对患者H使用的方法是一个在"行动中进行反思"的例子；在这种情况下，通过理解患者需要什么，我能够提供安慰，并提供认知策略，帮助他恢复健康。通过选择非被动方法（例如，仅使用手法治疗），我表明了我的意图，即不会陷入与他之前的管理从业者／医疗保健专业人员选择的治疗方式／治疗方法类似的模式。如果他在完成STarT反向筛查问卷后得分达到4分或以上，我可能会决定将他转介给另一位更有经验的医疗专业人士，以使其获得进一步的心理社会支持。然而，患者H得了2分，被归为低风险。根据问卷得分和我对他的的临床评估，我推断，这种情况可以在"内部"保守处理。这是一个明确的例子，说明如何将STarT反向筛查问卷等问卷纳入临床实践。

临床推理

我之前曾将临床推理（见第1章）描述为结合思维技能和知识，从而做出临床决策（Jones, 1992）。

案例研究：关于患者A的更多信息

我在第2章中使用了一个例子来强调，模式识别是如何引导临床医生通过放松深层髋屈肌来缓解患者的腰痛的。深层组织松解技术可能对过去表现出类似症状的运动员有所帮助，但当患者继续报告疼痛时会发生什么？临床医生是否应该假设运动员需要更多的肌筋膜松解工作？让我们来了解一下。

在这个过程中，构建一系列假设是很重要的，对任何假设的最佳评估都来自对其他假设的测试。使用第1章中的临床推理模型的组合将帮助您做到这一点。当然，临床医生可能偏爱一种特定的模型，例如，假设演绎推理或诊断推理。使用哪种模型不重要，只要它涉及数据收集、假设生成和假设测试的过程即可。假设是根据患者在主观评估期间提供的线索来做出的。然后，临床医生可以应用这些信息来检验他们的假设。症状改善技术是帮助测试和验证假设的有用工具。尽管它们本质上是一种小型治疗，但使用症状改善技术的真正作用是发挥它们在教育患者方面的有效性。

案例研究：关于患者A的更多信息

让我们从第2章中患者A的案例研究中回顾一下关于运动员的信息。尽管他进行了手法治疗，包括

深层组织松解和拉伸技术，但他仍报告腰痛和腹股沟前侧疼痛。如果使用模式识别，临床医生可能会假设组织需要被松解和拉伸。然而，我们也应该考虑另一种选择，即一种更灵活、更开放的方法。例如，在这种情况下，髋屈肌可能实际上并不紧绷和短缩。通过有效的临床推理来验证假设，可以得出结论，深层髋屈肌组织实际上可能受到抑制，因此容易疲劳（Hodges et al., 2003；2002）。根据我的经验，髋屈肌无力的评估不是按常规执行的。这将在本章后面更详细地讨论。考虑到髋屈肌在髋关节、骨盆带和腰椎部位的功能，我们产生了一个初步的假设：髋臼受压和轴向脊柱稳定性丧失与腰痛增加以及髋关节和腹股沟前部疼痛相关（Gibbons, 2007）。在这种情况下，适当的管理是通过激活技术和适当的负荷以及功能性运动/锻炼，来恢复深层髋屈肌的功能。这一概念将在第7章中讨论。

教育

患者需要承认自己的问题，临床医生必须尽力给予同情，同时对患者的担忧保持实事求是的态度。教育将建立患者的自信心，提供安慰，并有助于消除不信任、怀疑以及消极的想法和态度，这些想法和态度可能源自他们之前的不良经历。我主张使用症状改善技术来开始对患者的教育，从而减少疼痛，改善关节活动度和功能。评估，然后重新评估！这有助于增强患者的自信心，并推动正

确的管理策略。我发现采用症状改善技术的方法是对患者或运动员进行教育的一个很好的起点，即使我还在进行评估。症状改善技术的目的是通过手法技术或低门槛练习来改善症状和功能。这些可能有助于重新定位结构，增加或减少其运动，以改善功能和减轻疼痛。如果疼痛得到调节和/或功能得到改善，患者的恐惧和焦虑会减少，旧习惯和旧想法会消除，自信心会增强，最重要的是，患者的依从性会提高。因此，教育成为一种管理患者回归有价值活动的方式。作为临床医生，我们随后进一步发挥我们的临床推理技能，并在验证、否决和完善假设测试的基础上构建初步的假设。

我现在将重点关注与脊柱–骨盆–髋关节复合体相关的评估。在进行任何客观测试之前，必须确定临床相关性。临床测试的循证研究表明，测试的敏感性和特异性因测试而异。骨科文献中提出的许多临床测试的价值也受到质疑，因为它们的可重复性和有效性水平很低（Hegedus et al., 2008；Rubinstein and van Tulder, 2008）。遗憾的是，这导致了一些临床医生进行有效临床评估的能力下降（Feddock, 2007），并助长了对实验室测试和临床成像的依赖。必须强调的是，执行任何临床测试所需的微妙性、准确性和触诊意识必须是最高水平的，并且临床医生应适当注意细节。图5.1所示的是我为学生和临床医生上课时，在课堂上展示的我每天使用的肌肉骨骼评估阶段。

我排除了许多测试以便专注于那些真正有效的测试，正如我通过临床经验所学到的，使我能够在管理脊柱–骨盆–髋关节复合体时做出有效和高效的决定。我将测试分为5个阶段：功能、关节、肌肉、神经敏感性、肌肉能力和肌肉力量。

功能评估

功能测试这一概念有助于评估与患者/运动员主诉相关的许多结构。为了使患者在功能运动中达到最佳状态，同时需要处理许多因素，如神经肌肉协调运动控制、感觉反馈和中枢神经系统内的处理。这些因素都需要被评估，包

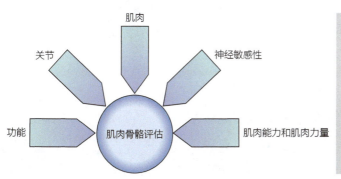

图5.1
肌肉骨骼评估的5个阶段

括肌肉骨骼系统的检查和中枢神经系统的评估。本质上，这为临床医生提供了一个机会，以观察肌肉骨骼系统和中枢神经系统中所有结构的相互依赖性，以便能够筛查运动受限、制约因素和不对称。任何一个系统（肌肉骨骼系统或中枢神经系统）的功能障碍都会导致异常的肌肉模式、高张力/低张力、肌肉失衡和协调性变差的运动模式，最终可能影响运动表现。正如第2章所述，没有完美的姿势或正常的动作。临床观察是非常有用的工具，包括观察运动（灵活性）与控制（稳定性）的质量，以及识别双侧下肢的不同功能情况。因此，临床观察通常会在一开始的功能评估期间被广泛使用。

有证据表明，临床医生在评估患者如何进行运动测试时，测试者间信度较高（Van Dillen et al., 2009；Roussel et al., 2009）。此外，有研究还试图量化功能测试。例如，临床医生的观察结果与三维运动分析密切相关，三维运动分析使用的是基于摄像机的系统。尽管如此，我相信临床医生的观察和功能测试构成了主要的定性评估过程。由于相机和运动测试实验室的使用并不普遍，因此，对于临床医生的观察是否有效而言，对细节的注意至关重要。

功能评估技术

站立

- 根据临床标记点判断，对位不良不一定是病理学的指征。

- 临床医生应观察并触诊不对称，如脊柱侧弯，脊柱－骨盆复合体或脊柱－骨盆腔内的生物力学问题（见图5.2）。

- 观察骨盆倾斜、股骨头位置、髋关节前倾/后倾、双侧腿长不等（可能是结构性或功能性的）和膝关节外翻/内翻的证据。

- 检查足部生物力学，例如距骨、扁平足（无足弓）或弓形足（高足弓）的位置。

脊柱屈曲

- 临床医生触诊髂后上棘并指导患者向前弯腰（见图5.3），观察运动/结构是否对称，然后让患者在不屈膝的情况下向前弯腰；如果患者一侧的髂后上棘向头侧和腹侧移动更多，则测试为阳性。站立位屈曲测试的假阳性可能是不对称的结果，也就是说，同侧腰方肌相对僵硬，或对侧腘绳肌缩短。

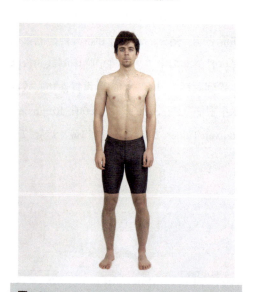

图5.2
站立位下观察并触诊不对称

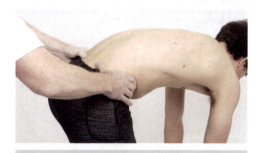

图 5.3
脊柱屈曲位下触诊髂后上棘

- 在动力链内发生受控和平衡的运动，表明腰椎的某个节段/多节段的运动没有受限制或丧失，或者没有平移。注意运动过程中是否有疼痛，并观察关节活动度、运动损失（活动不足）以及骨盆和胸椎之间的不对称。
- 临床医生触诊棘突间隙（见图 5.4），并观察腰椎节段之间的平移（活动过度）；如果存在，通常会观察到髋关节屈曲减少，同时腰部附属平移运动增加。

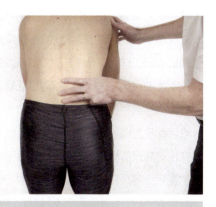

图 5.4
脊柱屈曲位下触诊棘突间隙

- 在矢状面运动期间，脊柱不应发生旋转或侧屈。如果患者报告在一个姿势（如屈曲）下症状加重，临床医生应要求患者将该姿势保持在末端范围，以确定症状是否加重。提醒一句：在我看来，在患者出现急性腰痛的情况下，要求他们在末端范围保持脊柱屈曲是不可取的。

脊柱伸展

- 临床医生触诊髋骨和髂后上棘，并指示患者伸展脊柱（见图 5.5）。注意这个过程中患者是否出现疼痛，同时观察并触诊，以评估患者是否出现髋骨向后运动和骨盆前倾运动（预计不会出现，因此表明测试呈阳性）。

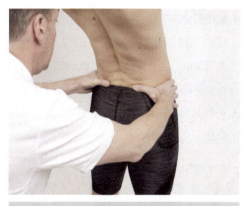

图 5.5
脊柱伸展位下触诊髋骨和髂后上棘

- 临床医生用双手触诊髋骨和骶骨（与 S2 或下侧角齐平）（见图 5.6）。临床医生指示患者伸展脊柱，同时临床医生触诊并观察两块骨的对称运动。

125

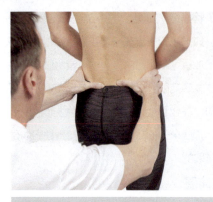

图5.6
脊柱伸展位下触诊髋骨和骶骨

- 临床医生触诊棘突间隙（见图5.7）并观察腰椎节段间的水平平移（"铰链"）；髋关节伸展运动的丧失通常会增加腰椎的附属平移运动。
- 肌肉应协同工作，以允许在动力链内发生受控和平衡的运动，这样的表现可以证明运动没有限制，当存在病理时，则表现出腰椎节段性活动不足或活动过度（或平移过度）。
- 矢状面运动期间，脊柱内不应发生旋转或侧屈。

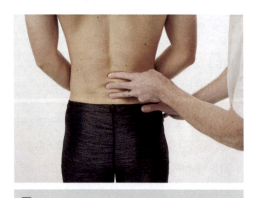

图5.7
脊柱伸展位下触诊棘突间隙

脊柱侧屈

- 临床医生触诊髋骨和骶骨，并指示患者进行侧屈，远离放置在髋骨上的左手（见图5.8）。

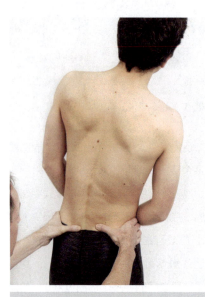

图5.8
脊柱侧屈位下触诊髋骨和骶骨

- 注意任何腰椎节段的疼痛出现或侧弯减少，并观察骨盆两侧的骨盆摆动/骨盆倾斜。肌肉应协同工作，以允许在动力链内发生受控和平衡的运动，这样的表现可以证明运动没有限制，当存在病理时，则表现出腰椎节段性活动不足或活动过度（或平移过度）。
- 在没有病理的情况下，可以明显触诊到两侧的髂后上棘，在脊柱向右侧侧屈时，左侧髋骨相对于右侧髋骨向后旋转，骶骨也应类似。
- 同样，应特别注意，在骨盆侧倾时发生的正常辅助运动，即右侧股骨外展和左侧股骨内收。

脊柱旋转

- 临床医生稳定骨盆带并指导患者进行脊柱旋转（见图5.9），从而将脊柱与骨盆或髋关节的运动分离。

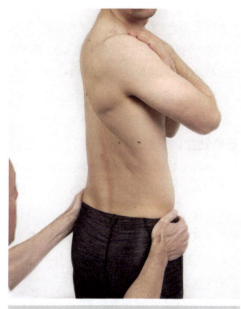

图5.9
脊柱旋转

- 应注意发生在胸椎和腰椎的运动以及产生旋转的时间。
- 肌肉应协同工作，以允许在动力链内发生受控和平衡的运动，这样的表现可以证明运动没有限制，当存在病理时，则表现出腰椎节段性活动不足或活动过度（或平移过度）。
- 脊柱向右旋转时右侧髋骨应向后旋转（相对于左侧髋骨）；注意疼痛并观察躯干旋转是否受限，以及脊柱某节段或多节段的运动是

否存在限制。

- 如果一侧的躯干旋转减少，临床医生应触诊同侧阔筋膜张肌和内收肌的张力（例如，这些肌肉表现出张力增加），因为髋关节可能处于相对内旋的位置，这将导致脊柱旋转增加以维持直立姿势。

脊柱旋转伴盂肱关节内旋/外旋

- 这是脊柱旋转测试的改进版，用于评估肩胛骨和盂肱关节肌群对脊柱力学的影响。
- 指示患者分别在盂肱关节内旋（见图5.10A）和外旋（见图5.10B）的情况下执行脊柱旋转测试，以评估上肢的肌筋膜张力是否减少了脊柱旋转活动度。

下蹲

- 有证据表明，患有髋关节关节内疼痛的患者的下蹲深度有所减小，而无痛患者下蹲深度较大（Lamontagne et al., 2009）。
- 临床医生将一只手放在患者髋骨上，另一只手放在患者骶骨上。指示患者下蹲，正常的运动应该是下蹲的同时骨盆主动前倾（见图5.11A）。
- 临床医生触诊大转子，注意任何不对称。临床医生指导患者进行下蹲，同时观察和触诊股骨头是否失去中心化，从而导致骨盆过度旋转（前倾）。
- 下蹲可用于评估脊柱、骨盆、髋关节、膝关节和踝关节在矢状面上的整体活动能力。在整个下蹲运动中，脊柱应保持在中立位置。

双臂上举下蹲

- 临床医生指示患者将双臂举过头顶，达到最大高度（见图5.11B）。

- 如果患者无法将双臂保持在头顶上方，则可能表明胸椎和盂肱关节的活动度降低，且胸腰椎区域形成过度伸展"铰链"。

- 关节活动度降低可能是由于髂腰肌、股四头肌、腘绳肌和内收肌柔韧性不足。

- 足跟过度抬离地面表明小腿三头肌可能缺乏柔韧性或踝关节背屈活动度降低。

单腿站立测试

- 该测试包括30秒的单腿站立姿势保持，用于评估个体通过一条腿转移负荷的能力。该测试用于检测可能与髋外侧肌腱病、骶髂关节疼痛和/或腰痛/髋关节关节内疼痛相关的疼痛，其诊断准确性很高（敏感性为100%，特异性为97%）（Lequesne et al., 2008）。

- 评估骨盆位于承重腿上方时，是否发生过度的骨盆前/后/侧倾或旋转运动。髋外展功能良好时，应保持骨盆几乎垂直于承重腿的股骨（Youdas et al., 2007）。

- 临床医生用双手触诊髂骨和S2。临床医生指导患者抬起对侧腿，触诊并观察承重腿上髂骨的前旋（见图5.12A）。

- 临床医生站在患者身后，触诊S2棘突和髂后上棘。指导患者通过抬高膝盖抬起受试侧腿（见图5.12B）。在脊柱－骨盆－髋关节复合体的最佳耦合过程中，髂后上棘相对于S2的棘突向尾部移动。检测结果为阳性的表现是，当髂后上棘向头部移动时，骨盆向承重

腿一侧侧倾。必须与对侧的测试结果进行比较。根据使用的测量量表不同，该评估显示测试者间信度为中等（左0.59，右0.59）至良好（左0.67，右0.77）（Hungerford et al., 2007）。

- 临床医生触诊承重腿的大转子和髂骨，并指示患者抬起对侧腿（见图5.12C）。临床医生触诊并观察股骨头是否失去中心化。股骨头可能会向前滑动和/或向内或向外旋转，这表明在负重时髋关节失去控制。

单腿站立，微屈膝

- 临床医生触诊承重腿的髂骨和大转子。指导患者以单腿站立姿势进行微屈膝（见图5.13A）。

- 临床医生观察骨盆－髋关节控制是否丧失，从而导致髂骨旋转、股骨旋转、膝关节外翻和内翻，以及距下关节旋前增加。

- 在微屈膝中可以指导患者进行股骨内旋（见图5.13B）和外旋（见图5.13C），同时临床医生观察骨盆和髋关节之间的分离能力。

足跟坐位胸椎旋转

- 患者呈四足姿势（见图5.14），臀部向后坐，腰椎和髋关节处于最大屈曲状态，以尽量减少腰部运动。

- 患者的同侧手放在颈部后面，保持肘关节屈曲和盂肱关节外旋。

- 患者保持头部与胸椎对齐，临床医生指导患者将肘部放在颈部后面，远离支撑侧肘部，将胸椎旋转至末端范围。

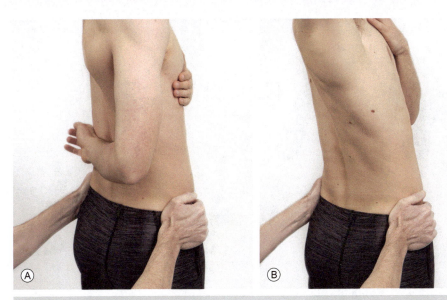

图5.10
盂肱关节内旋和外旋位下脊柱旋转

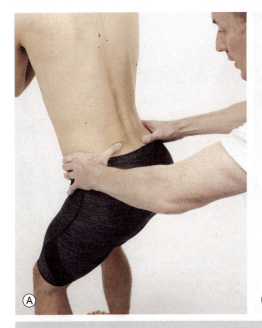

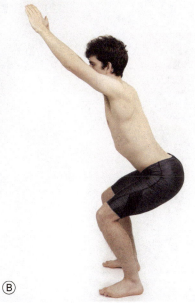

图5.11
骨盆前倾下蹲与双臂上举下蹲

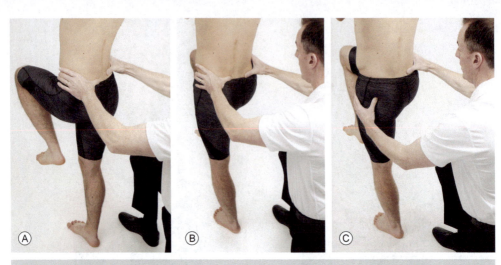

图5.12
单腿站立动作下触诊髋骨和S2、S2棘突和髂后上棘以及大转子和髋骨

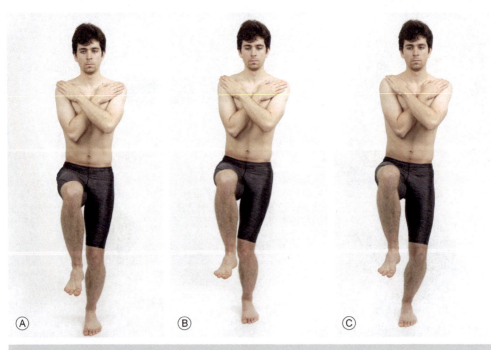

图5.13
单腿站立动作下触诊髋骨和大转子与单腿站立动作下股骨内旋和外旋

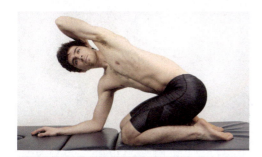

图 5.14
足跟坐位胸椎旋转

- 该测试在预测胸部旋转活动度方面具有很高的有效性。在一项研究中，将超声波测试的运动分析结果与数字式倾斜仪（0.88）和苹果手机（0.88）的测量结果进行了比较，结果表明，后者的方法显示出同样高的有效性（0.98）（Buckle et al., 2017）。

坐位屈曲

- 此测试可用于评估骨盆固定时骶骨移动的能力。患者坐位，双膝分开，双脚放在地板上。
- 临床医生触诊髂后上棘（见图 5.15），并指示患者向前弯腰，患者手臂悬吊在双腿之间，同时临床医生注意髂后上棘的运动。
- 观察和触诊髂后上棘的运动。如果一侧髂后上棘显示更多的头侧和腹侧运动，则表明检测结果为阳性。

仰卧位主动直腿抬高

- 患者仰卧；临床医生指示患者进行主动直腿抬高（见图 5.16A）。
- 观察耻骨和下腹部是否有疼痛或不适、髋屈肌抑制或斜肌过度活动，这可能会导致胸腰椎交界处平移运动增加。

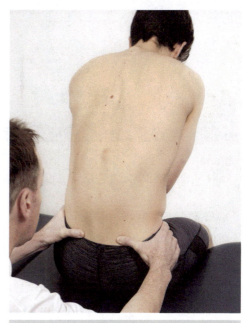

图 5.15
屈曲坐位下触诊髂后上棘

- 证据表明，该测试在诊断上高度准确（87% 的敏感性，94% 的特异性），并显示出良好的测试者内信度和测试者间信度（分别为 0.83 和 0.87）（Mens et al., 2006）。

仰卧位主动直腿抬高伴骨盆加固

- 指导患者在髋关节屈曲时进行主动直腿抬高（见图 5.16B）（Vleeming et al., 1990ab），临床医生使用症状改善技术在不同位置对骨盆带进行外部加压，以减轻疼痛或改善功能。

俯卧位主动直腿抬高

- 患者俯卧，临床医生指示患者进行主动直腿抬高（髋关节伸展）（见图 5.17A）。
- 观察骶骨区域或下腰椎是否出现疼痛或不适，以及臀大肌在执行动作时是否效率低下，

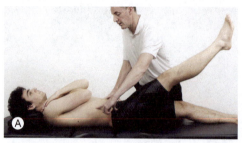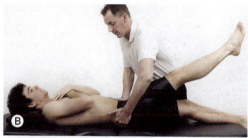

图5.16
仰卧位主动直腿抬高与仰卧位主动直腿抬高伴骨盆加固

或腘绳肌过度激活导致膝关节屈曲（Lee，2011）。

俯卧位主动直腿抬高伴骨盆加固

- 当患者在髋关节伸展中进行主动直腿抬高时，

临床医生使用症状改善技术在不同位置对骨盆带进行外部加压，以减轻疼痛或改善功能（见图5.17B）。

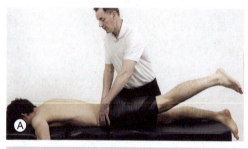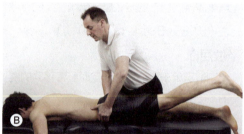

图5.17
俯卧位主动直腿抬高与俯卧位主动直腿抬高伴骨盆加固

腰大肌对脊柱控制的影响

- 患者俯卧，单膝屈曲至90°，膝关节下垫软垫，以促进髋关节的小幅度伸展（见图5.18）。
- 临床医生触诊下腰椎椎旁肌的任意侧，以评估张力是否有增加/减少，并指导患者通过将大腿压向治疗床来进行髋关节屈曲。
- 临床医生在患者腰大肌收缩阶段触诊并检查是否有脊柱控制丧失。如果脊柱失控，则表

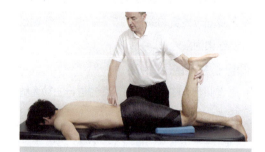

图5.18
俯卧位下单膝屈曲

明腰大肌受到抑制（Gibbons, 2007）。

坐位屈髋试验

- 患者呈中立位，一只手放在剑突上，另一只手放在腰上。
- 患者骨盆处于中立位时，临床医生指导患者将膝关节屈曲至约90°，并保持该姿势10秒（见图5.19）。

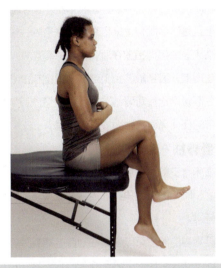

图5.19
坐位屈髋试验

- 临床医生观察是否出现髋关节外旋、脊柱向偏离受试侧的方向移动，如果出现上述体征则表明阔筋膜张肌过度活跃。
- 临床医生观察是否由于深层髋屈肌（例如腰大肌）的疲劳而导致髋关节失去主动控制。手持式测力计测试可用于提供更具体的肌力测量数据。

坐位腘绳肌测试

- 患者呈中立位，一只手放在剑突上，另一只手放在腰上。
- 腿部主动伸展，踝关节背屈，观察后侧链长度（见图5.20）（Lee, 2011）。

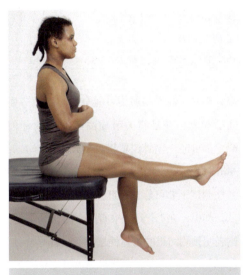

图5.20
坐位腘绳肌测试

姿势和被动运动评估

 应特别注意，与骨盆的一侧相比，另一侧是否表现出任何活动性降低或平移运动增加的现象；本质上，这些测试用于确定对称性或不对称性（Lee, 2011）；执行它们有助于消除肌肉紧张，这些肌肉紧张可能会导致骨盆带僵硬（Lee, 2011）；表5.1所示为仰卧位和俯卧位姿势评估要点。应特别注意触诊组织的质量和最终感觉。

这些测试帮助临床医生形成一个印象，即是什么原因导致个体活动能力下降。例如，

表5.1　仰卧位和俯卧位姿势评估要点

姿势	仰卧髂前上棘	内踝	耻骨结节下侧角	俯卧髂后上棘
右侧骨盆旋前	靠下	长	耻骨结节靠下	靠上
左侧骨盆旋前	靠下	长	耻骨结节靠下	靠上
右侧骨盆旋后	靠上	短	下侧角靠下	靠下
左侧骨盆旋后	靠上	短	下侧角靠下	靠下

髋骨相对于骶骨的前旋可能会影响髋关节屈曲活动度，并且髋关节屈曲活动度的任何减少都可能是髋骨位置排列引起的（Swärd-Aminoff et al., 2018）。对骨盆进行单独的刺激性测试不够可靠，因此应始终使用组合测试，其中，在4个测试中有两个测试为阳性，则表明预测结果的可靠性增强（Laslett et al., 2005）。

姿势和被动运动评估技术

仰卧脊柱－骨盆对齐

- 指导患者屈曲膝关节，在治疗床上抬起和放下髋部，然后再次伸展双腿。
- 临床医生检查每个内踝的下侧面以及它们之间的差异，以确定一条腿在踝关节水平上是否比另一条腿短或长（见图5.21A）。
- 临床医生检查额状面内双侧髂前上棘是否在同一高度（见图5.21B）；应注意高度上的任何差异。对每侧髋的压迫可用于测试运动质量或是否引起疼痛（Laslett et al., 2005）。

- 临床医生通过将手掌的掌根放在下腹部肌肉上且触诊到耻骨，来检查耻骨联合的位置。
- 临床医生将拇指放在耻骨上，并稍微横向移动拇指，直到触诊到上结节（见图5.21C）。
- 在额状面检查耻骨结节时，应注意腹股沟韧带的任何高度、张力或疼痛差异。

俯卧脊柱－骨盆对齐

- 临床医生触诊髂后上棘的位置、骶骨沟的深度和骶骨的下侧角，注意深度或浅度的任何差异。
- 骶骨沟的触诊可以通过在对侧的髂骨处轻轻地弹动来实现（见图5.22A）。应特别注意患者所表现出的活动性的缺乏以及缺乏程度。经证实，89%的骶髂关节功能障碍患者会出现骶骨沟触诊疼痛（Dreyfuss et al., 1996；1994）。
- 临床医生触诊L5棘突并施加压力（见图5.22B），患者腰椎应该可以自由运动。如果发现缺乏活动，则表明腰椎僵硬。

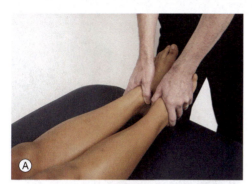
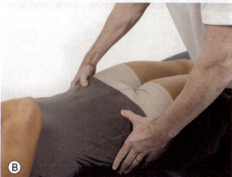
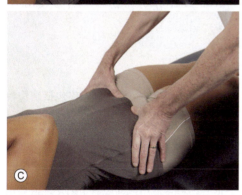

图5.21

仰卧脊柱－骨盆对齐

仰卧位骶髂关节评估

- 患者仰卧，双膝屈曲，以屈曲腰椎和髋关节，并将骶髂关节置于放松的位置。
- 临床医生通过轻轻弹动髂骨来触诊髂后上棘

的运动情况（见图5.23）。临床医生应注意在触诊骶髂关节平移时避免使用过大的压力。

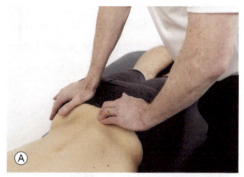
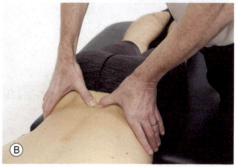

图5.22

俯卧脊柱－骨盆对齐

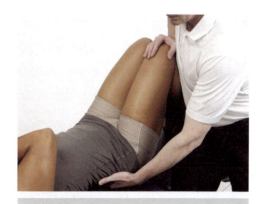

图5.23

仰卧位骶髂关节评估

- 临床医生应意识到，骶髂关节平移增加可能是疼痛的来源，应将其与对侧进行比较。

大腿挤压试验

- 患者仰卧，临床医生将髋关节屈曲至90°。
- 当临床医生向下推动受试侧的膝关节和髋关节时，一只手触诊骶髂关节（见图5.24）。

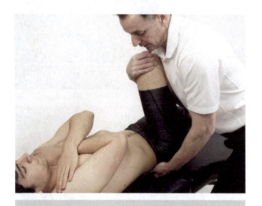

图5.24
大腿挤压试验

- 证据表明，该测试对骶髂关节中的疼痛有特异性（75%）和敏感性（63%）（Laslett et al., 2005）。

仰卧位呼吸控制

- 虽然呼吸功能障碍通常是无痛的，但呼吸功能障碍可导致肌肉骨骼功能障碍，以及胸椎持续和反复出现代偿问题（Lewit, 1999; Greenman, 1996）。
- 患者仰卧，临床医生触诊胸腔的活动性和平移运动（见图5.25）。平移运动缺失可能表明呼吸机制不良。
- 指导患者进行深吸气/呼气时，观察呼吸运动控制。

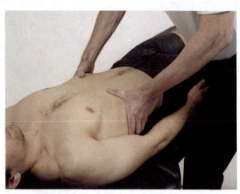

图5.25
仰卧位呼吸控制

- 注意触诊膈肌和腹斜肌区域及周围时，肋骨扩张的缺失和压痛。
- 临床医生触诊肋骨运动是否缺失。对上肋的泵柄运动、中肋的桶柄运动和下肋的卡钳式运动进行常规的肋骨力学检查（Greenman, 1996）。

关节评估

　　关节评估应始终包括结构触诊和被动运动评估。例如，如果我们没有首先在休息或放松的状态下观察某个关节，那为什么要测试它？我们很容易对骨盆后倾的患者下结论，但真正的原因可能与髋关节受到髋关节撞击综合征症状的影响有关。这表明骨盆后倾可能是纯粹的代偿结果，因为骨盆可能向后旋转以适应髋关节凸轮型形态的发展。应特别注意触诊技巧，尤其是在被动评估方面，如关节间隙、中间区域和弹性区、松弛度提高或降低，以及僵硬度提高或降低。记住：骨盆带和腰椎只有很小的活动度。

有关被动评估，临床医生必须熟悉正常限制和异常限制的概念，尤其是与解剖和生理相关的限制（见图5.26）。任何末端范围位置的限制都由关节表面和支撑关节表面的韧带、肌肉和筋膜的解剖一致性来控制。超出此解剖限制只会导致组织破裂和损伤。临床医生应该能够评估任何关节，并熟悉被动运动的限制和弹性限制的感觉。

生理限制是主动运动范围的终点，主动运动的关节活动度通常小于被动运动。在大多数情况下，生理限制的减少是由于肌筋膜缩短，特别是在经常锻炼的运动员或个人中出现时。我们在讨论肌肉评估时，将更详细地说明这一点。每一个限制都会有明显的终末感。这种终末感可能正常或异常。例如，与病理机制（如骨关节炎）导致的异常骨端感觉相比，软组织挛缩导致生理限制处关节

活动度减少时，在关节活动的终末位将具有弹性感。

不幸的是，这部分的触诊技巧经常受到批评。测试的再现性，以及通过手进行触诊所能检测到的，在临床医生之间可能会有很大的差异。这对于定位解剖标志和通过各种关节运动平面施加压缩力和牵引力而言是真实的情况。在一门课程中，两名临床医生（具有相似的研究生学位培训水平）进行相同的测试，但产生不同的结果，这并不罕见。那么，答案是什么？我们不应该依赖触诊技巧？还是应忽视临床评估，因为临床评估显示出较低的敏感性和特异性？

我相信每一条信息都有助于构建拼图。如果这归结为使用结构触诊和临床评估来帮助构建这一拼图，那就这么去做吧。放射性检查被视为"金标准"评估，但也许我们不应该过于忽视我们的触诊技能。

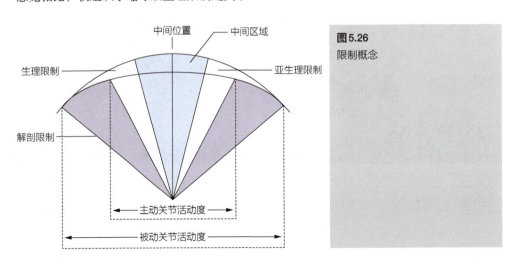

图 5.26
限制概念

如果患者或运动员抱怨疼痛，且接受了放射学检查，但结果为阴性，该怎么办？比较放射学检查和临床测试发现，两者表现出显著的相关性（Quack et al., 2007）。此外，这类似于比较放射学检查结果和临床测试结果，并将其与临床表现相关联（Yong et al., 2003）。因此，临床专业知识应涵盖我们已经开发并将继续开发的知识和技能的所有方面，这可以通过完善我们的疾病脚本来实现。这是我们在治愈患者的过程中获得的经验，这些经验来源于我们多年的临床实践和很多患者的陈述。

关节评估技术

腰椎节段被动运动评估

- 患者侧卧，脊柱保持中立，膝关节屈曲。
- 被动生理性椎间运动（Passive Physiological Intervertebral Motion, PPIVM）指的是一节椎骨相对于另一节相邻椎骨在其生理范围内的运动（见图5.27）。
- 椎间附属被动运动触诊（Passive Accessory Intervertebral Motion Palpation, PAIVM）通过评估与生理运动相关的平移运动来评估节段活动性（Haneline et al., 2008）。

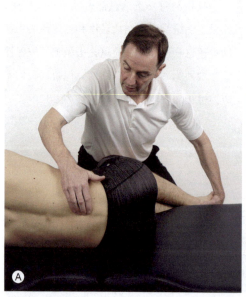
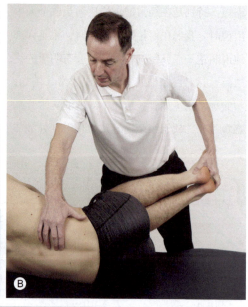

图5.27
腰椎节段被动运动评估

- 节段性被动运动评估似乎严重依赖于临床医生的技能和专业知识。先前的证据已经显示了该评估的中等可靠性（Panzer, 1992; Inscoe et al., 1995）。

胸段伸展/屈曲被动运动评估

- 患者处于坐位，双臂交叉放在胸前；临床医生稳定患者的对侧肩部。
- 在屈曲（见图5.28A）和伸展（见图5.28B）的被动活动中触诊节段性运动。
- 可以采用关节技术或肌肉能量技术，或肌筋膜拉伸技术。

胸段被动侧屈评估

- 患者处于坐位，双臂交叉放在胸前；临床医生稳定患者的对侧肩部。
- 通过将胸椎段侧弯来触诊节段性运动（见图5.29）。
- 该评估技术可用作关节技术或肌肉能量技术，或肌筋膜拉伸技术。

胸段被动旋转评估

- 患者处于坐位，双臂交叉放在胸前；临床医生稳定患者的对侧肩部。
- 通过将胸椎侧弯来触诊节段性运动（见图5.30）。
- 这可以用作关节技术或肌肉能量技术或肌筋膜拉伸技术。

髋关节被动屈曲、内收和内旋

- 患者仰卧，临床医生将患者髋关节屈曲至90°，然后内收和内旋其髋关节（见图5.31）。
- 症状再现可能提示检测结果呈阳性。
- 该测试已被证明在测试髋关节关节内病理

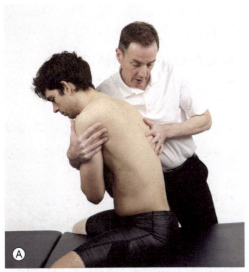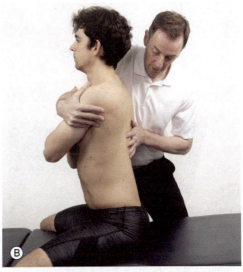

图5.28
胸段伸展/屈曲被动运动评估

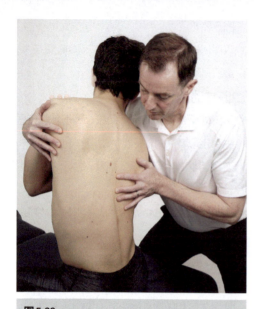

图5.29
胸段被动侧屈评估

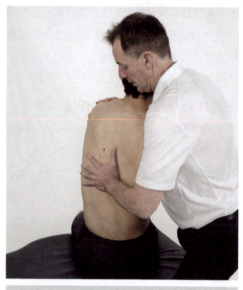

图5.30
胸段被动旋转评估

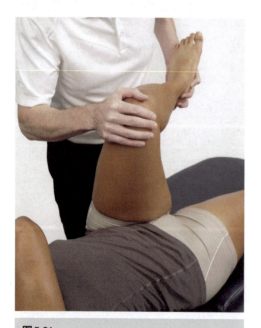

图5.31
髋关节被动屈曲、内收和内旋

学方面具有高敏感性（94%），但特异性低（11%）（Ranawat et al., 2017；Reiman et al., 2015）。

髋关节被动屈曲、外展和外旋

- 患者仰卧，临床医生屈曲、外展和外旋其髋关节（见图5.32）。

- 受试侧髋关节的外踝位于髌骨上方，临床医生进一步外展患者髋关节，同时用另一只手稳定其骨盆。

- 症状再现可能提示测试结果呈阳性。

- 治疗床和小腿之间的角度可视为关节活动度进行测量。

- 本测试显示出优秀的测试者内信度（0.87）（Cibulka et al., 2009）。

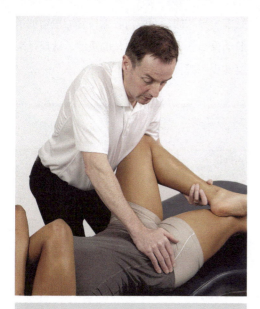

图5.32
髋关节被动屈曲、外展和外旋

肌肉评估

任何关节的健康都取决于拮抗肌的肌肉力量（Janda, 1998）。

因此，如果出现肌肉失衡，这可能会导致功能障碍、疼痛和最终退化。之前我提到过，每个运动员或每个患者都有一种他们通常可以应对的功能不对称。然而，如果职业运动员或娱乐健身爱好者遭遇更高的负荷峰值，那么肌肉系统可能更容易受伤。如果我们从整体角度来考虑对患者或运动员的评估，我们需要采用类似的方法来评估肌肉系统。因此，在这种情况下，肌肉超负荷和失衡将影响整个肌肉系统，而不仅仅是单块肌肉（Janda, 1998）。我经常观察到的一个

常见错误是，临床医生过度拉伸腘绳肌以提高柔韧性。当然，如果腘绳肌缩短，这没有什么问题，但如果腘绳肌实际上已经被过度拉长，并且承受了更大的张力，这只会提高运动员对潜在损伤的敏感性。在这种情况下，训练对侧的髋屈肌群将有助于恢复腘绳肌的长度。

临床上，肌肉张力表现为肌肉软组织的黏弹性以及肌肉的收缩性或激活水平的组合（Johansson et al., 1991）。黏弹性源自肌肉组织成分，这些成分已被证明会影响肌肉产生最大张力和松弛的能力（Meyer et al., 2011）。如果我们考虑肌肉的收缩能力，我们具体讨论的是肌肉产生的力，这个力的产生与肌肉活动增加有关。肌肉的收缩能力取决于形成的肌动蛋白-肌球蛋白横桥的数量：大部分肌纤维收缩（更大的力）可能导致肌肉痉挛，而只有少数肌纤维收缩可能产生触发点。

肌电图（Electromyography, EMG）已用于测量肌肉收缩活动（Elkstrom et al., 2020）；它类似于已经提出的超声弹性成像，超声弹性成像被用于测量肌肉的黏弹性（Hoyt et al., 2008）。然而，肌肉测试和触诊技巧（尽管可能是主观的）是评估患者可能出现的肌肉张力类型的基本临床工具。婴儿直立姿势的早期发育是由"姿势性"肌肉系统维持的。随着后续的发育，"相位性"肌肉的共同激活与"姿势性"肌肉激活相结合，以保持直立姿势。因此，最佳的肌肉平衡可被视为"姿势肌"和"相位肌"（见表5.2）的长度-张力关系。

表5.2 "姿势肌"和"相位肌"例子	
主要作为"姿势肌"	主要作为"相位肌"
• 胸大肌	• 菱形肌
• 胸小肌	• 颈部深层稳定肌
• 斜方肌上束	• 斜方肌下束和中束
• 肱二头肌	• 肱三头肌
• 斜角肌	• 三角肌后束
• 肩胛提肌	• 小圆肌
• 胸锁乳突肌	• 前锯肌
• 三角肌前束	• 胸椎竖脊肌
• 颈椎和腰椎竖脊肌	• 肩胛下肌
• 背阔肌	• 深层竖脊肌
• 大圆肌	• 腹直肌
• 腰方肌	• 腹外斜肌
• 多裂肌	• 腹内斜肌
• 腘绳肌	• 腹横肌
• 腰大肌（腰小肌，如果有）	• 臀大肌
	• 臀中肌
• 髂肌	• 臀小肌
• 股直肌	• 股内侧肌
• 内收肌	• 股外侧肌
• 梨状肌	• 胫骨前肌
• 阔筋膜张肌	• 腓骨肌
• 胫骨后肌	
• 腓肠肌	
• 比目鱼肌	

根据我的临床经验，我认为肌肉失衡通常是过度训练或训练不足的结果。最终的结果是，"姿势肌"开始变得紧绷，而"相位肌"则变得抑制。这种功能低下会降低肌肉收缩和产生张力的能力。在中间位置，肌肉能更有效地产生力量；然而，肌肉收缩力在内侧和外侧范围内都发生了显著变化，即在这两个范围内肌肉的效率似乎降低了。内侧范围内的肌肉收缩效率较低（见图5.33）。这被归类为生理机能不足，是由肌肉收缩位

置缩短导致的，而肌肉收缩位置缩短增加了肌动蛋白丝与肌球蛋白丝的重叠，这反过来又减少了横桥的数量。

案例研究：患者I

 让我们看另一个案例。患者I是一名28岁的跑步者，在增加里程负荷后出现髋外侧肌肌腱疼痛。她是由另一位医生转诊过来的，该医生在她的管理方面陷入停滞。之前的康复方法主要集中在她的髋外展肌训练上，基于一个假设，即如果这些肌肉变得更强壮，那么臀部外侧疼痛就会得到调节。很明显，在评估过程中，患者I在中立位和外侧范围测试时，髋外展肌肌力测试结果表现很好；然而，内侧范围测试显示，其臀中肌无法产生最佳肌肉收缩，因此，在这个位置上测试显示肌肉很弱。临床上，我能够重现她的症状。

 这个案例的意义在于我之前描述的长度－张力关系和生理机能不足问题，这强调了在对肌肉力量进行临床评估时应注意测试位置。第7章将提供管理该患者的练习策略示例。

肌肉在外侧范围内的收缩效率较低（见图5.33），这被归类为机械效率低下。由于肌肉收缩发生在肌肉拉长时，导致肌动蛋白丝和肌球蛋白丝的不充分重叠，因此减少了肌动蛋白－肌球蛋白横桥的形成。

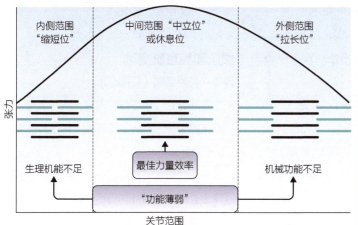

图 5.33
生理机能和机械功能不足

案例研究：患者 J

让我们看另一个案例：患者 J，一名 22 岁的男子橄榄球运动员，腹股沟持续疼痛。他是由另一位临床医生转诊过来的，因为他和他的临床医生对他的症状的管理都已经停滞不前。他以前的大部分康复计划都有髋部肌群训练。在额状面内收肌挤压测试中，他能够产生足够且很强的力量（Verrall et al., 2005），并且没有疼痛。当在内侧和中间范围进行单侧内收肌测试时，情况类似。然而，当大腿被带到外部范围并重新测试时，我们观察到机械功能不足和症状的再现（Verrall et al., 2005）。

本案例再次说明了在对肌力进行临床评估的过程中应注意测试位置的重要性。第 7 章将提供管理该患者的练习策略示例。

肌肉评估技术

内收肌测试

- 为了测试内收肌的柔韧性，临床医生将受试腿置于中立位，且髋关节无旋转；临床医生将一只手放在非受试侧的髂前上棘上，并外展受试腿（见图 5.34A）。

- 在受试腿达到外展 45° 之前，非受试侧的髂前上棘向下运动表明内收肌张力过大。如果受试腿在膝关节屈曲后可以进一步外展，则短内收肌短缩被消除。有证据表明，该测试具有中等至良好的测试者内信度（0.67）和测试者间信度（0.74）（Hölmich et al., 2004）。

- 在直腿中立位下使用手动抗阻来测试内收肌力量，强调耻骨联合（见图 5.34B）（测试者内信度为 0.79，测试者间信度为 0.79；Mens et al., 2002）；膝关节屈曲 60°，强调长内收肌收缩（见图 5.34C）（43% 的敏感性，91% 的特异性；Verrall et al., 2005）；

膝关节屈曲90°，强调下腹部肌肉（见图5.34D）和单腿外侧范围内的肌肉收缩（见图5.34E）（30%的敏感性，91%的特异性；Verrall et al., 2005）。

- 内收肌测试可以在侧卧位进行，以便在中立位下在内侧范围内控制肌肉收缩（见图5.34F）。大腿外旋情况下测试，则强调大收肌收缩；大腿内旋情况下测试，则强调短收肌和耻骨肌的收缩。

- 侧卧内收肌触诊评估（见图5.34G），在测试内收肌损伤方面显示出良好的敏感性（测试者内信度为0.89，测试者间信度为0.94）（Hölmich et al., 2004）。已经证明，内收肌触诊预测MRI阳性的准确率很高（92%）

（Serner et al., 2016）。

- 可用手持式测力计测试肌力大小。

腰肌和股直肌测试

改良托马斯测试（见图5.35）

- 指导患者站在治疗床的末端，将臀部置于治疗床的边缘，并将一侧膝关节屈曲放在胸前（髋屈曲）。

- 临床医生指导患者向后仰，直到仰卧到治疗床上，同时保持膝关节尽量贴近胸部，另一条腿悬挂在治疗床边缘。

- 临床医生在评估以下情况时，要帮助患者稳定在该姿势。

- 大腿不能保持平放在治疗床上，表明深层髋屈肌张力过大。

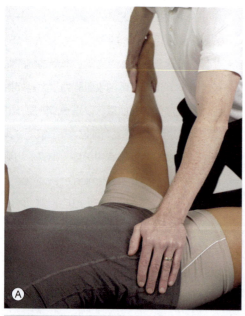 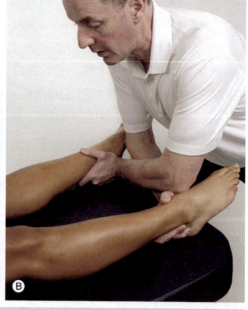

图5.34
内收肌测试

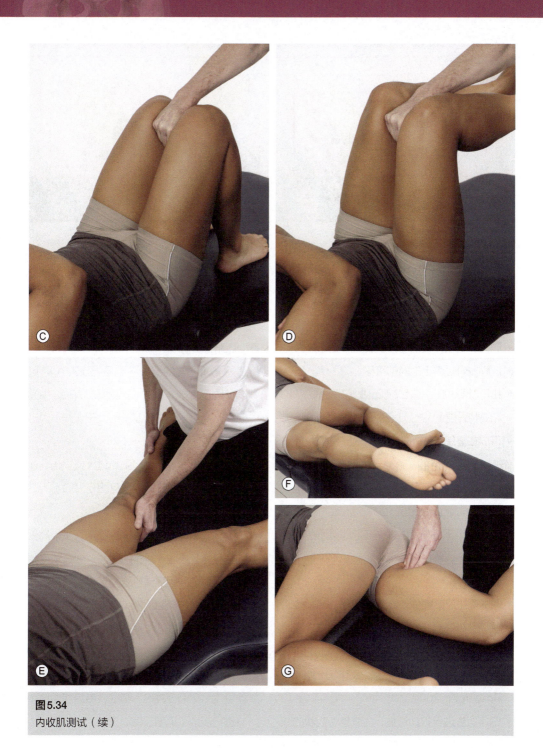

图 5.34
内收肌测试（续）

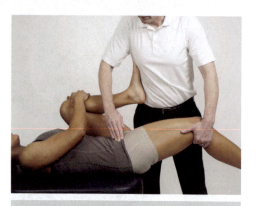

图 5.35
改良托马斯测试

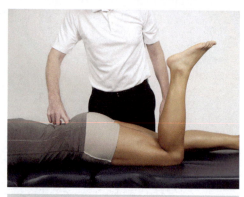

图 5.36
俯卧膝关节屈曲

- 膝关节未屈曲至约90°，表明股直肌张力过大。
- 髋关节过度外旋表明阔筋膜张肌张力过大。
- 观察髌骨是否出现向前平移。
- 托马斯测试在诊断上表现出高敏感性（89%）和高特异性（92%）（Reiman et al., 2015）。
- 可以在髋屈肌的外侧范围测试髋屈肌力量。

俯卧膝关节屈曲

- 托马斯测试和俯卧膝关节屈曲之间存在相关性（Anloague et al., 2015），表明这两个测试可用于临床评估髋关节前部灵活性。
- 患者俯卧，临床医生指导患者主动屈膝（见图5.36）。
- 临床医生观察髋关节是否有过度"抬高"（额状面髂骨升高/骨盆侧倾），如果存在表明髋屈肌张力过大。有证据表明，该测试的可靠性较低（测试者间信度为0.26）（Riddle and Freburger, 2002）。
- 临床医生进行被动评估，注意患者症状的任何变化，并测量患者足跟到坐骨结节的距离；然后与对侧进行比较。

腰肌测试

- 在托马斯测试的姿势下（见图5.37A），可以在内侧范围（90°）（见图5.37B）、中间范围（45°）或外侧范围（大于45°）内进行腰肌力量测试。
- 为了评估是否存在肌肉张力过大或损伤，在仰卧时触诊深层髋屈肌（见图5.37C）。

腘绳肌测试

- 为了测试腘绳肌的柔韧性，临床医生抬高受试侧腿（见图5.38A）；患者未能达到直腿抬高80°则表明腘绳肌张力过大。同样的测试中将髋内旋则强调测试股二头肌柔韧性；髋外旋时，则强调内侧腘绳肌柔韧性的测试。
- 为了测试腘绳肌的力量，临床医生将患者的腿放在自己的肩膀上。先在患者下肢笔直的体位下（见图5.38B）测试，然后屈曲膝关节进行测试（见图5.38C）。

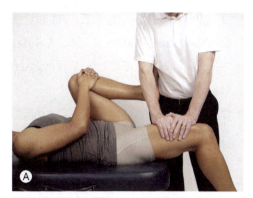

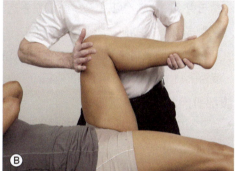

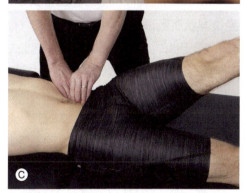

图 5.37
腰肌测试

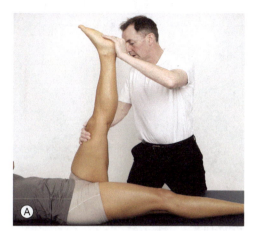

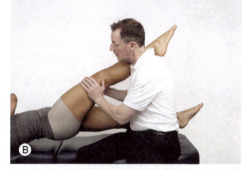

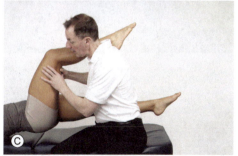

图 5.38
腘绳肌测试

腹部肌肉测试

- 患者仰卧，双臂交叉放在胸前，并被指示进行仰卧起坐。

- 临床医生观察运动质量并注意任何症状报告。临床医生可以通过对患者胸部中间位置施加压力来增加阻力（见图 5.39）。这将强调腹

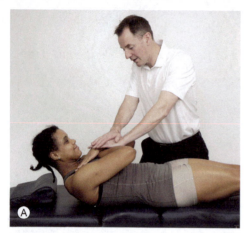

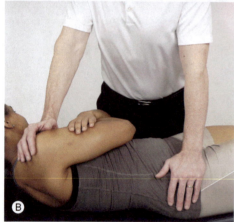

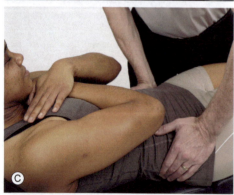

图5.39
腹部肌肉测试及治疗

直肌参与更多收缩。证据表明，该测试评估腹部肌肉力量的可靠性一般（测试者内信度为0.63，测试者间信度为0.57）（Hölmich et al., 2004）。

- 患者进行斜向卷腹，临床医生观察运动质量并注意任何症状报告。

- 当患者进行斜向卷腹时，临床医生可以通过对肩部施加压力来增加阻力，从而使腹斜肌参与更多的收缩（见图5.39）。证据表明，该测试在评估腹斜肌方面具有中等到较差的可靠性（测试者内信度为0.51，测试者间信度为0.41）（Hölmich et al., 2004）。

腹部肌肉测试伴骨盆加压

- 当患者进行腹肌或腹斜肌蜷曲时，临床医生在不同位置使用症状改善技术对骨盆带进行外部加压，以减轻疼痛或改善功能（见图5.39C）。

坐位梨状肌测试

- 患者处于坐位，髋关节屈曲90°；临床医生伸展患者膝关节（拉紧坐骨神经），并内收和内旋其已屈曲的髋关节，同时触诊坐骨外侧1cm和近侧坐骨切迹（见图5.40A）。

- 在梨状肌位置上再现髋后侧疼痛，则表明测试结果为阳性。

- 该测试已被证明具有中度敏感性（0.52）和中度特异性（0.53）（Martin et al., 2014），用于检测梨状肌引起的髋关节后部疼痛。

侧卧梨状肌主动收缩测试

- 患者侧卧，将足跟压到治疗床上，主动外展髋关节，抵抗阻力（见图5.40B）。

- 临床医生触诊梨状肌，并注意是否存在疼痛

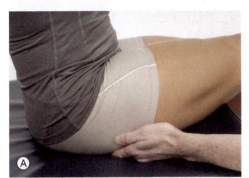

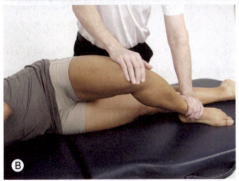

图 5.40
梨状肌评估测试

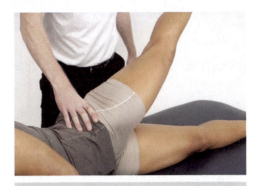

图 5.41
侧卧位内侧范围髋外展测试

- 临床医生观察受试腿的任何前移，这可能表明阔筋膜张肌过度激活。
- 可进行手持式测力计测试，以提供具体的力量测量值。

阔筋膜张肌 / 髂胫束测试（改良奥伯试验）

- 临床医生在支撑膝关节的同时，外展并伸展患者的受试腿（见图 5.42）。

或力量不足。

- 证据表明，该测试具有良好的敏感性（0.78）和特异性（0.80）（Martin et al., 2014）；并且，当与坐位梨状肌测试相结合时，产生了极好的敏感性（0.91）和特异性（0.80）水平（Martin et al., 2014）。

侧卧位内侧范围髋外展测试

- 患者侧卧，临床医生将受试腿置于髋关节外展和轻微伸展位（见图 5.41）。
- 指导患者保持此姿势以抵抗重力。在与肌腱相关的臀肌疼痛患者中，临床上经常观察到患侧不能抵抗重力。

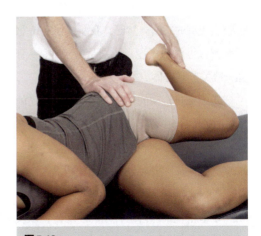

图 5.42
阔筋膜张肌 / 髂胫束测试

- 将膝关节保持在屈曲90°位，临床医生将腿朝着治疗床放低。
- 腿部无法接触床面则表明阔筋膜张肌/髂胫束张力过大，触诊该结构将产生压痛。
- 该测试（改良奥伯试验）已证明，使用倾斜仪测量髋关节内收角度来评估髂胫束柔韧性时，测试者内信度（0.91）极佳（Reese and Bandy, 2003）。

神经敏感性评估

 对神经系统的检查和处理相关问题所涉及的治疗技术往往很难理解。近年来，临床医生已经熟悉该领域专家的优秀文章，如巴特勒（Butler）和沙克洛克（Shacklock）的文章。如果症状可能与神经成分和/或相关结构的刺激有关，则应始终将神经测试作为临床评估的一部分。我不打算提供评估神经缺损的综合临床测试的示例，因为巴特勒和沙克洛克都发布了这一特定领域的指南。然而，我将提供一个神经敏感性评估的概述，特别是关于脊柱－骨盆－髋关节复合体。

由于竞技运动的性质，运动员对损伤的敏感性增加，并且更可能出现异常的功能模式，这些模式通常表现为与神经敏感性相关的症状和体征。有时，这些症状从未得到评估。神经功能障碍可能包括许多病理问题，但在本节中，我只讨论神经功能障碍，以及这些障碍如何影响神经组织对滑动和张力的反应。根据我的临床经验，在开始神经动员技术之前，临床医生应首先解决节段性限制或骨盆限制问题来治疗脊柱－骨盆区域，以确保有效解决神经相关问题。这将对中枢神经系统直接产生有益的影响，也将影响整个下肢的肌肉和关节放松，使神经动员技术对患者来说更加舒适。

临床上有时可以在运动员的骨盆、髋部和腹股沟区域及周围观察到神经滑动功能障碍。这可能是该区域先前经历手术、内部超负荷劳损或外部创伤的结果。本质上，神经失去了在组织中滑动的能力，通常被疤痕组织束缚或限制。这可能会导致炎症反应。患者通常报告受伤部位隐痛或疼痛，有时会描述沿神经走行有灼烧感。在沿着神经触诊时，敏感性通常会明显增加，而症状通常与紧张程度和不适感增加相关，这些紧张和不适感由机械性外力或体育活动引起。神经敏感性评估结合动作纠正技术，可能有助于减轻症状。

有两种形式的神经动员技术可以使用：滑动和拉伸（Waldhelm et al., 2019）。滑动技术包括滑动周围神经以增加神经床一端的张力，然后增加神经床另一端的神经张力。而拉伸涉及从两端延长周围神经（Coppieters et al., 2009; Beneciuk et al., 2009; Coppieters and Alshami, 2007; Coppieters and Butler, 2008; Shacklock, 1995）。有人提出，神经动员会影响神经的运动、神经周围的结缔组织、轴浆流和神经的血液循环（Nee et al., 2012）。

案例研究：患者 K

让我们来看一个与神经滑动功能障碍有关的案例。患者 K 是一名 28 岁的男性职业足球运动员，右侧髋关节前部和腹股沟疼痛，且由急性组织过度负荷引起。他报告说，腹股沟疼痛起源于他的髂窝，在现场训练中，当快速向右转弯时，这种疼痛倾向于辐射到腹股沟和阴囊。在分析他这个动作的过程中，我推断这个动作会增大髋关节内旋角度，压迫相关的神经结构。他在用右脚内侧击球时也感到疼痛。击球这一动作将增加沿神经长度方向上的动态张力，并且该动作会迫使髋关节主动外旋，在髋关节外旋期间拉伸腹股沟区域。在沿着腹股沟管触诊时患者 K 报告疼痛，这与他在侧卧位进行闭孔神经测试（髋关节外旋）的反应相似。闭孔神经支配大腿内侧的肌肉和皮肤。患者 K 的神经敏感性测试呈阳性（Shacklock，2005）。

在这个特殊的案例中，假设患者 K 由于急性局部组织过度负荷而出现神经功能障碍，从而引发炎症，并影响了神经结构的滑动运动。第 6 章将重点介绍用于帮助治疗患者 K 的神经动员技术的示例。

神经张力功能障碍通常是神经组织张力和敏感性增加和/或延展性丧失的结果。当神经"缠绕"或处于紧张状态时，下肢肌肉和关节缺少主动和被动活动度。然而，如果神经没有处于紧张状态，那么下肢肌肉和关节的活动度是正常的。症状范围可从弥漫性钝痛到疼痛和感觉异常，以及沿神经长度方向上的敏感性增加。神经敏感性评估显示了关节活动度的减少，因为这往往是患者/运动员报告的主要功能问题。

如果我们考虑与大腿后部相关的神经敏感性问题，我们可能会问自己：我们如何区分腘绳肌的神经紧张和肌肉僵硬？考虑那些直腿抬高测试结果不佳的患者：通常，他们还会报告大腿后部疼痛和不适。如果在直腿抬高测试中引入敏化成分后症状没有明显变化，则直腿抬高测试结果不佳是神经紧张所致的可能性较小；它更可能是由肌肉僵硬引起的。

根据我的经验，我建议临床医生在采用神经动员技术之前，首先对脊柱–骨盆复合体进行有效治疗，以控制神经敏感性。在我看来，这将有助于减少下腰椎节段的限制，促进肌肉放松。此外，有一点非常重要，即肌肉失衡可能影响神经系统。例如，高张力股四头肌（特别是股直肌）可能会增加骨盆前倾角和后链张力。

神经敏感性评估技术

直腿抬高测试

- 患者仰卧，临床医生将伸直的腿抬高使髋关节屈曲，确保腿不会发生额状面或水平面的运动。
- 临床医生可以通过增大踝关节背屈角度来测

试近端症状（见图5.43）。临床医生可以通过患者髋关节的屈曲程度来测试患者脚或踝关节的远端症状。

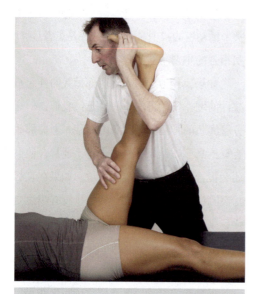

图5.43
直腿抬高测试

- 主动直腿抬高测试已被证明具有中等敏感性（0.52），但具有高特异性（0.89）（Majlesi et al., 2008），该测试可用于检测坐骨神经疼痛患者的神经张力。

神经敏化测试

- 临床医生可以将踝背屈和足外翻与主动直腿抬高结合，以针对胫神经进行敏化测试。

- 临床医生可以将踝背屈和足内翻与主动直腿抬高结合，以针对腓肠神经进行敏化测试。

- 临床医生可以将踝跖屈、足内翻、髋关节内收和内旋与主动直腿抬高结合，以针对腓总神经进行敏化测试。

坐位 Slump 测试

- 患者坐在治疗床上，按照指示进行胸腰椎屈曲。

- 临床医生对C7棘突和髋关节之间的腰椎和胸椎施加手动压力，确保缩短这两点之间的垂直距离。

- 患者颈椎屈曲，临床医生通过稳定患者的枕骨来维持手动压力。

- 患者膝关节进行主动或被动伸展，临床医生支撑其脚踝。

- 临床医生对患者踝关节进行背屈（见图5.44）。这增加了腰骶神经根的张力，特别是坐骨神经和胫神经的张力。

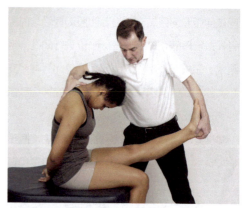

图5.44
坐位 Slump 测试

- 如前一段所述，精细化或敏感化运动测试可能包括双侧腰椎屈曲、髋关节内旋和内收，以及每根周围神经特有的支配足部的运动。

- Slump测试已被证明具有高敏感性（0.84）和高特异性（0.83）（Majlesi et al., 2008），

可用于检测腰椎间盘突出症患者的神经张力。

股神经测试

- 患者侧卧，保持膝关节和髋关节屈曲，并按照指示进行颈部屈曲。
- 患者将上方髋关节伸展，临床医生支撑其大腿并鼓励膝关节屈曲。
- 临床医生继续增加髋关节伸展的角度，直到患者报告大腿前部出现张力（见图5.45）。患者伸展颈部，临床医生注意其大腿前部张力的任何变化。

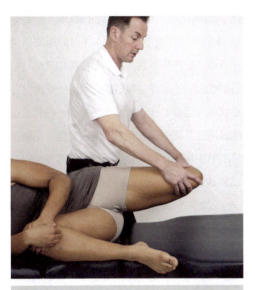

图 5.45
股神经测试

- 该测试已被证明在测试股神经张力方面具有高敏感性（1.00）和高特异性（0.83）（Tawa et al., 2017）。
- 髋关节外旋和内旋可用于测试髂腹股沟神经和髂腹下神经。

闭孔神经测试

- 如股神经测试所述，临床医生在患者侧卧位测试闭孔神经（Butler, 2010; Shacklock, 2005）。
- 增加髋外展角度来测试闭孔神经（见图5.46），闭孔神经与腹股沟和膝关节内侧相关。

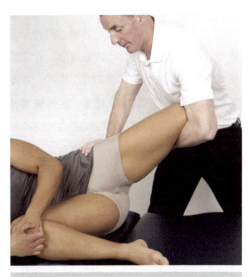

图 5.46
闭孔神经测试

肌肉力量和肌肉能力评估

　肌肉力量和肌肉能力评估可用于客观衡量个体承受不同强度和不同持续时间负荷的能力。这些因素可能有助于他们更有效地执行任务或行动（Spencer et al., 2016; Ratames et al., 2009）。由于肌肉组织能力不足，个体无法承受机械负荷，可能导致机体失去最佳的神经肌肉运动控制和动作效率。如果我们考虑一名患者或运动员由于慢性腰痛而失去了控制脊柱屈曲运动的能力，适当使用测试可能有助于他专注于解决后链肌肉能力并恢复功能，以实现无症状的腰椎屈曲。

重要的是要强调，应在正确的时间以正确的方式进行肌肉力量和肌肉能力测试，即一旦反应期缩短，在耐受情况下就可以进行（参见第4章，了解与愈合阶段相关的讨论）。然而，如果一个人有运动控制缺陷，那么测试他的肌肉能力是没有意义的。显然，首先需要解决运动控制缺陷。此外，在疼痛情况下评估个体的肌肉力量或肌肉能力是没有价值的，因为疼痛会抑制最佳肌肉功能，这可能会导致所测的力量输出减少。肌肉能力测试应尽可能旨在反映个体的运动或任务表现，以提供所考虑结果的相关度量。

在临床环境中，肌肉能力和肌肉力量的评估使临床医生能够记录运动员或患者随时间推移的进展情况。手持式测力计是测量肌肉能力的有用临床工具，与黄金标准等动测力计相比，其具有很高的正相关性（$r=0.91$）（Martin et al., 2006），以及出色的测试者内信度（Thorborg et al., 2016；Le Ngoc and Janssen, 2011；Thorborg et al., 2010；2011b）。它是一种快速、客观、便宜的工具，可用于测量临床环境中肌肉的功能。手持式测力计使用起来比较安全，它提供了客观评估，以补充管理流程，提示强度改进。它甚至可能有助于激励个人远离被动的医疗模式。当患者治疗结果和目标偏向症状而非功能时，患者对被动护理的依赖性会增加。患者或运动员通过分级运动使肌肉组织适应负荷可以培养肌肉的能力，这有助于改善治疗结果，使他们"强健"和"预防损伤"。

案例研究：患者L

以患者L为例，这位32岁的女性跑步者在第2个孩子出生两个月后恢复跑步，最近出现了与耻骨相关的腹股沟疼痛。最初，她的症状似乎在跑完3km后出现，但我见到她的时候，她跑完不到1km就开始出现症状。在咨询期间，她报告说，她在怀孕后开始了普拉提和其他与核心训练相关的运动，并对自己目前出现的这些症状感到沮丧。我对她检查后发现，她有显著的灵活性，同时可以有效地激活骨盆带和髋关节的肌肉组织。然而，我通过改良哥本哈根测试和改良索伦森短杠杆侧桥测试试验（见下文）对她的肌肉能力进行测试时，她的症状再次出现，这表明她无法承受负荷，且组织顺应性降低。

这一案例突出表明，单纯依靠灵活性和运动控制可能不足以让运动员发挥最佳功能，从而显示了分级负荷训练对发展肌肉能力的重要性。

肌肉力量和肌肉能力评估技术

用手持式测力计测试髋屈肌

● 患者仰卧，双手握住治疗床边缘，膝关节和髋关节屈曲90°进行测试。

- 手持式测力计装置位于大腿前部上方（见图5.47A）；临床医生指示患者用力对抗测力计至不适点（P1）或尽可能用力（P2）。

- 可通过改变体位进行测试，以便患者在位于治疗床末端的情况下，在外部范围内进行测试（见图5.47B）。

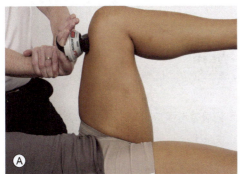

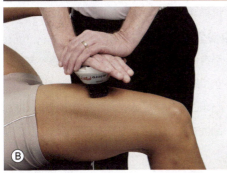

图5.47
用手持式测力计测试髋屈肌

- 测量（P1和P2）肌肉等长收缩，并与对侧进行比较。

用手持式测力计测试髋伸肌

- 患者俯卧在治疗床末端，双手握住治疗床边缘；受试侧髋关节伸展伴膝关节屈曲。

- 手持式测力计正好位于膝关节上方（见图5.48），临床医生指示患者向上推测力计到不适点（P1）或尽可能用力（P2）。

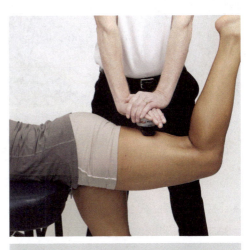

图5.48
用手持式测力计测试髋伸肌

- 测量（P1和P2）肌肉等长收缩，并与对侧进行比较。

用手持式测力计测试髋内收肌

- 患者仰卧，双手握住治疗床边缘，双腿伸直。

- 临床医生通过将肘部置于患者的两个踝关节之间来标准化额状面范围。

- 手持式测力计位于胫骨内侧上方（见图5.49），临床医生指示患者将测力计推至不适点（P1）或尽可能用力（P2）。

- 测量（P1和P2）肌肉等长收缩，并与对侧进行比较。

用手持式测力计测试髋外展肌

- 患者仰卧，双手握住治疗床边缘，双腿伸直。

- 临床医生通过将肘部置于患者两个踝关节之

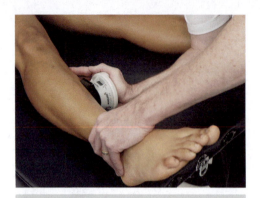

图5.49
用手持式测力计测试髋内收肌

间来标准化额状面范围。

- 手持式测力计位于胫骨外侧上方（见图5.50），临床医生指示患者将测力计推至不适点（P1）或尽可能用力（P2）。

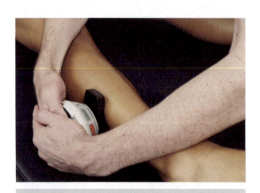

图5.50
用手持式测力计测试髋外展肌

- 测量（P1和P2）肌肉等长收缩，并与对侧进行比较。

短杠杆能力测试：等长内收肌侧桥（改良哥本哈根）测试

- 患者侧躺在长椅上，上方膝关节与髋关节、

骨盆和肩关节对齐。

- 临床医生指示患者收缩深层腹部肌肉，形成侧桥式（见图5.51）。

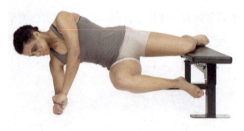

图5.51
等长内收肌侧桥测试

- 记录患者保持时间（秒），作为内收肌群肌肉能力的测量数据，并与对侧进行比较。
- 可以在更长的杠杆（直腿）位置进行测试，这样增加了内收肌的负荷。

改良索伦森短杠杆侧桥测试

- 患者侧卧，肘部支撑，膝关节与髋关节、骨盆和肩关节对齐。
- 临床医生指导患者收缩深层腹部肌肉，形成侧桥式并保持姿势（见图5.52）。

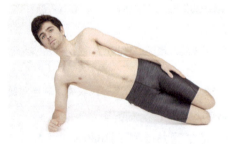

图5.52
改良索伦森短杠杆侧桥测试

- 记录保持时间（秒），作为脊柱稳定肌群的能力测量数据，并与对侧进行比较。根据麦吉尔（McGill）（1998）的评分等级，该测试的评分为：正常（5）——能够抬起骨盆并保持20秒；良好（4）——能够抬起骨盆，但难以保持10秒；一般（3）——能够抬起骨盆，但不能保持5秒；较差（2）——无法抬起骨盆。

- 通过在更长的杠杆位置（直腿）进行测试，脊柱稳定肌群的负荷（需求）可以增加。

坐－站式蹲

- 患者坐在椅子上或治疗床边缘，双臂交叉在胸前，双脚放在地板上，膝盖与第二趾对齐。或者，可以在没有椅子的情况下使用大强度弹力带进行该测试（见图5.53）。

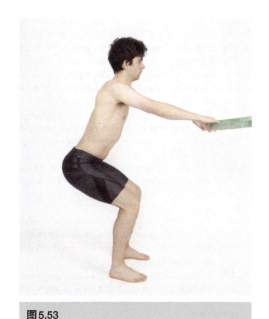

图5.53
坐－站式蹲

- 临床医生指导患者进行从坐到站的下蹲；测试分数由患者在60秒内重复动作的次数表示。

- 此测试已被证明在测试下肢力量方面具有优异的测试者内信度（0.90）（Cliborne et al., 2004）。

- 可调整该测试，通过单腿执行该测试来增加负荷。

结论

本章旨在介绍我认为临床医生应具备的基本知识，帮助他们了解"5个ATE"框架的前两个组成部分：评估和教育。这些建议基于我多年专业实践的临床经验。为了理解"5个ATE"框架的这两个组成部分，临床医生应努力深入了解肌肉评估的5个阶段，这包括功能、位置、关节、肌肉和神经敏感性评估的所有方面或特定方面。

总之，使用"5个ATE"框架中的评估来帮助教育患者，临床医生可以从了解病史开始，鼓励患者讲述自己的故事，在此期间，患者和临床医生之间开始形成良好的治疗关系。作为一名临床医生，需要开始建立假设，并使用一系列测试对每个假设进行相应的测试，这些测试可以涵盖肌肉骨骼评估的5个阶段中的任何一个或所有阶段。请记住，有些测试在统计学上比其他测试的可靠性更高，但这并不意味着应该完全忽略可靠性较弱的测试。作为临床医生，我鼓励您尝试微型治疗或症状改善技术，并重新评估以测试您的假设，从而为每位患者提供诊断结果。您在这个过程中获得的信息对使用另外两个部分（手法操作和激活）来成功管理患者有很大帮助。第6章和第7章将讨论手法操作和激活的内容。

参考文献

Anloague, PA., Chorny, WS., Childs, KE. et al., 2015. The relationship between the femoral nerve tension and hip flexor length. *Journal Novel Physiotherapy*, 5(244).

Beneciuk, JM., Bishop, MD. and George, SZ., 2009. Effects of upper extremity neural mobilization on thermal pain sensitivity: a sham-controlled study in asymptomatic participants. *Journal Orthopaedic Sports Physical Therapy*, 39, pp.428–438.

Buckle, J., Spencer, S., Fawcett, L. et al., 2017. Validity of the digital inclinometer and iphone when measuring thoracic spine rotation. *Journal Athletic Training*, 52(9), pp.820–825.

Butler, D., 2010. *The Neurodynamic Techniques*. Adelaide: Noigroup Publications.

Cibulka, MT., White, DM., Woehrle, J. et al., 2009. Hip pain and mobility deficits—hip osteoarthritis: clinical practice guidelines. *Journal Orthopaedic Sports Physical Therapy*, 39(4), pp.A1–A25.

Cliborne, AV., Waineer, RS., Rhon, DI. et al., 2004. Clinical hip tests and a functional squat test in patients with knee osteoarthritis: reliability, prevalence of positive test findings, and short-term response to hip mobilization. *Journal Orthopaedic Sports Physical Therapy*, 34, pp.676–685.

Coppieters, MW. and Alshami, AM., 2007. Longitudinal excursion and strain in the median nerve during novel gliding exercises for carpal tunnel syndrome. *Journal Orthopaedic Research*, 25, pp.972–980.

Coppieters, MW. and Butler, DS., 2008. Do 'sliders' slide and 'tensioners' tension? An analysis of neurodynamic techniques and considerations regarding their application. *Manual Therapy*, 13, pp.213–221.

Coppieters, MW., Hough, AD. and Dilley, A., 2009. Different nerve-gliding exercises induce different magnitudes of median nerve longitudinal excursion: an in vivo study using dynamic ultrasound imaging. *Journal Orthopaedic Sports Physical Therapy*, 39(3), pp.164–171.

Dreyfuss, P., Dreyer, S, Griffin, J. et al., 1994. Positive sacroiliac screening tests in asymptomatic adults. *Spine*, 10, pp.1138–1143.

Dreyfuss, P., Michaelsen, M., Pauza, K. et al., 1996. The value of medical history and physical examination in diagnosing sacroiliac pain. *Spine*, 21, pp.2594–2602.

Elkstrom, L., Zhang, Q., Abrahamson, J. et al., 2020. A model for the evaluation of the electric activity and oxygenation in the erector spinae muscle during isometric loading adapted for spine patients. *Journal Orthopaedic Surgery and Research*, 15, p. 155.

Feddock, CA., 2007. The lost art of clinical skills. *American Journal Medicine*, 120, pp.374–378.

Ferreira, PH., Ferreira, ML., Maher, CG. et al., 2013. The therapeutic alliance between clinicians and patients predicts outcome in chronic low back pain. *Physical Therapy*, 93, pp.470–478.

Fuentes, J., Armijo-Olivo, S., Funabashi, M. et al., 2014. Enhanced therapeutic alliance modulates pain intensity and muscle pain sensitivity in patients with chronic low back pain: an experimental study. *Physical Therapy*, 94, pp.477–489.

Gibbons, S., 2007. Assessment and rehabilitation of the stability function of psoas major. *Manuelle Therapie*, 11, pp.177–187.

Greenman, P., 1996. *Principles of Manual Medicine*. 5th ed. Philadelphia: Lippincott Williams and Wilkins.

Hall, AM., Ferreira, PH., Maher, CG. et al., 2010. The influence of the therapist-patient relationship on treatment outcome in physical rehabilitation: a systematic review. *Physical Therapy*, 90, pp.1099–1110.

Haneline, MT., Cooperstein, R., Young, M. et al., 2008. Spinal motion palpation: a comparison of studies that assessed intersegmental end feel vs excursion. *Journal Manipulative Physiology Therapy*, 31(8), pp.616–626.

Hegedus, EJ., Goode, A., Campbell, S. et al., 2008. Physical examination tests of the shoulder: a systematic review with meta-analysis of individual tests. *British Journal Sports Medicine*, 42, pp.80–92.

Higgins, T., Larson, E. and Schnall, R., 2017. Unravelling the meaning of patient engagement: a concept analysis. *Patient Educational Counseling*, 100, pp.30–36.

Hill, JC., Dunn, KM., Lewis, M. et al., 2008. A primary care back pain screening tool: identifying patient subgroups for initial treatment. *Arthritis Care and Research*, 59, pp.632–641.

Hill, JC., Whitehurst, DG., Lewis, M. et al., 2011. Comparison of stratified management for low back pain with current best practice (STarT Back): a randomised controlled trial. *Lancet*, 378, pp.1560–1571.

Hodges, P., Moseley, G., Gabrielsson, A. et al., 2003. Experimental muscle pain changes feedforward postural responses of the trunk muscles. *Experimental Brain Research*, 151(2), pp.262–271.

Hölmich, P., Hölmich, LR. and Bjerg, AM., 2004. Clinical examination of athletes with groin pain: an intraobserver and interobserver reliability study. *British Journal of Sports Medicine*, 38(4), pp.446–451.

Hoyt K., Kneezel T., Castaneda B. et al., 2008. Quantitative sonoelastography for the in vivo assessment of skeletal muscle viscoelasticity. *Physics in Medicine and Biology*, 53(7), pp.4063–4080.

Hungerford, B., Gilleard, W., Moran, M. et al., 2007. Evaluation of the ability of physical therapists to palpate intrapelvic motion with the stork test on the support side. *Physical Therapy*, 87(7), pp.879–887.

Hush, JM., Cameron, K. and Mackey, M., 2007. Patient satisfaction with musculoskeletal physical therapy care: a systematic review. *Physical Therapy*, 91, pp.25–36.

Inscoe, E., Witt, P., Gross, M. et al., 1995. Reliability in evaluating passive intervertebral motion of the lumber spine. *Journal Manual Manipulative Therapy*, 3(4), pp.135–143.

Janda, V., 1998. *Muscle Imbalance and Movement Dysfunction*. Course notes, Joint Chiropractic Committee Conference, Anglo-European College of Chiropractors, Bournemouth, UK.

Johansson, H., Sjölander, P. and Sojka, P., 1991. Receptors in the knee joint ligaments and their role in the biomechanics of the joint. *Critical Reviews in Biomedical Engineering*, 18(5), pp.341–368.

Jones, M., 1992. Clinical reasoning in manual therapy. *Physical Therapy*, 72(12), pp.875–884.

Lamontagne, M., Kennedy, M. and Beaulé, P., 2009. The effect of cam FAI on hip and pelvic motion during maximum squat. *Clinical Orthopaedics and Related Research*, 467(3), pp.645–650.

Laslett, M., Aprill, C., McDonald, B. et al., 2005. Diagnosis of sacroiliac joint pain: validity of individual provocation tests and composites of tests. *Manual Therapy*, 10(3), pp.207–218.

Laslett, M., McDonald, B., Aprill, C. et al., 2006. Clinical predictors of screening lumbar zygapophyseal joint blocks: development of clinical prediction rules. *The Spine Journal*, 6(4), pp.370–379.

Lee, D., 2011. *The Pelvic Girdle. An Integration of Clinical Expertise and Research*. 4th ed. Edinburgh: Churchill Livingstone/Elsevier.

Le-Ngoc, L. and Janssen, J., 2011. Validity and reliability of a hand-held dynamometer for dynamic muscle strength assessment. *Rehabilitation Medicine*, 4, pp.53–66.

Lequesne, M., Mathieu, P., Vuillemin-Bodaghi, V. et al., 2008. Gluteal tendinopathy in refractory greater trochanter pain syndrome: diagnostic value of two clinical tests. *Arthritis & Rheumatism*, 59(2), pp.241–246.

Lewit, K., 1999. *Manipulative Therapy in Rehabilitation of the Locomotor System*. 3rd ed. Oxford: Butterworth, pp.26–29.

MacLeod, R. and McPherson, KM., 2007. Care and compassion: part of the person-centred rehabilitation, inappropriate response or a forgotten art? *Disability Rehabilitation*, 29, pp.1589–1595.

Majlesi, J., Togay, H., Unalan, H. et al., 2008. The sensitivity and specificity of the slump and the straight leg raising tests in patients with lumbar disc herniation. *Journal Clinical Rheumatology*, 14(2), pp.87–91.

Martin, HJ., Yule, V., Syddall, HE. et al., 2006. Is hand-held dynamometer useful for the measurement of quadriceps strength in older people? A comparison with the gold standard Biodex dynamometry. *Gerontology*, 52, pp.154–159.

Martin, HD., Kivlan, BR., Palmer, IJ. et al., 2014. Diagnostic accuracy of clinical tests for sciatic nerve entrapment in the gluteal region. *Knee Surgery, Sports Traumatology, Arthroscopy*, 22(4), pp.882–888.

McGill, S., 1998. Low back exercises: evidence for improving exercise regimes. *Physical Therapy*, 78, pp.754–765.

Mead, N. and Bower, P., 2000. Patient-centredness: a conceptual framework and review of the empirical literature. *Social Science Medicine*, 51, pp.1087–1110.

Mens, J., Vleeming, A., Snijders, C. et al., 2002. Reliability and validity of hip adduction strength to measure disease severity in posterior pelvic pain since pregnancy. *Spine*, 27(15), pp.1674–1679.

Mens, J., Damen, L., Snijders, C. et al., 2006. The mechanical effect of a pelvic belt in patients with pregnancy-related pelvic pain. *Clinical Biomechanics*, 21(2), pp.122–127.

Meyer, G.A., McCulloch, A.D. and Lieberman, R.L., 2011. A nonlinear model of passive muscle viscosity. *Journal Biomechanical Engineering*, 133(9), pp.091007–1–091007–9.

Miciak, M., Mayan, M., Brown, C. et al., 2018. The necessary conditions of engagement for the therapeutic relationship in physiotherapy: an interpretive description study. *Archives of Physiotherapy*, 8(3).

Nee, RJ., Vincenzino, B., Jull, GA. et al., 2012. Neural tissue management provides immediate clinically relevant benefits without harmful effects for patients with nerve related neck and arm pain: a randomized trial. *Journal Physiotherapy*, 58(1), pp.23–31.

O'Sullivan, P., Caneiro, JP., O' Keefe, M. et al., 2018. Cognitive functional therapy: an integrated behavioral approach with articular exercises for the targeted disabling low back pain. *Physical Therapy*, 98, pp.408–423.

Panzer, D., 1992. The reliability of lumbar motion palpation. *Journal Manipulative and Physiological Therapeutics*, 15(8), pp.518–524.

Pincus, T., Holt, N., Vogel, S. et al., 2013. Cognitive and affective reassurance and patient outcomes in primary care: a systematic review. *Pain*, 154(11), pp.2407–2416.

Quack, C., Schenk, P., Laeubli, T. et al., 2007. Do MRI findings correlate with mobility tests? An explorative analysis of the test validity with regard to structure. *European Journal Spine*, 16(6), pp.803–812.

Ranawat, AS., Guadiana, MA., Slullitel, PA. et al., 2017. Foot progression angle walking test: a dynamic diagnostic assessment for femoroacetabular impingement and hip instability. *Orthopaedic Journal Sports Medicine*, 5(1), p. 2325967116679641.

Ratamess, NA., Alvar, A., Evetoch, TK. et al., 2009. American College of Sports Medicine position stand: progression models in resistance training for healthy adults. *Medicine Science Sports Exercise*, 41(3), pp.687–708.

Reese, NB. and Bandy, WD., 2003. Use of an inclinometer to measure flexibility of the iliotibial band using the Ober test and the modified Ober test: differences in magnitude and reliability of measurements. *Journal Orthopaedic & Sports Physical Therapy*, 33(6), pp.326–330.

Reiman, M., Mather, R. and Cook, C., 2015. Physical examination tests for hip dysfunction and injury. *British Journal of Sports Medicine*, 49(6), pp.357–361.

Riddle, DL. and Freburger, JK., 2002. Evaluation of the presence of sacroiliac joint region dysfunction using a combination of tests: a multicenter intertester reliability study. *Physical Therapy*, 82(8), pp.772–781.

Roussel, N., Nijs, J., Mottram, S. et al., 2009. Altered lumbopelvic movement control but not generalised joint hypermobility is associated with increased injury in dancers. A prospective study. *Manual Therapy*, 14(6), pp.630–635.

Rubinstein, SD. and van Tulder, M., 2008. A best-evidence review of diagnostic procedures for neck and low back pain. *Best Practice Research Clinical Rheumatology*, 22, pp.471–482.

Schönberger, M., Humle, F., Zeeman, P. et al., 2006. Working alliance and patient compliance in brain injury rehabilitation and their relation to social outcome. *Neuropsychological Rehabilitation*, 16, pp.2988–314.

Serner, A., Weir, A., Tol, J. et al., 2016. Can standardised clinical examination of athletes with acute groin injuries predict the presence and location of MRI findings? *British Journal Sports Medicine*, 50(24), pp.1541–1547.

Shacklock, M., 1995. Neurodynamics. *Physiotherapy*, 81(1), pp.9–16.

Shacklock, M., 2005. *Clinical Neurodynamics: A New System of Musculoskeletal Treatment*. Edinburgh: Butterworth Heinemann/Elsevier.

Spencer, S., Wolf, A. and Rushton, A., 2016. Spinal-exercise prescription in sport: classifying physical training and rehabilitation by intention outcome. *Journal Athletic Training*, 51(8), pp.613–628.

Stratford, PW., Binkley, JM. and Riddle, DL., 2000. Development and initial validation of the Back Pain Function Scale. *Spine*, 25, pp.2095–2102.

Swärd-Aminoff, A., Agnvall, C., Todd, C. et al., 2018. The effect of pelvic tilt and cam on hip range of motion in young elite skiers and nonathletes. *Open Access Journal of Sports Medicine*, 9, pp.147–156.

Tawa, N., Rhoda, A. and Diener, I., 2017. Accuracy of clinical neurological examination in diagnosing lumbo-sacral radiculopathy: a systemic literature review. *BMC Musculoskeletal Disorders*, 18, p.93.

Thorborg, K., Peterson, J., Magnusson, SP. et al., 2010. Clinical assessment of hip strength using a hand-held dynamometer is reliable. *Scandinavian Journal Medicine Science in Sports*, 20(3), pp.493–501.

Thorborg, K., Hölmich, P., Christensen, R. et al., 2011a. The Copenhagen Hip and Groin Outcome Score (HAGOS): development and validation according to the COSMIN checklist. *British Journal Sports Medicine*, 45(6), pp.478–491.

Thorborg, K., Serner, A., Peterson, J. et al., 2011b. Hip adduction and abduction strength profiles in elite soccer players: implications for clinical evaluation of hip adductor muscle recovery after injury. *American Journal Sports Medicine*, 39(1), pp.121–126.

Thorborg, K., Bandholm, T., Zebis, M. et al., 2016. Large strengthening effect of a hip-flexor training programme: a randomized controlled trial. *Knee Surgery Sports Traumatology Arthroscopy*, 24, pp.2346–2352.

Van Dillen, L., Maluf, K. and Sahrmann, S., 2009. Further examination of modifying patient-preferred movement and alignment strategies in patients with low back pain during symptomatic tests. *Manual Therapy*, 14(1), pp.52–60.

Verrall, G., Slavotinek, J., Barnes, P. et al., 2005. Description of pain provocation tests used for the diagnosis of sports-related chronic groin pain: relationship of tests to defined clinical (pain and tenderness) and MRI (pubic bone marrow oedema) criteria. *Scandinavian Journal of Medicine and Science in Sports*, 15(1), pp.36–42.

Vleeming, A., Stoeckart, R., , A. et al., 1990a. Relation between form and function in the sacroiliac joint. *Spine*, 15(2), pp.130–132.

Vleeming, A., Volkers, A., Snijders, C. et al., 1990b. Relation between form and function in the sacroiliac joint. *Spine*, 15(2), pp.133–136.

Waldhelm, A., Gacek, M., Davis, H. et al., 2019. Acute effects of neural gliding on athletic performance. *Internal Journal Sports Physical Therapy*, 14(4), pp.603–612.

Yong, P., Alias, N. and Shuaib, I., 2003. Correlation of clinical presentation, radiography and magnetic resonance imaging for low back pain. A preliminary survey. *Journal Hong Kong College Radiology*, 6, pp.144–151.

Youdas, J., Mraz, S., Norstad, B. et al., 2007. Determining meaningful changes in pelvic-on-femoral position during the Trendelenburg test. *Journal of Sport Rehabilitation*, 16(4), pp.326–335.

引言

手法操作通常是指肌肉骨骼医生在治疗时采用的治疗方法，其中，有一系列方法是使用"触摸"和"有效的手法"来帮助安抚患者，同时在临床医生和患者之间建立良好的治疗关系。在过去的几年时间里，手法治疗受到了相当多的批判（Oostendorp, 2018）。事实上，很多临床医生质疑操作性手法治疗的价值（Collins et al., 2017），而建议转为另一种以患者为中心的、主动的方式来提供医疗保健（Kolb et al., 2020）。这一转变很可能正是因为最近更一致、更科学、更基于证据的处理肌肉骨骼疼痛方法的建议（Lin et al., 2020）。这些建议的观点是，让患者变得更强大，赋予他们权力同时激励他们去帮助自己，从而使得患者变得更好，这种方式可能比手法治疗和基于组织的诊断方法来得更有价值（Gifford, 1998）。

虽然我完全同意尽快地进行主动治疗将带来更多令人满意的结果，但是临床医生应该保持谨慎并了解新的治疗方法。因为就像摇摆的时钟一样，治疗方法也是需要不断改变的，类似的情况还包括时尚界中众所周知的不断变化的裙摆。我认为考虑把手法治疗纳入主动治疗方法中是有逻辑意义的。举个例子，手法治疗可以用作症状缓解技术（Lewis, 2009），也可以用于评价局部组织的灵活性和稳定性，手法治疗的应用基于关节相互依存理论（Alrwaily et al., 2016；Sueki et al., 2013）。此外，在我的观点中，有效的手法"触摸"对安抚患者可能起到很重要的作用，同时帮助建立医患间良好的治疗关系。因此，早期使用适当的手法操作（2~4个疗程）来缓解疼痛（Cook, 2021）可能有助于患者朝着更积极的生活方式发展。

基于以上观点，让我们看一下患者M的案例吧。

案例研究：患者M

患者M是一名24岁的女性职业田径运动员。在比赛日早晨，她自诉右侧腰痛。她在前一天晚上进行检查时没有发现活动异常，得到的结论是没有必要接受任何手法治疗。但是，当她在比赛日当天报告腰痛时，临床医生不得不开始思考她在之前几天的其他活动：她经过4小时的行程，包括坐车和坐飞机，还有可能由于睡不熟悉的床产生问题。这些因素结合比赛的心理压力，应该会让临床医生自问："我昨晚忘记什么事情了吗？"不管是否遗漏了什么，有一件事是绝对清楚的：需要评估。

主动评估发现患者M右侧下腰椎活动受限；被动评估发现其L4~L5腰椎节段活动度减少。此外，患者M的右侧臀肌张力增加，主动、被动髋关节活动度均减少，触诊发现臀大肌和臀中肌内有紧密的肌筋膜带。临床医生认为可能是L4~L5小关节激惹问题，这可能增加了臀肌的神经张力，因为它们受到那个节段的神经支配。临床医生向患者M解释说，她的症状很可能是漫长的行程和睡在不熟悉的床上导致的，这些信息有助于让她放心。但现在临床医生要做出决定了！患者M需要无痛地参加比赛，考虑到这一点，就会面临一个困境：她是应该通过运动来改善她的神经肌肉控制，还是使用手法操作来有效地缓解症状？如果临床医生使用手法操作，又需考虑是处理关节还是软组织，还是两者都处理。

患者M表现为活动受限；因此，适当的手法操作可以帮助减轻症状、缓解疼痛和快速恢复功能。

我使用此案例是想说明在正确的时间使用，手法操作可成为非常有力的工具。在我的观点中，手法操作是一种有技巧的艺术，例如，当治疗师想在他们的技能工具箱中增加一项手法技能时，仅通过参加周末培训班来实现是没有那么容易的。那些技艺娴熟的临床医生经过多年的培训和经验积累，才发展和改进了他们的技能。但是，定义手法操作是极其困难的。这是因为在物理治疗中的每个学科似乎都有一个略微不同的解释。此外，手法操作是只涉及关节还是应该包括软组织？在本章中，我用术语"手法操作"来描述任何用于影响关节、肌筋膜和神经系统

的技术（关节、软组织或肌肉激活）。

关节手法操作

根据埃文斯和卢卡斯（Evans and Lucas, 2010）的报道，手法操作应包括两个可以移动的关节面。这些研究者提出了两类经验推导的特征来描述手法操作：动作和机械性反应。

在动作中：

- 对受试者施加一个力；
- 此力的作用线垂直于受影响关节的关节面。

在机械性反应中：

- 一个力的应用会产生关节运动；
- 关节运动包括关节面的分离；
- 关节空化发生在受影响的关节内。

软组织手法操作

洛赫马尼和惠滕（Loghmani and Whitten, 2016）将软组织手法操作定义为"一种强大的机械治疗形式，包括对身体的软组织施加非侵入性机械刺激，通过机械传导过程影响分子、细胞和组织的结构和功能。"机械疗法被定义为任何使用机械刺激来影响生物变化的干预措施，而机械传导是将机械刺激转化为细胞、分子和软组织反应的过程。

软组织手法操作可能包括多种形式的治疗，并涉及直接或间接的方法。直接方法的一个例子是在障碍处进行手法操作，例如在特定的肌筋膜松解技术中；间接方法的一个例子是在远离障碍处进行操作，例如应用拮

抗松弛术。表6.1总结了软组织手法操作技术的例子。

表6.1　软组织手法操作技术的例子	
技术	**目的**
深层横向摩擦	专门设计的，通过与纤维走行交叉的手法操作来处理肌肉、肌腱和韧带
仪器辅助的软组织手法操作	专门设计的手持式设备，用于松解软组织
抑制技术	直接施加压力在特定的触发点或压痛点
肌筋膜松解技术	专门用于那些对其他形式的软组织手法操作没有反应的肌筋膜组织
拮抗松弛术	一种间接的技术，它涉及的操作是远离障碍点的

肌肉激活技术

应用肌肉激活技术的基本原理源于本体感神经肌肉易化法（Proprioceptive Neuromuscular Facilitation, PNF）和肌肉能量技术的使用。这些技术依赖于患者对抗治疗师手动施加的阻力而产生的肌肉收缩，包括等长收缩和等张收缩。尽管关于肌肉激活技术有效性的证据有限，但它们的临床有效性使其对运动系统的再训练具有非常宝贵的价值。这可能涉及对受抑制肌肉的激活和再训练，或增加一块缩短（挛缩）肌肉的延展性，或帮助受限关节增加活动（Fryer, 2006; 2011）。

关节手法操作的神经生理学

关节手法操作是指在高速、小振幅推力技术中应用"推力"。在正常的生理条件下，这将导致在关节内产生"砰"或"裂开的声音"。虽然关节手法操作被临床医生广泛用于调节急性和慢性疼痛，但关于这一过程背后的神经生理学的科学证据有限。人们认为，疼痛调节可能通过以下3种机制的一种或几种组合产生。

疼痛闸门机制

疼痛闸门机制（见图6.1）的描述可追溯到20世纪60年代，基于梅尔扎克和沃尔（Melzack and Wall, 1965）的发现。他们的理论认为，疼痛是由一种位于脊髓后角层中的闸门机制调节的。他们提出疼痛是抵抗刺激的平衡理论（Kandel et al., 2000）。据推测，伤害性的、小直径纤维可以打开闸门，而来自关节囊机械感受器、肌梭和皮肤机械感受器的非伤害性的、大直径纤维可以关闭闸门。如果关节手法操作提供了快速且足够的力量来移动关节的机械脉冲，这很可能是通过制造一种非伤害性物质，由大直径纤维（肌梭和小关节机械感受器）传入来调节疼痛闸门机制（Potter et al., 2005; Lederman, 1997），从而缓解症状。

疼痛减轻机制

在手法治疗领域，有大量的证据支持手法治疗后的痛觉减退（疼痛减轻）是通过大

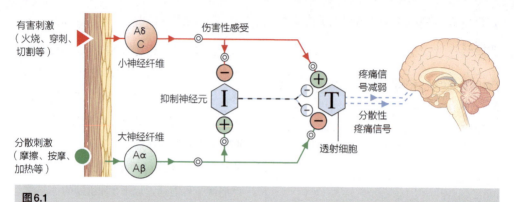

图6.1

疼痛闸门机制

脑控制疼痛减轻机制（见图6.2）产生的结果（Potter et al., 2005; Sterling et al., 2001; Vin-cenzino et al., 1998）。中脑导水管周围灰质是大脑中的一个灰质区域，它围绕着第三脑室，

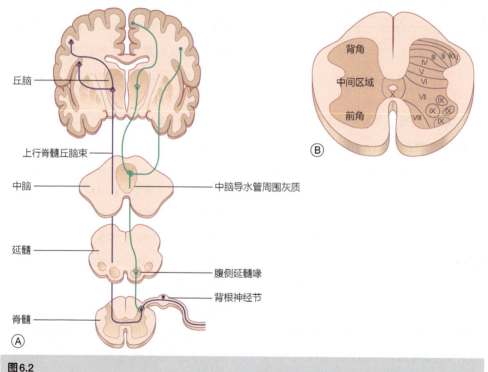

图6.2

疼痛减轻机制

当受到刺激时，通过下行的中脑导水管周围灰质通路产生镇痛作用（Reynolds, 1969）。当背侧中脑导水管周围灰质受刺激时，通过快速作用的非阿片类镇痛反应调节疼痛，而腹侧中脑导水管周围灰质通过长时间作用的阿片类镇痛反应调节疼痛（Satpute et al., 2013）。交感神经兴奋是刺激背侧中脑导水管周围灰质的结果，而交感神经抑制则是刺激腹侧中脑导水管周围灰质的结果（Sterling, 2001）。与安慰剂组相比，实际关节手法操作的机械刺激已被证明会影响痛觉减退和交感神经兴奋，而这反过来可能会通过背侧中脑导水管周围灰质介导的下行通路的内源性激活来调节疼痛（Sterling et al., 2001；Vincenzino et al., 1998）。

神经递质

研究证明神经递质在疼痛调节中发挥着重要作用（Kandel et al., 2000）。P物质已经被证明是一种可以调节疼痛的神经递质。它在背根神经节中产生，并通过C纤维释放到脊髓的外周组织和脊髓的背角中，从而影响伤害性感受的输入（Kandel et al., 2000）。疼痛调节也可能是由于内源性抗伤害感受系统释放的β-内啡肽增加所致（Potter et al., 2005; Kandel et al., 2000）。β-内啡肽由脑垂体分泌，通过降低脊髓背角P物质的有效性，减少对更高中枢的输入，从而具有抗伤害性作用。在一些研究中显示在进行高速、小振幅推力的手法操作后，血浆中β-内啡肽发挥了抗伤害性作用，从而导致痛觉减退（Thom-son et al., 2009; Vernon et al., 1986）。

软组织手法操作的神经生理学

软组织手法操作可以被看作是一种机械疗法。其被定义为使用机械刺激来影响生物变化的任何干预措施（Huang et al., 2013; Khan and Scott, 2009）。人体内所有的细胞都会对机械刺激做出反应，而适当地使用软组织手法操作可能会直接影响细胞反应、分子途径以及组织的结构、功能、愈合、修复和再生（Best et al., 2013）。细胞有能力感知环境中的变化，并将这些变化转化为生化信号（机械传导），这对健康、生存和功能至关重要。（Thompson et al., 2016）。

通过施加一个可控的物理学上的力，组织会产生局部变化。当检测到组织变化时，它被转化为可能具有深远生物学效应的信号，由细胞内和细胞外的信号反应介导。细胞外基质（Extra-Cellular Matrix, ECM）主要由水和纤维蛋白组成，如胶原蛋白；它为细胞提供了一种结构，并在细胞功能、生长、愈合和再生中发挥作用。细胞外基质创造了一个环境，维持结缔组织的结构和功能关系，使得结缔组织相互联系。据推测，软组织手法操作通过机械刺激产生了一种串联效应，由细胞的"应激"引发，传递到所谓的"细胞骨架"。这可以通过穿过细胞膜（细胞外基质整合素）并将细胞外基质连接到细胞内环境的小分子来感知（Martino et al., 2018）。这不是新兴的理论。沃尔夫定律指出，骨骼的重塑是对身体压力的反应。戴维斯定律描述了软组织如何根据强加的需求重塑自己。

肌肉激活技术的神经生理学

任何形式的肌肉激活技术的潜在神经生理效应都可能涉及多种机制。例如，肌肉能量技术的作用可能包括疼痛调节，组织延展性的增加，以及本体感觉、运动模式与运动控制和流体力学的改变（Fryer, 2011）。

疼痛调节

痛觉减退可能是患者对拉伸的耐受性增加的结果，这可能涉及中枢和外周机制（Fryer and Fossum；Fryer, 2006）。这些机制包括肌肉、关节机械感受器和中枢介导通路的激活，例如中脑导水管周围灰质，或非阿片类药物、血清素和去甲肾上腺素能下行抑制通路。交感神经兴奋已被证明是通过在肌肉收缩时激活外侧和背外侧中脑导水管周围灰质而发生的（Seseke et al., 2006；Liand Mitchell, 2003）。同样，下行的非阿片类抑制通路已被证明发生在关节松动后（Paungmali et al., 2004；Skyba et al., 2003）。由于短暂的肌肉收缩而改善的流体动力学可能有助于痛觉减退（Havas et al., 1997），同时由于间隙压力的变化，机械力对成纤维细胞的活性会产生影响（Langevin et al., 2005）。也有人推测，疼痛调节可减少炎症细胞因子，并使外周受体脱敏（Fryer, 2011）。

增加肌肉延展性

组织特性黏弹性和可塑性的改变可能会导致肌肉延展性的增加（Taylor et al., 1997；Lederman, 2005），并且这可能会影响细胞外的流体动力学（Fryer, 2011；Fryer and Fossum, 2010；Schleip, 2003）和成纤维细胞机械传导（Langevin et al.；Schleip, 2003）。以前，反射性放松在许多文献中被引用，作为一种应用了某种特定软组织技术后能够改善关节活动度、肌肉长度和组织变化的机制（Fryer and Fossum, 2010；Fryer, 2006）。然而，虽然有报道称施加肌肉能量技术后低水平的肌电图活性增加，但迄今为止没有研究表明施加肌肉能量技术后肌电图活性减少（Ferber et al., 2002；Osternig et al., 1987）。

运动控制改变

有强有力的证据表明，本体感觉、运动模式和运动控制的改变可能是肌肉激活技术的结果。有证据表明，脊柱疼痛会破坏本体感觉，抑制运动控制，从而降低本体感受器对脊柱运动和位置的感知（Lee et al., 2008；Grip et al., 2007；Taimela et al., 1999）。这在高水平运动中经常被观察到，运动员由于软组织过度负荷导致肌肉疲劳而出现腰痛。因此，如果肌肉通过低阈值肌肉募集激活来促进关节周围的运动，那么可以推断它对本体感觉反馈、运动控制和动作学习也会有影响。

关节手法操作的效果

关节突关节

大多数临床医生会将关节手法操作等同于在高速、小振幅推力期间应用的"推力"

技术。为了理解它的作用原理，我们需要意识到关节突关节有一个承受外力的极限值或阈值，这取决于它们在脊柱中的位置。例如，胸椎的阈值最高可达500N，而腰椎的阈值较低，为400N（Brennan，1995）。当施加外力时，如高速、小振幅推力超过关节突关节的阈值时，关节的滑膜液内会发生关节空化，导致触诊时可听到"砰"或"噼啪"的声音（Evans and Lucas，2010）。

椎间盘

关节手法操作也可能对椎间盘有影响。椎间盘内的压力变化已被证明与椎间运动相关。迈涅和吉永（Maigne and Guillon，2000）证实了当正在进行高速、小振幅推力干预时，椎间盘内压力略有增加，而随后在高速、小振幅推力干预结束时，椎间盘内压力略有下降。我们认为，在进行了以分离关节面并降低关节内压力为目的的手法操作后，关节将会重新定位（Oliphant，2004）。同样针对一个突出的椎间盘进行手法操作，可能有助于将其恢复到最佳位置（Maigne and Nieves，2005）。但目前还缺乏科学证据来支持手法操作能够治疗因椎间盘问题引发的腰痛。

肌肉组织

在临床上经常观察到，高速、小振幅推力干预后肌肉活动减少。这可能是由于在应用高速、小振幅推力技术时拉伸了脊柱旁的肌肉。实施技术的方式可能也很重要。例如，

长杠杆手法操作将比短杠杆手法操作更能拉伸到椎旁肌（Gyer et al.，2017）。通过椎间盘运动、关节突关节分离和椎旁肌伸展，高速、小振幅推力技术可能导致肌张力降低。这些因素可能都有助于调节γ和α运动神经元的反射活动（Maigne and Vautravers，2003）并导致肌肉张力的降低。

案例研究：关于患者M的更多信息

回顾患者M的情况，她是在比赛当日患有腰痛的运动员，手法操作很可能能够改善她的运动障碍，但我看到一些临床医生回避使用这种方法。回避的可能原因之一是临床医生或执业医生不愿意执行可能使运动员/患者症状恶化的操作，如果手法操作技术不足以解决这个问题，或者可能在手法操作后产生不良刺激，这可能是神经和肌肉骨骼系统输入的副作用。他们的技能水平可能不足以进行如此微妙的手法操作。这本身并不是一个问题，因为还有许多其他的方法。然而，如果对运动员或者病人能够执行正确的手法操作，那么它将是一个非常有效的治疗手段。针对患者M的情况，使用关节手法操作是调节疼痛的一种快速有效的方法，从而使她能够继续进行正常的热身活动，这将有助于刺激关节活动和正向调节（即恢复稳态机制）神经系统。

软组织手法操作的效果

肌肉和结缔组织

结缔组织包围并连接着肌肉组织，因此，软组织手法操作会同时影响这两种结构。在进行软组织手法操作后，关节活动度增加和肌肉功能改善（Kivlan et al., 2015；Iwatsuki et al., 2001）的效果将同时发生。使用仪器的软组织手法操作已被证明可以增加负责胶原蛋白沉积的成纤维细胞的数量。因此，我们可以推断，成纤维细胞活性的增加将对软组织的愈合产生积极影响（Gehlsen et al., 1999）。软组织手法操作也可能有利于运动后的恢复，减少恢复时间（Schillinger et al., 2006）。例如，运动后，涉及肌细胞损伤的酶会迅速减少（Schillinger et al., 2006），这表明了软组织手法操作可缩短运动后的恢复时间，并增加肌肉力量。

肌肉激活技术的效果

肌肉激活技术的治疗效果，如肌肉能量技术，被认为是通过多种途径产生的。

- 脊柱疼痛或疲劳后运动控制的有益改变，导致肌肉激活增加或关节功能恢复。
- 由于更大的组织弹性和/或延展性，增加了肌肉对拉伸的耐受性，减少了挛缩（"缩短的肌肉"）。
- 增强了肌筋膜结构的黏弹性和组织可塑性。
- 疼痛调节，通过肌肉与关节机械感受器并涉及中枢通路介导的镇痛反应，如中脑导水管周围灰质，或非阿片类药物、血清素和去甲肾上腺素能下行抑制通路。

关节手法操作、软组织手法操作和肌肉激活技术的联合效果

血液和淋巴流动

有人提出，关节和软组织手法操作可促进血液流向受损组织，从而增强对有毒物质的清除，减轻水肿（Maigne and Vautravers, 2003；Vario et al., 2009）。软组织手法操作已被证明可以通过形成新的血管对流体动力学产生积极的影响，从而促进组织愈合过程，并确保组织有充足的血液供应。此外，采用关节和软组织手法操作会导致皮肤温度升高，增加血流量，并有可能更快速地清除该区域的废物（PortilloSoto et al., 2014；Okamoto et al., 2014）。

安慰剂

患者反馈说，使用关节和软组织手法操作对心理改善有显著的效果。这导致了手法操作疗法的许多批判者声称手法操作在本质上纯粹是安慰剂。当然，当临床医生把手放在患者身上，或当患者直观地感受到关节手法操作后疼痛缓解的即时效果时，可能会出现安慰剂效应，但同时这一点不应该被低估：安慰剂本身可能就是一个调节疼痛的有用工具，它应该被视为治疗的积极和必需的方面（Potter et al., 2005）。

所以，是否在患者 M 比赛之前就决定使用软组织手法操作来改善她的症状呢？大多数临床医生可能会联合使用关节和软组织手法操作技术。然而，如果一名临床医生不能胜任或可能没有接受过关节手法操作方面的培训，他会选择觉得舒服的治疗方法。软组织手法操作有它的好处，但有时，如果有潜在的关节问题，它只会加剧当前的问题。临床医生可能会犯的另一个错误是花太多时间用软组织手法操作技术治疗患者。过度的软组织手法操作会取得什么效果？一名运动员在比赛或竞赛前在治疗床上接受治疗的时间过长，可能会昏昏欲睡，使密集信号传入（即过度地"输入"）神经系统，最终导致组织脱敏（Maigne and Vautravers, 2003）。我们可以假设，在这种情况下，软组织手法操作最终可能会损害运动表现，正如证据所表明的那样（Moran et al., 2018；Fletcher, 2010；Goodwin et al., 2007）。这正是手法治疗招致批判的原因之一。这种治疗对谁有益呢？它是满足了运动员的自我价值感，还是让临床医生觉得自己很重要？我担心的是，运动员变成了一名依赖治疗床的患者，如果执业医生没有谨慎地避免这种依赖，它可能会产生有害的影响，并对运动员的自我价值感产生负面影响。

手法操作治疗和患者安全

要想对手法操作治疗进行评估并确定方案以及建立风险评估指南是极其困难的。造成这种情况的主要原因是，手法操作前对患者的评估存在不一致性，且缺乏表明评估方法的准确性和可靠性高的证据（Puentedura et al., 2012；Refshauge, 2002）。历史上，围绕这一主题的大多数研究主要集中在脊柱上，特别是颈椎。虽然本章中提到了它们，但在这本书中不会有任何关于颈椎的手法操作技术，因为我倾向于集中在胸椎、腰椎和骨盆区域。根据我的经验，治疗这些区域，能够对存在脊柱-骨盆-髋部肌肉骨骼问题的患者产生持续良好的效果。

在对患者进行评估的过程中，需要考虑诸如高速、小振幅推力等操作性治疗技术的适用性。一个全面的病史不仅要为临床医生提供有关患者当前的信息，还应该包括既往史和病例，以及对患者个体的了解。评估应足够全面，以考虑到患者的功能能力，并通过在临床评估期间筛查患者来确定实施操作性治疗技术的安全性和有效性。这一过程可能包括，要求进行实验室检测来调查炎症标志物，以及通过诊断性影像来调查潜在的病理，还包括对神经系统的评估。

手法操作前测试

在使用任何高速、小振幅推力手法操作

之前，与患者讨论关于手法操作可能带来的风险和好处是非常重要的。如果我觉得该技术合适并且患者口头表示同意了，那么在进行任何评估和治疗之前，按照法律要求必须获得患者的书面同意。针对那些关于采用高速、小振幅推力技术产生不良反应的大多数报道，在我看来，临床医生和患者之间沟通水平低或缺乏沟通很可能是这个问题的核心。表6.2提供了一些高速、小振幅推力等操作技术可能导致不良反应的原因（Refsha-uge et al., 2002）。

表6.2	对手法操作治疗产生不良反应的可能原因
原因	

- 临床医生与患者之间的沟通不良，导致患者缺乏理解
- 由于缺少评估而导致的诊断能力不足
- 不适合的技术
- 过度使用手法操作技术
- 潜在的椎间盘突出
- 潜在的动脉疾病或其他疾病，如冠状动脉疾病

手法操作治疗的常见副作用

大多数手法操作治疗后的副作用并不严重，且大多数反应通常在治疗后24~48小时内消失（Cagnie et al., 2004）。研究表明，大约有55%患者可能会遭受轻微的副作用，如局部不适、疲劳和头痛，特别是在颈椎或胸椎手法操作后（Senstad et al., 1997）。因手法操作治疗引起的严重不良并发症是极为罕见的；这些均列于表6.3中（Gouveia et al., 2009；Ernst, 2007；World Health Organiza-tion, 2005）。

表6.3	手法操作治疗的不良并发症	
严重程度	**并发症**	**发生率**
轻度至中度	局部不适 僵硬、疲劳 放射性疼痛 无力 感觉异常 视觉障碍 眩晕 失去知觉	33%~61%
重度	中风 椎体/颈动脉夹层 脊髓病 硬脑膜撕裂 病理性骨折 肋骨骨折 椎间盘突出 马尾神经综合征 死亡	极其罕见

手法操作治疗的禁忌证

手法操作治疗存在许多禁忌证，通常分为相对的或绝对的（见表6.4）（World Health Organization, 2005；Gibbons and Tehan, 2004；Liem and Dobler, 2014）。临床医生可以借鉴这些禁忌证来指导临床决策。这确保了在进行治疗前要考虑到进行手法操作治疗的风险和好处，并且基于此对患者是否暴露于潜在的风险或并发症做出判断。在相对禁忌证的情况下，手法操作技术应加以改进，以尽量减少副作用。与绝对禁忌证相对照，当手法操作技术可能会导致危及生命的并发症时，它就不应该被使用。

表6.4 手法操作治疗的禁忌证	
相对	绝对
• 急性椎间盘突出 • 椎体滑脱 • 病理性血管病 • 出血性疾病 • 关节过度活动综合征 • 骨质减少 • 心理问题	• 炎症状况（类风湿性关节炎和血清阴性脊椎关节病变） • 寰枢椎不稳定性 • 骨折和脱位 • 缺血性坏死 • 急性感染（骨髓炎） • 代谢状况（骨软化症、骨质减少症、骨质疏松症） • 脊柱异常（脊柱裂、变形） • 医源性的长期类固醇药物治疗 • 肿瘤（脊髓肿瘤、恶性骨肿瘤、脑膜瘤、巨细胞瘤、成骨细胞瘤、骨样骨瘤） • 进行性神经功能缺损（脊髓型颈椎病、脑膜炎、脊髓受压、神经受压、颅内高压、马尾神经综合征、脑积水） • 血管病（椎基底动脉功能不全、主动脉瘤、血管钙化、出血疾病）

红旗征

在表6.5中突出显示了被认为是红旗征的症状。这些可能会导致严重的基础疾病发生。建议临床医生了解已知的禁忌证，以便确定是否能够适当地使用类似高速、小振幅推力等手法操作技术（Refshauge et al., 2002; Childs et al., 2005）。

手法操作前的刺激性评估

手法操作前的刺激性评估可能有助于减少使用手法操作技术治疗胸椎和/或腰椎所产生的潜在并发症（Thiel and Rix, 2005）。虽然这种刺激性评估因缺乏可靠性、有效性和准确性而常常受到批判，特别是对于颈椎部位（Rivett et al., 2005; Magarey et al., 2004），但是，手法操作前的刺激试验在临床实践和运动医学

表6.5 手法操作治疗的红旗征
• 既往诊断为椎基底动脉功能不全 • 脊柱炎和脊椎滑脱的体征和症状 • 既往史包括关节手术 • 面部/口腔内麻醉或感觉异常 • 有长期使用类固醇药物的病史 • 创伤史 • 绝经 • 心理问题 • 眼球震颤 • 骨质减少 • 脊柱侧弯 • 复视或视觉障碍 • 共济失调和协调问题 • 头晕、眩晕 • 视物模糊 • 恶心 • 突然跌倒，无意识或突然发作 • 构音障碍 • 耳朵里有铃声或嗡嗡声 • 吞咽困难 • 手法操作后症状恶化或无改善 • 手法操作前的刺激测试

中仍然很常用。必须强调的是，在这本书中，我无意讨论颈椎手法操作的安全性。我将着重关注胸腰椎和骨盆。我认为有必要再次强调，一个完整的主观病例史，结合客观的评估，将有助于引导良好的临床推理过程。

最后，我想强调的一点是，手法操作前的刺激测试可以一直使用到准备开始执行手法操作治疗的那一刻。这包括将患者摆放在适合操作的体位，并将关节放置在限制障碍点（屏障或弹性区域的预推力位置，位于包含"中间区域"的生理屏障和解剖屏障之间）（见图6.3），通过去除组织中的松弛来实现，而无须提供高速、小振幅推力技术（Gibbons and Tehan, 2001；Evans and Breen, 2006）。我总是会问患者是否对这个姿势感到舒服，并用它来评估患者的耐受性，观察引起疼痛加剧的任何可能性，并让患者熟悉实施手法操作技术时的体位。如果患者感到不舒服，我就需要相应地调整我的技术，采用一种可

替代的方法，如关节松动术或肌肉能量技术。我经常在使用高速、小振幅推力技术之前进行体位摆放，发现患者会很紧张、无法放松或试图抵抗我的阻力。尤其是在许多国家比赛过的运动员。他们经常接触到不同风格的手法操作技术，并可能有过于频繁或被强行进行手法操作的糟糕经历。如果在预刺激测试时患者对体位的摆放没有任何问题，那么便可以使用高速、小振幅推力技术了。

临床应用

肌肉激活技术和关节手法操作与软组织手法操作的禁忌证在许多情况下可能会有重叠。例如，有血管问题的患者就不适宜使用以上任何一种技术进行治疗。然而，该技术可以调整，或可以使用不同的风格或方法，以取得相同的结果。例如，一名疑似肋骨挫伤的运动员正在等待磁共振检查时，仍然可以接受治疗来减少损伤区域的生物力学压力。开展高速、小振幅推力技术可能有局部禁忌

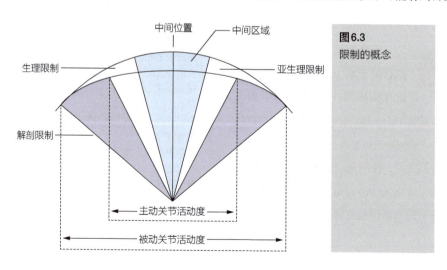

图6.3
限制的概念

证，但使用特定的软组织手法操作，如拮抗松弛术或肌肉激活技术，被证明可能有利于减轻局部疼痛。

以下内容是手法操作前的刺激性评估方法的总结，在对胸椎和腰椎采用手法操作技术之前，我经常用这些内容来帮助我做决策。更多信息请参考第5章。

手法操作前的刺激性评估技术

前/后肋骨挤压试验

在很多情况下，参与接触性运动的运动员可能会发生肋骨骨折、挫伤或腹斜肌附着点撕脱。虽然前/后肋骨挤压试验没有有效性，但它可以在其他诊断性评估之前进行，如磁共振成像扫描；如果出现阳性的测试结果，那么就不允许使用任何高速、小振幅推力技术。前/后肋骨挤压试验可以在坐姿或站立时进行。

- 临床医生将一只手放在患者前肋骨上，另一只手放在后胸腔上，通过将双手挤压在一起来进行压缩，然后释放压力（Magee，2014）。

- 胸腔受压时疼痛或特定点压痛，或吸气和呼气均受到限制，则提示可能发生了肋骨骨折或者软组织和/或骨结构的挫伤。

直腿抬高测试（Butler, 2010；Shacklock, 2005）

在临床上，如果怀疑腰椎可能存在神经根刺激，那么该测试是非常有用的。直腿抬高测试在诊断或评估坐骨神经痛方面具有52%的敏感性和89%的特异性（Majlesi et al.，

2008）。我经常把它与其他神经系统检查一起使用，如皮节测试和肌节测试，来评估下肢的肌肉力量、反应能力和两点辨别能力。若测试呈阳性，再结合力量和反射能力的下降，则将排除对所涉及的区域采用特定的高速、小振幅推力技术。

- 患者处于仰卧位，临床医生让患者在保持膝关节伸直的情况下进行髋关节屈曲，并确保下肢不会发生额状面或水平面的运动。

- 临床医生可以通过让患者增加踝关节背屈角度来测试近端症状。

- 临床医生可以通过改变患者髋关节屈曲的程度来测试患者的足部或踝关节的远端症状。

- 对侧腿重复同样的过程（Magee，2014；Majlesi et al.，2008）。

神经敏化测试

- 临床医生可以在进行直腿抬高测试时结合踝关节背屈、足外翻，以引起胫神经敏化。

- 临床医生可以在进行直腿抬高测试时结合踝关节背屈、足内翻，以引起腓肠神经敏化。

- 临床医生可以在进行直腿抬高测试时结合踝关节跖屈、足内翻、髋关节内收和内旋，以引起腓总神经敏化。

坐姿Slump测试

这已被证明是诊断腰椎间盘突出症的一项更敏感的测试。针对这一症状的辨别，研究证明坐姿Slump测试具有84%的敏感性和83%的特异性（Majlesi et al.，2008）。

- 患者坐在治疗床上，临床医生指导其进行胸椎和腰椎屈曲。

- 临床医生对C7棘突和髋关节之间的腰椎和胸椎施加手动压力，确保缩短这两点之间的垂直距离。

- 患者进行颈椎屈曲，临床医生通过稳定患者的枕骨来维持手部的压力。

- 膝关节伸展可以主动或被动地进行，临床医生在患者的踝关节部位提供支撑。

- 临床医生让患者进行踝关节背屈；这增加了通过腰骶的神经根、坐骨神经和胫神经的张力。

- 敏化性动作可能包括对侧腰椎屈曲、髋关节内旋和内收，以及针对每根外周神经的足部运动（Magee, 2014; Majlesi et al., 2008）。

股神经测试

- 患者侧卧，用手握住下方的腿，并使髋关节和膝关节保持屈曲，按照指示进行颈部屈曲。

- 患者伸展上方腿的髋关节，临床医生支撑其大腿并鼓励患者屈曲膝关节。

- 临床医生增加患者髋关节伸展程度，直到患者报告大腿前部出现张力。患者进行颈部伸展，并注意大腿前部张力的任何变化。

- 该测试已被证明在检测股神经根刺激情况方面具有高敏感性（1.00）和高特异性（0.83）（Tawa et al., 2017）。

- 髋关节外旋和内旋可用于测试髂腹股沟神经和髂腹下神经。

闭孔神经测试

- 该测试类似于股神经测试，临床医生在患者侧卧位Slump体位测试闭孔神经（Butler, 2010; Shacklock, 2005）。

- 髋关节外展被用来测试腹股沟和膝关节内侧的神经源性成分。

腰椎象限试验

腰椎象限试验用于评估小关节病理或疼痛的原因；如果疼痛放射到腿部，则表明可能存在神经根刺激，需要结合神经系统测试（直腿抬高，Slump，肌力／反应能力测试和两点辨别能力测试）。腰椎象限试验与伸展／旋转测试相似，后者对腰椎小关节病理的敏感性为100%，但特异性只有22%（Laslett et al., 2006）。

- 患者处于站立位，临床医生站在其身后；临床医生用一只手稳定患者髂骨，用另一只手对肩膀施加压力。

- 临床医生带着患者进行伸展、侧屈和向疼痛侧旋转。

- 这个姿势保持3秒（Stuber et al., 2014）。

胸椎和肋骨手法操作技术
坐位胸椎手法操作

T7~T12节段高速、小振幅推力技术（见图6.4）

- 患者尽可能远地靠后坐在治疗床上，按指示将双手交叉抱住颈部。

- 临床医生可以在需要进行手法操作的节段的接触点下方放置一条卷起的毛巾，并将双臂放在患者的肩部下方。临床医生和患者均要锁住手指。

- 患者按照指示进行吸气和呼气。当他们呼气时，临床医生与限制点啮合并施加压力；可以执行手法操作。

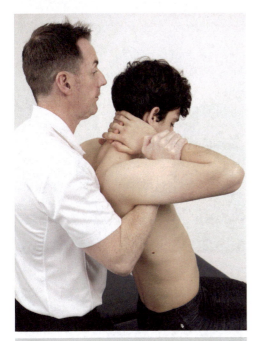

图6.4
T7~T12节段高速、小振幅推力技术（坐位）

肌肉能量技术——伸展（见图6.5）

- 患者处于坐位，双手在头部后面交叉锁住。
- 临床医生让患者靠在他们的手臂上。
- 可以评估节段性胸椎活动度，并记录受限的节段。
- 可选择关节、肌筋膜或能量释放疗法中的任意一种作为该部位的治疗技术，也可以同时使用这三种手法联合治疗该部位。

肌肉能量技术——旋转（见图6.6）

- 患者处于坐位，双臂交叉于胸前。
- 临床医生稳定患者对侧的肩部。
- 通过侧屈和旋转来触诊节段性运动。
- 可选择关节、肌筋膜或能量释放技术/疗法中

的任意一种作为该部位的治疗技术，也可以同时使用这三种手法联合治疗该部位。

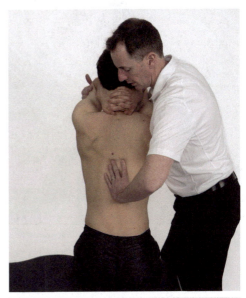

图6.5
肌肉能量技术——伸展（坐位）

软组织手法操作主动松解——屈曲/伸展（见图6.7）

- 这种技术类似于肌肉能量技术，但患者被要求进行主动的屈伸运动，同时临床医生主动地松解软组织。

俯卧位胸椎手法操作

T2~T10节段高速、小振幅推力技术（蝶式）（见图6.8）

- 患者处于俯卧位，临床医生定位需要进行手法操作的节段。
- 临床医生将优势手的同侧豌豆骨放在患者的横突上。

175

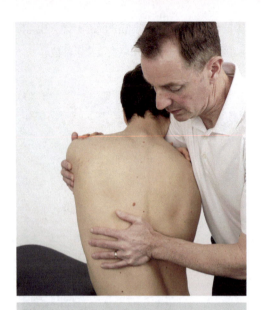

图6.6
肌肉能量技术——旋转（坐位）

- 临床医生将另一只手的豌豆骨放在对侧的横突上，形成蝶式。
- 患者按照指示进行吸气和呼气。当患者呼气时，临床医生通过几乎锁定在肘部的双臂产生相同的压力。
- 在呼气阶段的末端，手法操作可以进一步向下，就像在推治疗床一样。

仰卧位胸椎手法操作

T2~T12节段高速、小振幅推力技术（见图6.9）
- 患者处于仰卧位，按照指示将手臂交叉于胸前；临床医生的左臂应该置于下方。
- 临床医生将患者拉向自己，以确定需要操作的节段。
- 临床医生调整手的位置，使其与需要操作的节段下方的棘突接触，而用另一只手固定患

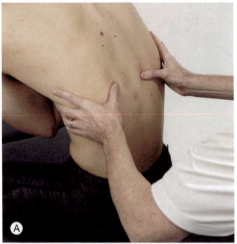

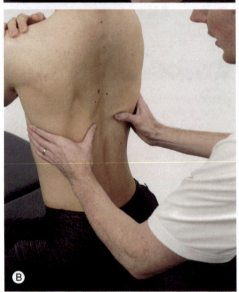

图6.7
软组织手法操作主动松解——屈曲/伸展（坐位）

者的肘部。
- 患者按照指示吸气和呼气。当他们开始呼气时，临床医生用执行手法操作的手翻动患者，同时，通过患者的肘部来施加压力。

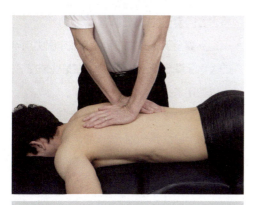

图6.8
T2~T10节段高速、小振幅推力技术（俯卧位）

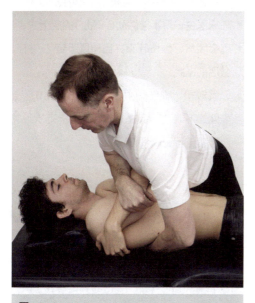

图6.9
T2~T12节段高速、小振幅推力技术（仰卧位）

- 在呼气结束时，压力达到最大，并且操作时的方向是斜向上的，与关节突关节的角度相符合。

俯卧位肋骨手法操作

肋6~肋10节段高速、小振幅推力技术
（见图6.10）

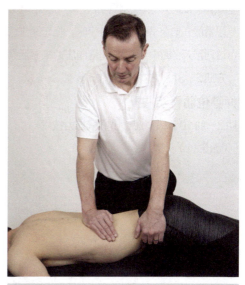

图6.10
肋6~肋10节段高速、小振幅推力技术（俯卧位）

- 患者处于俯卧位，临床医生保持站立位。接触手放在需要进行手法操作的特定肋骨角上。
- 临床医生用另一只手稳定髂前上棘，并指导患者吸气和呼气。
- 当患者呼气时，临床医生抬起并旋转骨盆，直至遇到障碍为止。
- 临床医生抬起髂前上棘并朝向自己的方向旋转，同时在特定的肋骨角施加压力。
- 手法操作是通过在肋骨角上施加压力并抬起和旋转骨盆的同时，向治疗床的方向推压来实现的。

- 在该体位也可以采用肌肉能量技术来解决肋6～肋12节段中的限制。
- 临床医生用另一只手稳定髂前上棘，抬起和旋转骨盆，直到遇到障碍。
- 患者吸气时将骨盆拉向治疗床，临床医生通过对涉及的肋骨节段施加侧向压力来激活腰方肌2～3秒。这样的操作可重复3～5次。

仰卧位肋骨手法操作

肋2～肋10节段高速、小振幅推力技术（见图6.11）

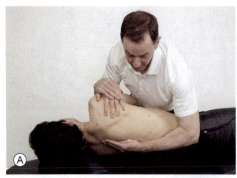

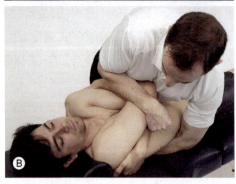

图6.11
肋2～肋10节段高速、小振幅推力技术（仰卧位）

- 患者处于仰卧位，按指示交叉双臂。
- 临床医生用手贴合患者肩胛骨的内侧缘，并

将患者向自己的方向旋转。
- 识别到需要手法操作的肋骨，临床医生用手的大鱼际隆起部分进行贴合（在某些情况下，可以使用拳头）（见图6.11A）。
- 患者按指示吸气和呼气；当患者呼气时，临床医生用接触手（进行操作的手）滚动患者，同时将患者的肘部移动到与特定肋骨接触的手的上方。
- 当接触手周围形成压力时，可以进行手法操作（见图6.11B）。

肋6～肋9节段肌肉能量技术（见图6.12）

- 临床医生一只手接触肋6～肋9的后上方。
- 患者吸气，屏住呼吸并且伸展手臂2～3秒，激活前锯肌。
- 患者放松，临床医生在患者肋6～肋9后上表面的下端进行牵拉。重复操作3～5次，并对患者进行重新评估。

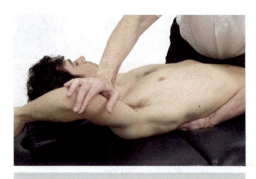

图6.12
肋6～肋9节段肌肉能量技术（仰卧位）

腹部肌肉的软组织手法操作，尤其针对腹斜肌（见图6.13）

- 患者处于仰卧位，临床医生触诊并测试呼吸力

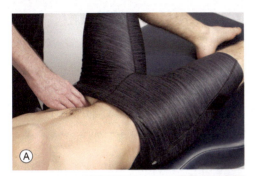

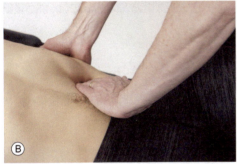

图6.13
腹部肌肉的软组织手法操作（仰卧位）

学改变、下胸腔的弹性与转换能力是否丧失。

- 如果发现其中一侧活动度丧失，临床医生触
  诊腹斜肌和腹直肌的触发点或张力点。
- 抑制技术被用于解决腹部组织的限制，临床
  医生可能会偏向于使用位置释放技术。
- 临床医生将组织聚集在一起，形成一个放松
  的姿势，患者保持这个姿势90秒。
- 一旦组织放松，就可以采用温和的拉伸和呼
  吸技术，使肋骨力学和腹直肌/腹斜肌内的
  长度－张力关系正常化。

膈肌的软组织手法操作（见图6.14）

- 患者处于仰卧位，临床医生触诊并测试呼吸力
  学改变、下胸腔的弹性与转换能力是否丧失。

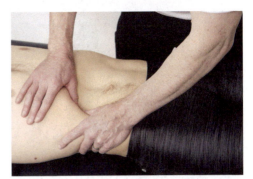

图6.14
膈肌的软组织手法操作（仰卧位）

- 如果发现其中一侧活动度丧失，临床医生触
  诊膈肌的触发点或张力点；患者的膝关节和
  髋关节保持屈曲，可能会更舒服。
- 抑制技术可以用于解决膈肌的限制或功能障
  碍；临床医生鼓励患者进行主动的吸气和呼
  气，以促进胸腔的再训练。

坐位肋骨手法操作

肋3～肋10节段高速、小振幅推力技术
（见图6.15）

- 患者处于坐位，按指示交叉手臂，一只手臂
  放在另一只上面。
- 临床医生贴合患者肘关节下部并旋转，因此，
  临床医生需要用肩膀来支撑患者。
- 临床医生找到特定的肋骨角并接触豌豆骨，
  减少软组织的松弛。
- 患者降低肘部，以确保患者上半身从下至上
  旋转至更好的角度。
- 患者按指示吸气和呼气。当他们呼气时，临
  床医生接触肋骨角的手进行手法操作使该侧
  肋骨旋转。

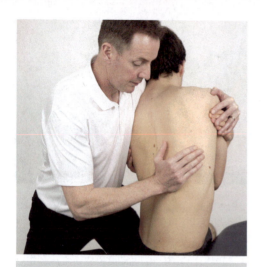

图6.15
肋3~肋10节段高速、小振幅推力技术（坐位）

- 当确定障碍点时，临床医生通过肋骨角斜向上施加推力，朝着远离特定节段的方向进行手法操作。

肋3~肋10节段肌肉能量技术（见图6.16）

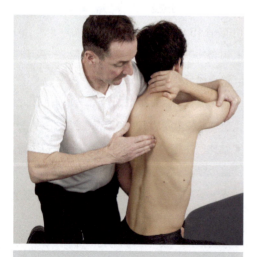

图6.16
肋3~肋10节段肌肉能量技术（坐位）

- 患者处于坐位，一只手放在颈后。

- 临床医生确定需要进行手法操作的特定肋骨角，并用手指进行贴合，同时临床医生用另一只手控制患者的肘部。

- 临床医生在肋骨角处施加后外侧压力，并根据受限情况，指导患者向外侧、内侧、上方或下方拉动肘关节。

- 3~5次进行肌肉收缩以恢复功能，然后重新评估患者。

 腰椎手法操作技术

胸腰椎交界处高速、小振幅推力技术（侧卧位）（见图6.17）

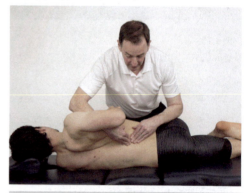

图6.17
胸腰椎交界处高速、小振幅推力技术（侧卧位）

- 患者处于侧卧位，有症状的一侧朝上；下方的腿伸直，上方腿的膝关节屈曲并把脚放在腘窝下方。

- 临床医生将前臂放在患者的上臂和躯干之间，与T12棘突接触。

- 临床医生的另一只手接触L1的棘突，将前臂放在患者骨盆的臀肌折痕处。

- 患者按指示吸气和呼气。在呼气结束时，临床医生通过在肋骨和骨盆带施加压力和旋转力来处理障碍。
- 当遇到障碍时，临床医生施加推力来调整该节段。

L2~L5、S1高速、小振幅推力技术（侧卧位）（见图6.18）

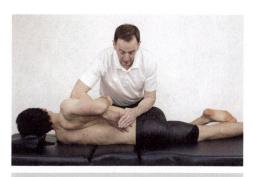

图6.18
L2~L5、S1高速、小振幅推力技术（侧卧位）

- 患者处于侧卧位，有症状的一侧朝上；下方的腿伸直，上方腿的膝关节屈曲并把脚放在下方腿的小腿上。
- 临床医生将一侧前臂放在患者的上臂和身体之间，另一侧前臂放在骨盆的臀肌折痕处，让患者形成旋转体位。
- 确定需要手法操作的特定节段。
- 患者按指示吸气和呼气。呼气结束时，临床医生接触到障碍，并施加推力来调整该节段。

腿在治疗床外侧的高速、小振幅推力技术（侧卧位）（见图6.19）

- 体位摆放和手法操作类似于以上描述，但患者上方的脚不再放在下方腿的小腿上，而是在治疗床边自然下垂。

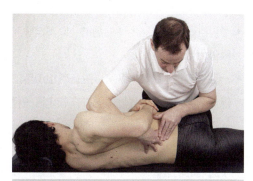

图6.19
腿在治疗床外侧的高速、小振幅推力技术（侧卧位）

- 临床医生可以进一步调整这项技术，即将患者的腿放在自己的两腿之间，并借助自身体重来施加推力；这对受限制的节段特别有用。
- 这种技术可以被改进并用于腰椎关节松动，也可以与神经动力学技术相结合。
- 有髋关节或膝关节骨性关节炎、接受过髋关节或膝关节置换术、有下肢松弛或痉挛性瘫痪，或截肢的患者，可能无法屈曲膝关节。

腰方肌与侧向吊索软组织手法操作（见图6.20）

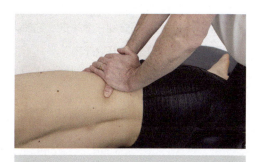

图6.20
腰方肌与侧后吊索软组织手法操作（侧卧位）

- 患者处于侧卧位；上方的腿离开治疗床，上方的手抓住治疗床顶部。可以在躯干下放置一个枕头，以促进侧屈。

- 通过触诊，临床医生评估侧链，以确定肌筋膜最大张力区域。

- 一旦确定紧张区域，就可以进行软组织手法操作，同时鼓励患者呼吸，并在临床医生释放软组织张力时向相反的方向伸展上臂和腿。

- 该技术可引入肌肉能量技术，并用于解决以下肌肉的功能障碍和限制：阔筋膜张肌、臀中肌、腰方肌、腰椎竖脊肌和背阔肌。

腰方肌肌肉能量技术（见图6.21）

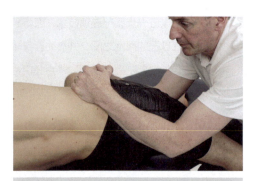

图6.21
腰方肌肌肉能量技术（侧卧位）

- 患者处于侧卧位，下方腿在膝关节处支撑以稳定骨盆，上方的腿离开治疗床。

- 临床医生抓握髂嵴，直到感受到障碍时，对髂骨施加压力。

- 当患者对抗临床医生的阻力时腰方肌产生收缩，保持3~5秒。

- 患者放松，临床医生牵拉髂嵴直到感受到新的障碍；这个动作可以重复3~5次。如果患

者将上方的手伸展至头顶上方，则可以获得更大的牵拉。

竖脊肌肌肉能量技术——屈曲（见图6.22）

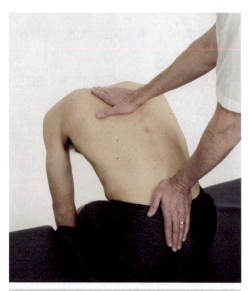

图6.22
竖脊肌肌肉能量技术（屈曲位）

- 患者背对临床医生坐着，两腿垂在治疗床边，手臂垂在两大腿外侧。

- 临床医生将一只手放在患者的肩胛带上，另一只手稳定患者脊柱的腰骶部。

- 当患者主动伸展为直立的姿势以抵抗来自临床医生的阻力时，肌肉收缩产生。

- 在收缩阶段，可以鼓励患者吸气并屏住呼吸保持7~10秒。

- 患者放松并呼气，此时到达新的阻力点。当达到最后的阻力点之后，患者可能会进一步收缩肌肉来对抗临床医生的阻力并接近限制性的障碍，同时吸气并屏住呼吸保持7~10

秒，以促进拮抗肌的收缩。

• 这种技术可以成为一种主动释放技术。

骨盆带手法操作技术

俯卧位髋骨高速、小振幅推力技术
（见图6.23）

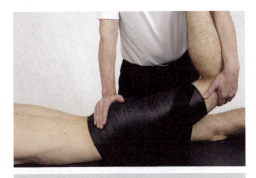

图6.23
俯卧位髋骨高速、小振幅推力技术

• 患者俯卧在治疗床上，临床医生站在其右侧。

• 临床医生用一只手支撑患者的左膝，并将另
  一只手放在左髂嵴上，刚好在髂后上棘的
  上方。

• 临床医生抬起患者的腿，并让腿内收，同时
  对髂骨施加压力。

• 患者按指示吸气和呼气。当他们呼气时，临
  床医生通过在髂后上棘施加推力来对髋骨进
  行调整。

仰卧位髋骨高速、小振幅推力技术（见图6.24）

• 患者处于仰卧位，临床医生将患者的上半身
  和下半身置于左侧卧位，松开髂骨。

• 临床医生将右手放在患者的手臂和胸部之间，
  并引入旋转，直到感受到障碍，同时用左手

稳定患者的右髂骨。

• 患者按指示吸气和呼气。当他们呼气时，临
  床医生通过旋转患者的髂前上棘和上半身来
  同时施加压力。

• 随着压力的增加，临床医生可以通过髂前上
  棘进行手法操作。

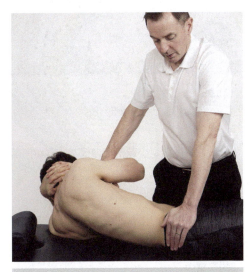

图6.24
仰卧位髋骨高速、小振幅推力技术

**侧卧位髋骨高速、小振幅推力技术（髋骨向后
推）**（见图6.25）

• 这种技术用于髋骨向后推的手法操作。

• 患者处于侧卧位，有症状的一侧朝上，下方
  腿伸直；上方腿屈曲膝关节，脚放在下方腿
  的腘窝内。

• 临床医生将手穿过患者的肘部，同时增加压
  力以稳定患者的上半身。

• 临床医生将另一只手放在坐骨结节上，患者
  按照指示吸气和呼气。临床医生感受到障碍

时执行旋转与挤压的操作。

- 临床医生施力，向后调整患者的髋骨。

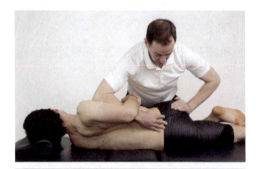

图6.25

侧卧位髋骨高速、小振幅推力技术

侧卧位髋骨高速、小振幅推力技术（髋骨向前推）（见图6.26）

- 这种技术用于髋骨向前推的手法操作。
- 患者处于侧卧位，有症状的一侧朝上，下方腿伸直；上方腿屈曲膝关节，脚放在下方腿的腘窝内。
- 临床医生将手穿过患者的肘部，同时增加压力以稳定患者的上半身。

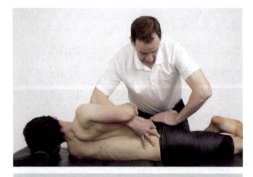

图6.26

侧卧位髋骨高速、小振幅推力技术（髋骨向前推）

- 临床医生将另一只手放在髂后上棘，患者按照指示吸气和呼气。临床医生感受到障碍时执行旋转与挤压的操作。
- 临床医生施力，向前调整患者的髋骨。

仰卧位骶髂关节高速、小振幅推力技术（见图6.27）

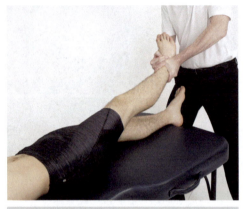

图6.27

仰卧位骶髂关节高速、小振幅推力技术

- 患者处于仰卧位，临床医生双手交互锁在有症状一侧的脚踝上。
- 临床医生通过屈曲、内收和内旋运动来闭合骶髂关节。
- 患者按指示吸气和呼气。呼气时，临床医生在脚踝处施加一个推力来调整髋骨。
- 该技术可用于腰骶关节的手法操作。

俯卧位骶髂关节肌肉能量技术（见图6.28）

- 患者俯卧在治疗床上，临床医生站在患者右侧。
- 临床医生用一只手支撑患者的左膝，并将另一只手放在左髂嵴上，就在髂后上棘的上方。
- 临床医生抬起患者的腿来感受阻力点，同时

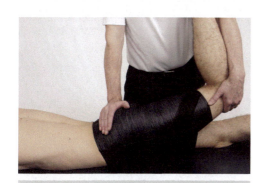

图6.28
俯卧位骶髂关节肌肉能量技术

对髂骨施加压力。当患者把腿拉向治疗床方向时，肌肉就会发生收缩，抵抗临床医生施加的阻力，持续3~5秒。

- 患者放松，临床医生发现新的障碍并施加压力。重复3~5次，并对患者进行重新评估。

仰卧位骶髂关节肌肉能量技术（见图6.29）

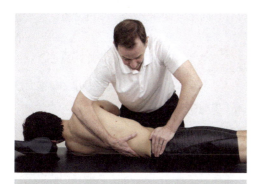

图6.29
仰卧位骶髂关节肌肉能量技术

- 患者处于仰卧位，临床医生将患者的上半身和下半身置于左侧卧位，松开髂骨。
- 临床医生将右手放在患者的躯干后面，并旋转患者躯干，直到感觉到障碍，同时用左手

稳定患者的右侧髂骨。

- 当患者上半身向左旋转时，肌肉发生收缩，对抗来自临床医生的阻力。
- 患者放松时，临床医生通过向后旋转右侧髂骨来达到新的障碍点（直到达到新的阻力点）。

侧卧位髂骨后侧限制肌肉能量技术（见图6.30）

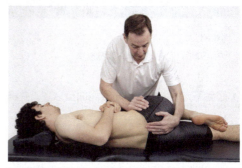

图6.30
侧卧位髂骨后侧限制肌肉能量技术

- 患者侧卧在治疗床上，有功能障碍的一侧朝上。临床医生面对患者站立。
- 患者下方腿伸直，上方腿屈曲至90°，临床医生用髋部抵住患者上方膝关节使其稳定。
- 临床医生的左手触诊右侧骶髂关节，并控制患者的右膝；临床医生控制患者的右膝内收、外展，直到找到障碍点。
- 目标肌肉的收缩是通过患者屈曲右腿抵抗临床医生的阻力并保持3~5秒来实现的。
- 患者放松，临床医生找到新的障碍点。重复3~5次，并对患者进行重新评估。

侧卧位髂骨前侧限制肌肉能量技术（见图6.31）

- 患者侧卧在治疗床上，有功能障碍的一侧朝上。临床医生面对患者站立。

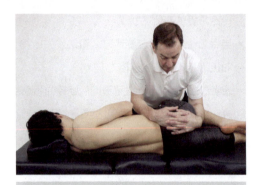

图 6.31

侧卧位髋骨前侧限制肌肉能量技术

- 患者下方腿伸直，上方腿屈曲至90°，并稳定在临床医生的髋关节处。
- 临床医生的右手触诊右侧骶髂关节，并控制患者的右膝；临床医生控制患者的右膝内收、外展，直到找到障碍点。
- 目标肌肉的收缩是通过患者伸直右腿以对抗临床医生的阻力并保持3~5秒来实现的。
- 患者放松，临床医生找到新的障碍点。重复3~5次，并对患者进行重新评估。

耻骨联合肌肉能量技术（见图6.32）

- 患者处于仰卧位，膝关节屈曲，双脚平放在治疗床上。
- 临床医生将手放在患者的膝盖上，提供阻力，并要求患者将双膝分开，维持3~5秒，使髋关节外展肌产生等长收缩。
- 临床医生改变手的位置，以阻止患者双膝向内挤压，维持3~5秒，使髋关节内收肌产生等长收缩。
- 重复3~5次这个过程，并对患者进行重新评估。

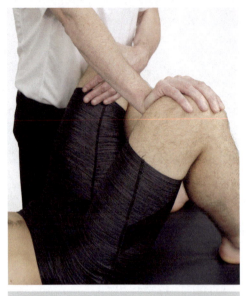

图 6.32

耻骨联合肌肉能量技术

- 使用这种技术就可能使耻骨联合发生关节空化，而无须使用任何不必要的力量。

髋关节手法操作技术

仰卧位髋关节高速、小振幅推力技术（见图6.33）

- 患者处于仰卧位，临床医生用手握住患者有髋关节症状一侧的脚踝。
- 临床医生通过引入屈曲、内收和内旋来闭合髋关节。
- 患者按指示进行吸气和呼气。在患者呼气时，临床医生在其尾部施加一个推力来调整髋关节。

俯卧位髋关节高速、小振幅推力技术（见图6.34）

- 患者处于俯卧位，临床医生用一只手接触患

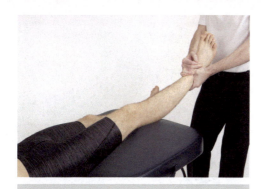

图 6.33
仰卧位髋关节高速、小振幅推力技术

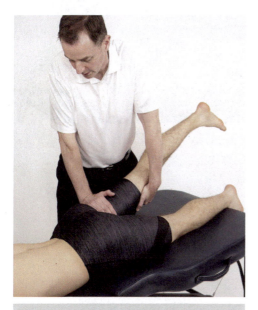

图 6.34
俯卧位髋关节高速、小振幅推力技术

者股骨远端后侧，用另一只手抓住其大腿前侧。

- 临床医生伸展患者髋关节，同时进行内旋、外旋、内收和外展，找到障碍点。
- 患者按指示吸气和呼气。在呼气时，临床医

生施加推力，对髋关节执行由后向前的手法操作。

- 这项技术对降低髋关节前侧关节囊的张力是非常有用的。

髋关节前关节囊拉伸（见图 6.35）

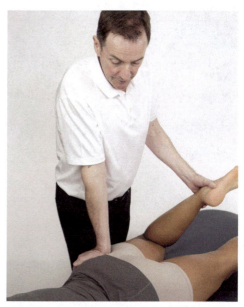

图 6.35
髋关节前关节囊拉伸

- 患者处于俯卧位，临床医生活动患者腿部，增加膝关节屈曲和髋关节外展活动度。
- 临床医生用一只手固定大转子，另一只手放在脚踝上。
- 患者进行被动的髋关节外旋活动至障碍点，以帮助拉伸或松动髋关节的前关节囊。

髋关节后关节囊拉伸（见图 6.36）

- 患者处于仰卧位；临床医生伸手握住患者的腿，通过将患者一条腿跨过另一条腿放置来

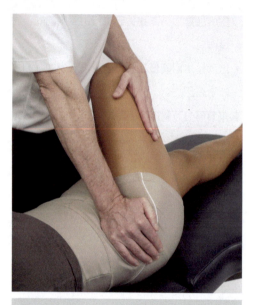

图6.36
髋关节后关节囊拉伸

增加患者的膝关节屈曲程度。

- 临床医生稳定患者骨盆带，并内旋和内收患者髋关节至阻力点，试图拉伸或松动髋关节的后关节囊。

阔筋膜张肌/髂胫束软组织手法操作（见图6.37）

- 患者处于侧卧位，患侧腿在上，并把膝盖放在治疗床上。

- 临床医生使用软组织手法操作来释放阔筋膜张肌/髂胫束中的肌筋膜张力；这里也可以进行主动释放技术，以促进髋关节的主动伸展和外展。

- 同样，这个技术也可以替换成肌肉能量技术或神经动力学技术。

阔筋膜张肌/髂胫束肌肉能量技术（见图6.38）

- 患者处于侧卧位，上方腿屈曲90°。

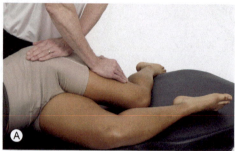

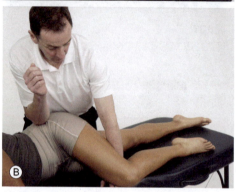

图6.37
阔筋膜张肌/髂胫束软组织手法操作

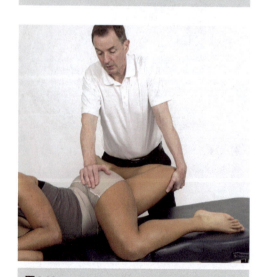

图6.38
阔筋膜张肌/髂胫束肌肉能量技术

- 临床医生支撑下方腿，并触及障碍。
- 当患者外展髋关节以抵抗临床医生施加的阻力时，肌肉开始收缩。
- 临床医生稳定患者骨盆，通过向上移动大腿使之被动内收，以拉伸阔筋膜张肌和髂胫束。

深层髋外旋肌软组织手法操作（见图6.39）

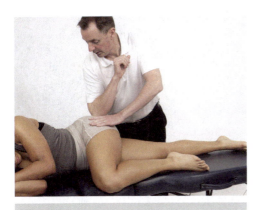

图6.39
深层髋外旋肌软组织手法操作

- 患者处于侧卧位，有症状的腿在上方，膝盖放在治疗床上。
- 临床医生使用触诊来找到肌筋膜组织内的受限点，并使用软组织手法操作来恢复该结构适宜的长度－张力关系。
- 可以调整为一种主动释放或肌肉能量技术。

深层髋外旋肌肌肉能量技术（见图6.40）

- 患者处于仰卧位，膝关节屈曲，一条腿交叉到另一条腿上。
- 临床医生稳定患者对侧髋关节的同时寻找障碍。
- 患者推动屈曲的膝关节来抵抗临床医生的阻力，以产生肌肉收缩。

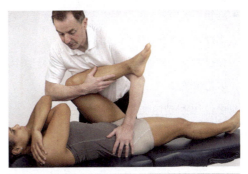

图6.40
深层髋外旋肌肌肉能量技术

- 临床医生朝着患者身体方向推动屈曲的膝关节，以拉伸患者深层的髋后部组织。

闭孔膜软组织手法操作（见图6.41）

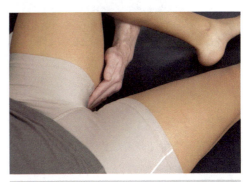

图6.41
闭孔膜软组织手法操作

- 这项技术对促进髋关节内旋非常有用，在该区域应用软组织手法操作或肌肉能量技术之前，先帮助放松内收肌。
- 患者处于仰卧位，膝关节与髋关节屈曲；临床医生在闭孔膜内触诊触发点或张力点，并使用抑制技术（直接压力）保持约90秒，或者直到在闭孔膜上可以触诊到组织松弛。

- 当组织放松时，鼓励患者主动放松大腿，在治疗床上向下滑动直到腿部伸直。
- 该技术可与其他软组织手法操作结合使用，以松解髂肌。

仰卧位/侧卧位内收肌软组织手法操作

- 该技术可在仰卧位或侧卧位进行。
- 患者处于仰卧位（见图6.42），保持放松，有症状的腿放在临床医生的大腿上或支撑物上。

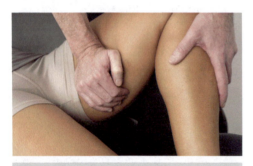

图6.42
仰卧位内收肌软组织手法操作

- 患者处于侧卧位（见图6.43），下方腿（有症状的腿）大腿伸直，上方腿交叉向上，露出下方腿的内收肌。

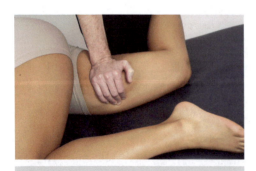

图6.43
侧卧位内收肌软组织手法操作

- 临床医生触诊内收肌，并特别注意在内收肌中发现的任何肌筋膜张力。
- 软组织手法操作可能包括抑制或联合主动释放技术，以恢复内收肌组织内的长度－张力关系。

内收肌肌肉能量技术（见图6.44）

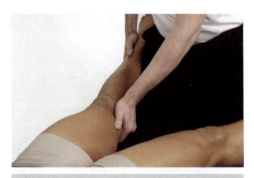

图6.44
内收肌肌肉能量技术

- 患者处于仰卧位，临床医生外展其大腿直到触及障碍，进行治疗。
- 患者内收大腿抵抗临床医生的阻力，产生肌肉收缩。临床医生移动患者腿部，使之进一步外展，以拉伸内收肌。
- 如果在膝关节屈曲位下使大腿外展，则短内收肌（耻骨肌、短收肌、长收肌和大收肌）是目标肌群。

髂肌软组织手法操作（见图6.45）

- 患者处于仰卧位，有症状侧腿膝关节和髋关节屈曲。
- 临床医生从髂骨开始触诊，向内侧移动，在升/降结肠处放松，直到触诊到触发点或张力点。

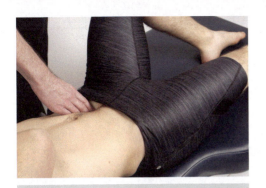

图 6.45
髂肌软组织手法操作

- 抑制技术的应用时间约90秒或直到组织放松下来。
- 如果患者感觉很不舒服，可以使用位置释放技术来减轻症状和进一步放松组织。
- 一旦组织内发生松弛，患者按指示滑动大腿以伸直，促进肌肉组织的延长和放松。

髂肌肌肉能量技术（见图6.46）

- 患者在治疗床的末端处于改良托马斯测试的体位。
- 临床医生固定患者待治疗侧的髋骨。患者主动屈髋抵抗临床医生施加的阻力，以使肌肉产生收缩。
- 临床医生在稳定患者髋骨的同时，移动大腿进一步伸展患者髋关节，以拉伸髂肌。

腰大肌与股直肌肌肉能量技术（见图6.47）

- 患者在治疗床末端处于改良托马斯测试的体位。
- 患者主动屈髋来抵抗临床医生的阻力，以引起肌肉收缩。
- 临床医生在稳定患者骨盆的同时，移动大腿

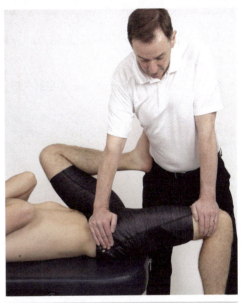

图 6.46
髂肌肌肉能量技术

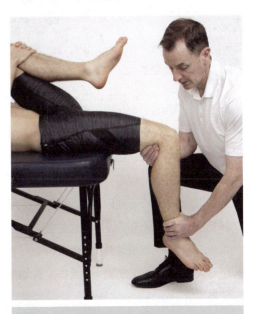

图 6.47
腰大肌与股直肌肌肉能量技术

进一步伸展其髋关节，以拉伸腰大肌。

- 患者主动伸膝来抵抗临床医生的阻力，以使股直肌产生收缩。

- 临床医生移动小腿进一步屈曲患者膝关节，以引起股直肌的拉伸。

腘绳肌肌肉能量技术（见图6.48）

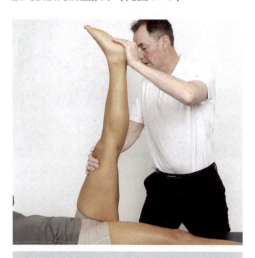

图6.48
腘绳肌肌肉能量技术

- 患者处于仰卧位，临床医生支撑待治疗侧的大腿，使髋关节屈曲。

- 患者伸展大腿来抵抗临床医生的阻力，以找到障碍点并使肌肉收缩。

- 施加阻力既可以在直腿时进行，也可以在大腿处于外旋/内旋位时进行，这主要取决于腘绳肌的哪部分纤维需要接受治疗。

- 带动大腿进一步屈髋对腘绳肌会产生更大的拉伸作用。

- 髋关节内旋或外旋则会更加强调股二头肌或内侧腘绳肌的拉伸。

- 这种技术可以与神经松动术相结合。

 神经动力学技术

坐骨神经直腿抬高（见图6.49）

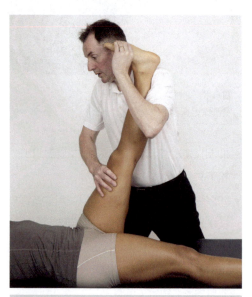

图6.49
坐骨神经直腿抬高

- 患者处于仰卧位，临床医生用一只手将患者踝关节背屈和直腿抬高，同时用另一只手稳定和控制膝关节伸展。

- 可以引入踝关节的敏化动作（内翻/外翻/跖屈），也可以引入髋关节内收/内旋的敏化动作。

- 为了实施滑动技术，缓慢地进行直腿抬高以找到阻力点，并指示患者进行颈部屈曲；此时，直腿抬高就会顺利进行。临床医生观察症状的任何变化。

- 采用神经动态滑动，结合颈部屈/伸和髋关节屈/伸，共2~3组，每组重复10~15次，然后重新评估患者。

- 在应用这种技术时会遇到的常见问题，可能是由于出现膝关节屈曲和/或不能控制髋关节在额状面和水平面的运动，这些都会影响敏化成分。

股神经评估（见图6.50）

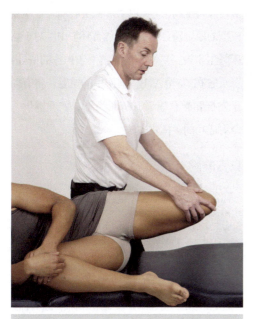

图6.50
股神经评估

- 患者处于Slump侧卧位，髋关节屈曲，双手抱住下方腿的膝盖，并按指示进行颈部屈曲。
- 患者伸展上方大腿使髋关节处于伸展位，临床医生支撑患者大腿并鼓励膝关节屈曲。
- 临床医生增大髋关节伸展和膝关节屈曲角度，直到大腿前部出现张力。患者进行颈部伸展，并关注前侧大腿出现的任何张力变化。

此时，临床医生通过伸展患者膝关节，使其大腿张力降低，并观察任何症状的变化。

- 采用神经滑动技术，交替结合颈部屈/伸和膝关节屈/伸，共2~3组，每组重复10~15次，然后重新评估患者。
- 利用这种神经动力学技术时，可以进行髋关节外旋和内旋，以侧重于腹股沟神经和髂下腹神经。

闭孔神经评估（见图6.51）

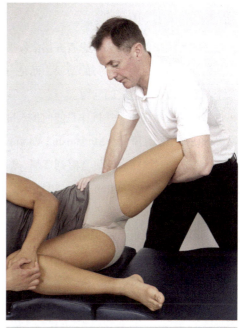

图6.51
闭孔神经评估

- 临床医生在患者处于Slump侧卧位时测试闭孔神经，如前所述的股神经测试。
- 引入髋关节外展来测试影响（支配）腹股沟和膝关节内侧的神经源性成分。

193

- 临床医生增大髋关节伸展、膝关节屈曲和髋关节外展角度，直到大腿前部和腹股沟出现张力。患者进行颈椎伸展，并注意大腿和腹股沟张力的任何变化。此时，临床医生通过内收患者髋关节，使其大腿张力降低，并观察任何症状的变化。
- 采用神经动态滑动技术，将颈部屈伸和髋关节外展/内收交替进行2~3组，每组重复10~15次，然后重新评估患者。

手法操作的常见错误

- 过多的手法操作可能会让患者开始依赖被动治疗。这不是手法治疗的错误，而是一个与感知或期望有关的问题。
- 过多的深层软组织手法操作只能使传入屏障的区域敏感性降低（Maigne and Vautravers, 2003），治疗后使患者感到疼痛、酸软和出现淤肿（Cambron et al., 2007）。
- 过多的拉伸可能会对组织张力的质量产生不利影响；它可能会降低肌肉硬度，损害运动控制能力，产生异常的运动模式（McHugh and Cosgrave, 2010）。

结论

如上所述，手法操作通常等同于肌肉骨骼治疗。"触摸"和"动手"有许多方式可以用来提供治疗。本章的目的是强调对脊柱－骨盆－髋关节复合体的手法操作（关节和软组织）的示例，这些手法操作可以安全地实施，以确保良好的治疗结果。治疗肌肉骨骼疼痛或伤病的患者没有灵丹妙药，手法操作可以有效地缓解短期疼痛（2~4次治疗），以使患者能够更积极地康复。

在我看来，假设手法操作的技术（手法操作）和评估都好，就可以很好地被包含在"5个ATE"框架内。此外，拥有对这一框架的知识和理解将有助于临床医生变得更加灵活，并将生物医学和生物－社会心理医疗康复模型的原则整合到高水平体育环境中。对于临床医生来说，更清楚地理解手法操作的好处，以及它在"5个ATE"框架中的位置，将有助于安抚和教育患者，从而为患者护理提供一个更成功的多模式方法。

参考文献

Alrwaily, M., Timko, M., Schneider, M. et al., 2016. Treatmentbased classification system for low back pain: revision and update. *Physical Therapy*, 96(7), pp.1057–1066.

Best, T., Gharaibeh, B. and Huard, J., 2013. Stem cells angiogenesis and muscle healing: a potential role in massage therapies? *British Journal Sports Medicine*, 47, pp.556–560.

Brennan, PC., 1995. Review of the systemic effects of spinal manipulation. In: Gatterman, MI, ed., *Foundations of Chiropractic Subluxation*. St Louis: Mosby/Elsevier.

Butler, D., 2010. *The Neurodynamic Techniques*. Melbourne: Noigroup Publications.

Cagnie, B., Vinck, E., Beernaert, A. et al., 2004. How common are side effects of spinal manipulation and can these be predicted? *Manual Therapy*, 9 (3), pp.151–156.

Cambron, JA., Dexheimer, J., Coe, P. et al., 2007. Side effects of massage therapy: a cross-sectional study of 100 clients. *Journal Alternative Complementary Medicine*, 13(8), pp.793–796.

Childs, J., Flynn, T., Fritz, J. et al., 2005. Screening for vertebrobasilar insufficiency in patients with neck pain: manual therapy decision-making in the presence of uncertainty. *Journal Orthopaedic Sports Physical Therapy*, 35(5), pp.300–306.

Collins, CK., Masaracchio, M., Brismee, J-M. and 2017. The future of orthopaedic manual therapy: what are we missing? *Journal Manual Manipulative Therapy*, 25(4), pp.169–171.

Cook, C., 2021. The demonization of manual therapy. *MSK-Muskuloskelettale Physiotherapie*, 25, pp.125–132.

Ernst, E., 2007. Adverse effects of spinal manipulation: a systemic review. *Journal Royal Society Medicine*, 100(7), pp.330–338.

Evans, D. and Breen, A., 2006. A biomechanical model for mechanically efficient cavitation production during spinal manipulation: prethrust position and the neutral zone. *Journal Manipulative and Physiological Therapeutics*, 29(1), pp.71–82.

Evans, D., and Lucas, N., 2010. What is 'manipulation'? *A reappraisal. Manual Therapy*, 15(3), pp.286–291.

Ferber, R., Osternig, LR., Gravelle, DC., 2002. Effect of PNF stretch techniques on knee flexor muscle EMG activity in older adults. *Journal Electromyography Kinesiology*, 12, pp.391–397.

Fletcher, IM., 2010. The effects of precompetition massage on the kinematic parameters of 20-m sprint performance. *Journal Strength Conditioning Research*, 24(5), pp.1179–1183.

Fryer, G., 2006. Chapter 4: Muscle energy technique: research and efficacy. In: Chaitow, L., ed. *Muscle Energy Techniques*. 3rd ed. Edinburgh: Churchill Livingstone/Elsevier, pp.109–132.

Fryer, G., 2011. Muscle energy technique: an evidence-informed approach. *International Journal Osteopathic Medicine*, 14(1), pp.3–9.

Fryer, G. and Fossum, C., 2010. Therapeutic mechanisms underlying muscle energy approaches. In: Fernández-de-las-Peñas, C., Arendt-Nielsen, L. and Gerwin, RD.(eds) *Tensiontype and Cervicogenic Headache: Pathophysiology, Diagnosis, and Management*. Sudbury, MA: Jones and Bartlett, pp.221–229.

Gehlsen, GM., Ganion, LR., Helfst, R. 1999. Fibroblast responses to variation in soft tissue mobilization pressure. *Medicine Science Sports Exercise*, 31, pp.531–535.

Gibbons, P. and Tehan, P., 2001. Patient positioning and spinal locking for lumbar spine rotation manipulation. *Manual Therapy*, 6(3), pp.130–138.

Gibbons, P. and Tehan, P., 2004. *Manipulation von Wirbelsäule, Thorax and Becken*. Munich: Urban & Fischer/Elsevier.

Gifford, L., 1998. Pain, the tissues and the nervous system: a conceptual model. *Physiotherapy*, 84(1), pp.27–36.

Goodwin, JE., Glaister, M., Howatson, G. et al., 2007. Effect or pre-performance lower-limb massage on thirty-meter sprint running. *Journal Strength Conditioning Research*, 21(4), pp.1028–1031.

Gouveia, L., Castonho, P. and Ferreira, J., 2009. Safety of chiropractic interventions: a systemic review. *Spine*, 34(11), pp.E405–E413.

Grip, H., Sundelin, G., Gerdle, B. et al., 2007. Variations in the axis of motion during head repositioning—a comparison of subjects with whiplash-associated disorders or non-specific neck pain and healthy controls. *Clinical Biomechanics*, 22(8), pp.865–873.

Gyer, G., Michael, J. and Davis, R., 2017. *Osteopathic and Chiropractic Techniques for Manual Therapists: A Comprehensive Guide to Spinal and Peripheral Manipulations*. London: Singing Dragon.

Havas, E., Parviainen, T., Vuorela, J. et al., 1997. Lymph flow dynamics in exercising human skeletal muscle as detected by scintigraphy. *Journal Physiology*, 504, pp.233–239.

Huang, C., Holfeld, J., Schaden, W. et al., 2013. Mechanotherapy: revisiting physical therapy and recruiting mechanobiology for a new era in medicine. *Trends Molecular Medicine*, 10, pp.555–564.

Iwatsuki, H., Ikuta, Y. and Shinoda, K., 2001. Deep friction massage on the masticatory muscles in stroke patients increases biting force. *Journal Physical Therapy Science*, 13, pp.17–20.

Kandel, ER., Schwartz, JH. and Jessell, TM., 2000. *Principles of Neural Science*. 4th ed. London: McGraw-Hill.

Khan, KM. and Scott, A., 2009. Mechanotherapy: how physical therapists' prescription of exercise promotes tissue repair. *British Journal Sports Medicine*, 43, pp.247–252.

Kivlan, BR., Carcia, CR., Clemente, FR. et al., 2015. The effect of Astym(R) therapy on muscle strength: a blinded, randomized, clinically controlled trial. *BMC Musculoskeletal Disorders*, 16, p. 325.

Kolb, WH., McDevitt, AW., Young, J. et al., 2020. The evolution of manual therapy education, what are we waiting for? *Journal Manual Manipulative Therapy*, 28(1), pp.1–3.

Langevin, HM., Cornbrooks, CJ. and Taatjes, DJ., 2004. Fibroblasts form a body-wide cellular network. *Histochemistry Cell Biology*, 122(1), pp.7–15.

Langevin, HM., Bouffard, NA., Badger, GJ. et al., 2005. Dynamic fibroblast cytoskeletal response to subcutaneous tissue stretch ex vivo and in vivo. *American Journal Physiology-Cell Physiology*, 288(3), pp.C747–756.

Laslett, M., McDonald, B., Aprill, C. et al., 2006. Clinical predictors of screening zygapophyseal joint blocks: development of clinical prediction rules. *Spine Journal*, 6, pp.370–379.

Lederman, E. 1997. Overview and clinical application. In: *Fundamentals of Manual Therapy*. London: Churchill Livingstone, pp.213–220.

Lederman, E., 2005. *The Science and Practice of Manual Therapy*. 2nd ed. Edinburgh: Churchill Livingstone/Elsevier.

Lee, HY., Wang, JD., Yao, G. et al., 2008. Association between cervicocephalic kinesthetic sensibility and frequency of subclinical neck pain. *Manual Therapy*, 13(5), pp.419–425.

Lewis, J., 2009. Rotator cuff tendinopathy/subacromial impingement syndrome: is it time for a new method of assessment? *British Journal Sports Medicine*, 43, pp.259–264.

Li, J. and Mitchell, JH., 2003. Glutamate release in midbrain periaqueductal gray by activation of skeletal muscle receptors and arterial baroreceptors. *Am J Physiol Heart Circ Physiol*, 285(1), pp.H.137–144.

Liem, T. and Dobler, T., 2014. *Leitfaden Osteopathic: Parietale Techniken*. Jena: Urban & Fischer/Elsevier.

Lin, I., Wiles, L., Waller, R. et al., 2020. What does best practice for musculoskeletal pain look like? Eleven consistent recommendations from high-quality clinical guidelines: systematic review. *British Journal Sports Medicine*, 54, pp.79–86.

Loghmani, MT. and Whitted, M., 2016. Soft tissue manipulation: a powerful form of mechanotherapy. *Physiotherapy Rehabilitation*, 1: 122.

Magarey, M., Rebbeck, T., Coughlan, B. et al., 2004. Premanipulative testing of the cervical spine review, revision and new clinical guidelines. *Manual Therapy*, 9(2), pp.95–108.

Magee, D., 2014. *Orthopaedic Physical Assessment*. 5th Ed. Philadelphia: W.B. Saunders.

Maigne, J. and Guillon, F., 2000. Highlighting of intervertebral movements and variations of intradiskal pressure during lumbar manipulation: a feasibility study. *Journal of Manipulative and Physiological Therapeutics*, 23(8), pp.531–535.

Maigne, R. and Nieves, W., 2005. *Diagnosis and Treatment of Pain of Vertebral origin*. Vol. 1. Boca Raton, FL: Taylor & Francis.

Maigne, J. and Vautravers, P., 2003. Mechanism of action of spinal manipulative therapy. *Joint Bone Spine*, 70(5), pp.336–341.

Majlesi, J., Togay, H., Ünalan, H. et al., 2008. The sensitivity and specificity of the slump and straight leg raise tests in patients with lumbar disc herniation. *Journal Clinical Rheumatology*, 14(2), pp.87–91.

Martino, F., Perestrelo, AR., Vinarský, V. et al., 2018. Cellular mechanotransduction: from tension to function. *Frontiers in Physiology*, 9, p. 824.

McHugh, MP. and Cosgrave, CH., 2010. To stretch or not to stretch: the role of stretching in injury prevention and performance. *Scandinavian Journal Medicine Science Sports*, 20(2), pp.169–181.

Melzack, R. and Wall, P., 1965. Pain mechanisms: a new theory. *Science*, 150(3699), pp.971–979.

Moran, RN., Hauth, JM. and Rabena, R., 2018. The effect of massage on acceleration and sprint performance in track and field athletes. *Complementary Therapy Clinical Practice*, 30, pp.1–5.

Okamato, T., Masuhara, M. and Ikuta, K., 2014. Acute effects of self-myofascial release using a foam roller on arterial function. *Journal Strength and Conditioning*, 28, pp.69–73.

Oliphant, D., 2004. Safety of spinal manipulation in the treatment of lumbar disk herniations: a systematic review and risk assessment. *Journal Manipulative Physiological Therapeutics*, 27(3), pp.197–210.

Oostendorp, R., 2018. Credibility of manual therapy is at stake. 'Where do we go from here?' *Journal Manual Manipulative Therapy*, 26(4), pp.189–192.

Osternig, LR., Robertson, R., Troxel, RK. et al., 1987. Muscle activation during proprioceptive neuromuscular facilitation (PNF) stretching techniques. *American Journal Physical Medicine*, 66(5), pp.298–307.

Paungmali, A., O'Leary, S., Souvlis, T. et al., 2004. Naloxone fails to antagonize initial hypoalgesic effect of a manual therapy treatment for lateral epicondylalgia. *Journal Manipulative Physiological Therapy*, 27(3), pp.180–185.

Portillo-Soto, A., Eberman, L., Demchak, T. et al., 2014. Comparison of blood flow changes with soft tissue mobilization and massage therapy. *Alternative Complementary Medicine*, 20, pp.932–936.

Potter, L., McCarthy, C. and Oldham, J., 2005. Physiological effects of spinal manipulation: a review of proposed theories. *Physical Therapy Reviews*, 3, pp.163–170.

Puentedura, E., March, J., Anders, J. et al., 2012. Safety of cervical spine manipulation: are adverse events preventable and are manipulations being performed appropriately? A review of 134 case reports. *Journal of Manual Manipulative Therapy*, 20(2), pp.66–74.

Refshauge, K., Parry, S., Shirley, D. et al., 2002. Professional responsibility in relation to cervical manipulation. *Australian Journal Physiotherapy*, 48(3), pp.171–179.

Reynolds, DV., 1969. Surgery in the rat during electrical analgesia induced by focal brain stimulation. *Science*, 25, 164(3878), pp.444–445.

Rivett, D., Thomas, L. and Bolton, B., 2005. Pre-manipulative testing: where do we go from here? *New Zealand Journal Physiotherapy*, 33(23), pp.78–84.

Satpute, A., Wager, T., Cohen-Adad, J. et al., 2013. Identification of discrete functional subregions of the human periaqueductal gray. *Proceedings National Academy Sciences*, 110(42), pp.17101–17106.

Schillinger, A., Koenig, D., Haefele, C. et al., 2006. Effect of manual lymph drainage on the course of serum levels of muscle enzymes after treadmill exercise. *American Journal Physical Medicine Rehabilitation*, 85, pp.516–520.

Schleip, R., 2003. Fascial plasticity—a new neurobiological explanation. Part 1. *Journal of Bodywork & Movement Therapies*, 7(1), pp.11–19.

Senstad, O., Leboeuf-Yde, C. and Borchgrevink, C., 1997. Frequency and characteristics of side effects of manipulative therapy. *Spine*, 22(4), pp.435–440.

Seseke, S., Baudewig, J., Kallenberg, K. et al., 2006. Voluntary pelvic floor muscle control—an fMRI study. *Neuroimage*, 31(4), pp.1399–1407.

Shacklock, M., 2005. *Clinical Neurodynamics: A New System of Musculoskeletal Treatment*. Edinburgh: Butterworth Heinemann/Elsevier.

Skyba, DA., Radhakrishnan, R., Rohlwing, JJ. et al., 2003. Joint manipulation reduces hyperalgesia by activation of monoamine receptors but not opioid or GABA receptors in the spinal cord. *Pain*, 106, pp.159–168.

Sterling, M., Jull, G. and Wright, A., 2001. Cervical mobilisation: concurrent effects on pain, sympathetic nervous system activity and motor activity. *Manual Therapy*, 6, pp.72–81.

Stuber, K., Lerede, C., Kristmanson, K. et al., 2014. The diagnostic accuracy of the Kemp's test: a systematic review. *Journal Canadian Chiropractic Association*, 58(3), pp.258–267.

Sueki, DG., Cleland, JA. and Wainner, RS., 2013. A regional interdependence model of musculoskeletal dysfunction: research, mechanisms and clinical implications. *Journal Manual Manipulative Therapy*, 21(2), pp.90–102.

Taimela, S., Kankaanpaa, M. and Luoto, S. 1999. The effect of lumbar fatigue on the ability to sense a change in lumbar position. *Spine*, 24(13), pp.1322–1327.

Tawa, N., Rhoda, A. and Diener, I., 2017. Accuracy of clinical neurological examination in diagnosing lumbosacral radiculopathy: a systemic literature review. *BMC Musculoskeletal Disorders*, 18, p. 93.

Taylor, DC., Brooks, DE. and Ryan, JB. 1997. Visco-elastic characteristics of muscle: passive stretching versus muscular contractions. *Medicine & Science Sport Exercise*, 29(12), pp.1619–1624.

Thiel, H. and Rix, G., 2005. Is it time to stop functional premanipulation testing of the cervical spine? *Manual Therapy*, 10(2), pp.105–110.

Thompson, WR., Scott, A., Loghmani, MT. et al., 2016. Understanding mechanobiology: physical therapists as a force in mechanotherapy and musculoskeletal regenerative rehabilitation. *Physical Therapy*, 96, pp.560–569.

Thomson, O., Haig, L. and Mansfield, H., 2009. The effects of high-velocity low-amplitude thrust manipulation and mobilisation techniques on pressure pain threshold in the lumbar spine. *International Journal Osteopathic Medicine*, 12(2), pp.56–62.

Vario, G., Miller, S., McBrier, N. et al., 2009. Systematic review of efficacy for manual lymphatic drainage techniques in sports medicine and rehabilitation: an evidence-based practice approach. *Journal Manipulative Therapy*, 17, pp.e80–89.

Vernon, HT., Dhami, MS., Howley, TP. et al., 1986. Spinal manipulation and beta-endorphin: a controlled study of the effect of a spinal manipulation on plasma beta-endorphin levels in normal males. *Journal Manipulative Physiology Therapeutics*, 9, pp.115–123.

Vincenzino, B., Collins, D. and Wright, A. 1988. An investigation of the interrelationship between manipulative therapy-induced hypoalgesia and sympathoexcitation. *Journal Manipulative Physiology Therapeutics*, 21, pp.448–453.

World Health Organization, 2005. *WHO Guidelines on Basic Training and Safety in Chiropractic*. Geneva: World Health Organization.

引言

在我看来，激活包含了使身体内部产生可持续改变或适应所必需的训练原则。这一目标需要通过分级训练来实现，这包括适当的灵活性练习、运动控制、肌肉能力和力量练习。这种方法有助于教育运动员或患者，使他们能够了解自己的病情。目的是恢复渐进性组织负荷和肌肉能力之间的平衡。一旦达成这个目标，就形成了成功管理患者的临床进程，如图7.1所示。

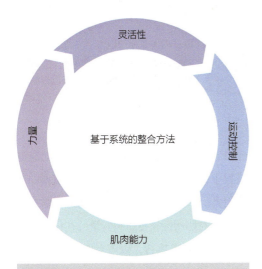

图7.1
激活的临床进程

肌肉抑制是运动员和普通人群丧失功能性运动模式的主要原因（Oscar, 2012）。由于肌肉抑制的结果，替代策略被发展出来，这导致了协同肌肉的过度募集，以帮助被抑制的肌肉（Sahrmann, 2002）。这种情况可能对任何人的运动控制、肌肉能力和力量产生巨大的影响。

临床应用

举个发生在髋关节的例子，在单腿站立时，经常观察到阔筋膜张肌的过度募集以协助额状面的髋关节外展。阔筋膜张肌也是髋关节的屈曲和内旋肌，所以当它成为主要的原动力时，这只会增加其对臀中肌的抑制作用。为什么会这样呢？因为髋关节内旋角度增大，臀中肌承担着更高水平的生理需求，导致关节失去共轴性；这削弱了额状面的最佳功能，导致了髋关节侧向控制能力不足（即有效地维持额状面的对齐）。这可以通过侧卧位髋外展测试证实。当腿进行髋关节外展和伸展时，如果臀中肌被抑制则测试结果为弱。然而，进行髋关节外展和屈曲时，由于阔筋膜张肌的活动增加，测试结果为强。记住，阔筋膜张肌也是髋关节屈肌。

方案设计

具体的康复原则应该满足可以指导运动员或患者的训练或康复的需求。表7.1展示了我认为设计一个康复训练计划的关键基本原则及其定义。这些原则至少应该包括任务或运动的要求与需求，适合于个体，以协助他们恢复到所期望的活动水平（Reiman and Lorenz, 2011）。例如，刚刚接受过髋关节手术的运动员可能希望通过髋关节屈曲来发展髋关节屈曲的灵活性和运动控制，这样他们在坐着时就可以舒适地抬起髋关节。为了实现这个目标，他们需要进行低阈值髋关节屈曲运动，而这个阈值是超过30%最大随意收缩（Maxi-mum Voluntary Contraction, MVC）肌肉力量的，可以在一天中有规律地重复，每周进行5~7次。《卫生专业和护理医学词典（2012）》将最大随意收缩肌肉力量定义为肌肉能产生的最大张力，通常是测试时瞬时最大肌力，具体取决于测试方案的参数。然而，根据运动员的康复阶段，这一点会有很大的不同。在康复后期的训练计划中，运动员需要开始模拟他们的运动专项需求，也许会引入高速跑和需要爆发力的动作，组间和训练课之间需要更长时间的休息和恢复（Reiman and Lorenz, 2011; Iosia and Bishop, 2008; Rhea et al., 2006）。

在设计康复方案时，还应考虑并解决任何可能导致损伤或可能导致再次受伤的特定肌肉损伤或肌力不平衡问题，同时，应采取适当的恢复策略（Mihata et al., 2009; Croisier

表7.1	设计康复训练计划的原则及其定义
原则	定义
个性化	为个体设计康复方案。考虑年龄、性别、健康状况、目标、动机以及与损伤或手术有关的任何限制因素
超负荷	渐进式超负荷使身体从训练和练习中获益
特异性	肌肉动作特异性（等长、向心、离心）、肌群特异性（训练参与活动或运动的肌群）、速度特异性（训练增益，进行练习的速度的特异性，包括活动范围：内侧、中间、外侧）
量/强度	训练量与一节课的运动量（如重复次数和组数）有关，强度与身体在活动中的工作强度有关。负荷增加了生理需求，因此，应对更高负荷的运动能力会提高
频率	每个特定阶段（每周）训练课的数量
休息时间	恢复的时长（例如，在重复次数和组数之间）
阻力的类型	体重、弹力带、自由重量、壶铃、器械、离心/飞轮和水流阻力
周期化	调整训练变量（负荷、组数、重复次数）以最大限度地适应；这可以根据小周期（如每周）或大周期（如8~12周）来确定

et al., 2008）。在规定运动量和负荷的康复过程中，训练时的练习顺序是一个重要的考虑因素。一般来说，多关节功能练习需要更高水平的协调性、技能和能量，在任何训练课中通常会先执行，以限制疲劳（Powers, 2003）。但是，康复计划会有很大的不同。例如，分离练习或非功能性练习可能会先开始，在需要动用所有环节的功能运动之前，则先针对运动链中的薄弱环节进行练习。

练习的负荷和运动量应特别考虑。如果

存在运动控制障碍，神经肌肉疲劳可能会很快发生。此外，还应根据运动员的运动专项和体型仔细考虑运动员的康复需求。脊柱的肌肉主要包含慢缩型肌纤维、快缩型肌纤维（MacDonald et al., 2006；Thorstensson and Carlson, 1987），需要高重复、低负荷的训练（见第1章）。这与其他更具爆发力的肌肉形成对比，如股四头肌和腓肠肌，这些肌肉主要包含慢缩型肌纤维，并作为主要动力，在基于力量的项目中起着重要作用（Reiman and Lorenz, 2011）。

临床应用

我发现对于有运动控制障碍的患者，引入超级组是一种限制受抑制肌群暴露于神经肌肉疲劳的方法。超级组包括交替使用主动肌和拮抗肌（Powers, 2003）。在主动肌工作后直接锻炼拮抗肌，为主动肌提供了短时间的休息，从而抑制了疲劳。

进阶

运动控制、灵活性、肌肉能力和力量练习都应该旨在挑战患者和运动员。虽然在某些情况下，对纠正性练习的知识和理解可能有限，但在这种情况下，临床医生的作用是教育，帮助患者建立对动作练习的安全性和有效性的信心，并让他们进行积极的练习。然而，无论是在康复过程中还是之后，都应该避免增加疼痛或达到不可接受的程度。同

样，不应该规定过多的低阈值练习，因为这些练习会延缓恢复过程，也无法产生力量适应，以便患者重返赛场或满足功能要求。增加恢复时间和延缓康复进程可能会导致患者或运动员寻求其他意见或方法。

对于进阶练习有两个一般的经验法则。

- 在一定活动范围内进行练习，然后进行难度进阶，可通过增加或扩大活动范围、增加负荷、增加重复次数或减少恢复时间来实现。
- 按照规定的重复次数进行练习。例如，一个运动处方可能是重复10~15次，进行2~3组，要想达到较高负荷和较低运动量，具体取决于所期望的结果。也就是说，如果强度增加，运动处方就会有所不同。

在开具康复运动处方时，临床医生需要注意到两种特殊类别的患者：一类是可以将自己推到疼痛边缘的患者，疼痛值可能达到VAS评分的4/10或更高；另一类则是无痛患者。第一类患者（疼痛患者）的问题是，他们可能会觉得自己应该忍受疼痛，认为这对他们有帮助，而在大多数情况下，这只是刺激了他们的组织。对于第二类患者（无痛患者），他们对疼痛的感知可能存在问题。有时，慢性肌肉骨骼疾病患者会报告在运动时重现疼痛，但实际上，这只是他们使用了薄弱的肌肉而产生的不适感，或者是由运动后延迟性肌肉酸痛（Delayed Onset Muscle Soreness, DOMS）引起的（Cheung et al., 2003）。这两类患者都面临着教育的问题。例如，如果临床医生开出

的运动处方缺乏适当的负荷量，或者患者不努力训练，他们就不会进步。同样，如果训练太剧烈或者患者训练太努力，也可能会阻碍进展。一项比较肌肉骨骼疾病患者进行有疼痛存在的运动和无痛运动的系统综述得出结论，与无痛运动相比，达到疼痛阈值的运动方法显示出更好的短期效果（Smith et al., 2017）。

激活理论

激活技术在帮助患者恢复到正常运动水平方面发挥着重要作用。在进行激活训练之前，评估紧张和受抑制肌群的灵活性是很有用的，并且对这些组织进行手法治疗可能非常有益。如果在不解决这个问题的情况下开始力量训练，可能会强化错误的运动模式。

临床应用

如果注意到髋关节主动伸展能力减弱，可以使用相互抑制技术开始治疗，以改善受限的前侧髋关节结构（Iles, 1986），比如阔筋膜张肌和股直肌，先改善它们的灵活性再进行主动髋关节伸展训练计划。然后，这些练习可以被纳入运动员或患者的训练中，通过引入单腿臀桥练习，并随着时间的推移进阶到后弓箭步下蹲，来"打开"他们身体前侧的运动链，同时仍保持进行髋关节伸展练习。

尽管在手法治疗之后使用激活技术看起来合乎逻辑，但并不一定总是如此。例如，如果测试发现深层髋屈肌（腰大肌）被抑制，那么针对该肌肉的激活技术可能会立即开始。但是，必须先找到一个不引起浅层肌肉组织活动且能够单独分离出这块肌肉的体位。例如，仰卧位可能比坐位更合适，因为坐位时阔肌膜张肌的过度募集可能会对关节共轴性产生负面影响，并且只会强化髋关节屈曲运动模式的错误。

案例研究：患者N

以患者N为例，他有长期背痛的病史，并已经咨询了各种类型的手法治疗师以寻求建议和帮助。但是，患者N仍然感到疼痛。

临床应用

重要的是，我们需要认识到就这个患者而言手法操作并不是有效的手段。如果您仔细评估这个案例，您肯定能得出结论，临床医生已经尝试过手法操作，但失败了。有的临床医生会认为，自己独特的手法操作可能会奏效。然而，我认为这个患者需要接受教育。我经常告诉患者，唯一能让他们变得更好的人就是他们自己。

案例研究：关于患者N的更多信息

在这种情况下对于患者N，神经肌肉低阈值运动控制练习更为合适。给予患者N自主权，为他提供主动康复治疗方法，并通过运动控制练习进行教育，这将比任何被动干预都更有帮助。

骨骼肌组织生理学在任何特定肌群的表现中都起着重要的作用。然而，高强度的运动也会引起骨骼肌疲劳，从而导致运动表现下降（Kilduff et al., 2007；Jessen and Ebben, 2003；Jones and Lees, 2003）。我认为大多数内在肌肉骨骼问题都是由神经肌肉疲劳引起的。记住这一点，并记住身体具有内在的适应能力，有证据表明代偿策略是因疲劳导致的协同肌群过度募集而产生的（Sahrmann, 2002），这不足为奇。我们可以合理地假设，正如已经证明的那样，疲劳和肌肉抑制与运动表现下降有关（Suter and Lindsay, 2001；Garland and McComas, 1990）。

许多策略已经被提出用来帮助激活被抑制的肌肉；这些技术包括可视化、触诊、等长收缩和呼吸策略。我在日常的临床环境中的不同阶段使用这些方法。

可视化

多年来，人们一直使用可视化和心理意象来改善和纠正运动模式（McGill, 2004）。研究表明，

当我们集中注意力在一个特定的身体部位时，大脑皮层的躯体感觉部分会被激活。近年来，通过磁共振成像技术，我们已经证实了这一点，它是通过增加大脑活动来实现的，同时可视化技术已经开始被应用（Umphred, 2007）。运动员经常使用这种方法来提高赛前运动表现或比赛成绩。此外，口头提示，如"想象""感觉""激活""延长"，这些都被认为是激活深层肌肉系统的有效提示（Lee, 2011）。

触诊

软组织手法操作经常被认为是肌肉抑制的一种治疗选择（Frost, 2002；Walther, 2000）。这种方法是通过在薄弱、受抑制的肌肉的起点和止点施加交叉摩擦进行激活，以引起肌肉力量即刻增加。这可能是因为机械压力影响了目标肌肉的肌梭和高尔基腱器的活动，或是促进了α-运动神经元的机械感受器活性（Frost, 2002）（见第1章）。通过触诊，给予深入、缓慢和侧向刺激，已被证明可以影响筋膜系统内的机械感受器，从而增加血流量、改善灵活性和重置肌肉张力（Lindsay, 2008）。此外，其他的触诊技术，包括快速敲击和轻扫，已被证明可以刺激肌梭活动（Page et al., 2010）。同样，通过使用Compex®设备，电刺激也可能促进被抑制肌肉的激活（Gondin et al., 2011；Billot et al., 2010）。

等长收缩

应用肌肉激活技术的基本原理可能是基于激活后增强效应（Post-

Activation Potentiatiation, PAP）理论，该理论指出肌肉力量的输出随着抗阻运动的增加而增强（Robbins, 2005）。例如，研究表明，在进行纵跳和水平跳跃之前，完成一组大重量的深蹲，可以提高运动员的跳跃运动表现。一种解释是，运动表现的提高可能是神经肌肉系统的预加载的结果，它会引起兴奋或敏感的神经状态（Robbins, 2005）。

　　临床上，这些知识可以通过等长收缩抗阻练习加以应用，以提高力量和关节的稳定性。其中一个好处是，即使没有全范围的关节活动度，该技术仍然可以使用（Bandy and Sanders, 2001）。一旦恢复全范围关节活动度，就可能会发展到等张（收缩）模式；然而，研究表明，与等张收缩相比，在等长收缩时，肌肉对阻力增加的反应更大（Umphred, 2007）。

　　要求患者采用10%~25%的最大随意收缩肌肉力量进行收缩，持续5~10秒，以抵抗临床医生的阻力。这可以重复3~5次，并且阻力逐渐增加到50%的最大随意收缩肌肉力量。

呼吸策略

呼吸正常化和恢复最佳的膈式呼吸技术可能会对整个运动系统的整体稳定性和力量产生影响（Hodges et al., 2005）。因此，呼吸效率低会导致肌肉不平衡、运动控制的改变和生理适应（Bradley and Esformes, 2014）。相对于上

胸廓运动，腹部运动减少可以确认膈肌功能不良（Vickery, 2007）。膈肌能够同时执行维持姿势和呼吸功能，而其中一种功能的障碍可能会影响另一种功能（Hodges et al., 2007）。正如我们所看到的，"如果呼吸不正常，就不可能有其他运动模式"（Lewit, 1994）。布拉德利和埃斯福姆斯（2014）已经表明，呼吸模式障碍患者表现出更高水平的运动障碍。因此，将呼吸评估纳入临床实践可能对临床医生有用，因为功能障碍可能导致不良的运动控制和运动缺陷。

临床应用

根据我的临床经验，一旦发现呼吸模式功能障碍，手法操作可能有助于恢复该区域组织的正常张力。格林曼（1996）提出，胸椎区域内的功能障碍，虽然通常不会引起疼痛，但会严重影响呼吸技术。关节或软组织的手法操作可能会促进最佳的肌肉激活模式，改善组织的供氧情况，并导致交感神经活动减少和副交感神经活动增加。临床实践中使用的治疗方法包括：

- 抑制技术，处理腹直肌的触发点和张力点；
- 对胸腰椎区的脊柱手法操作；
- 神经肌肉运动控制激活练习，以促进膈肌发挥最佳功能。

灵活性

灵活性是指特定关节能够自由运动的能力（Spencer et al., 2016）。有效的运动代表软组织延展性和关节灵活性之间的平衡（见图7.2）。例如，研究发现患有腰痛的运动员脊柱灵活性受到限制（Campbell et al., 2014；Vad et al., 2004；Lindsay and Horton, 2002），此外，研究也证明了足球运动员主动腿的灵活性不足会增加肌肉骨骼损伤的发生率（Tak and Langhout, 2014）。

组织延展性可能受到重复定向负荷的影响，这可能导致与组织重塑相关的机械张力下降，并造成肌纤维长度的缩短（Langevin and Sherman, 2007；Sahrmann, 2002）。重复的负荷（即锻炼、训练或重复的日常任务）可以改变潜在的平衡，使肌肉组织的硬度增加。然而，机械张力下降和肌纤维长度的变化并不是硬度增加或延展性降低的唯一生理学解释；由于与过度肥大刺激相适应的非弹性组织成分的增加，过度肥大增加了肌肉组织的内在刚性。

关节灵活性可能受到关节内形态变化增加的影响，如凸轮型髋关节撞击综合征（Griffin et al., 2016）。有人提出，这种形态变化的增加最终可能导致关节退行性变化的增加，如骨关节炎（Griffin et al., 2016）。

最佳的灵活性为运动控制的发展提供了基础（Boyle, 2010）。如果失去了灵活性，个体可能会采取各种策略，试图重建主动稳定性和维持功能。然而，疼痛的产生和心理压力的增加（即认知介导的），而不是组织的压力（生物力学），可能会导致低效运动控制模式的发展（Cook et al., 2010）。

灵活性激活技术的例子

腰大肌拉伸（见图7.3）

- 适应证：（1）与伸展相关的腰痛和/或骶髂关节疼痛；（2）髋关节矢状面主动活动度下

图7.2
软组织和关节系统对灵活性的影响

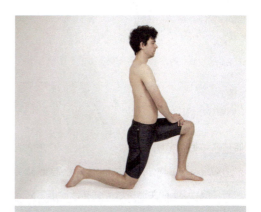

图7.3
腰大肌拉伸

降;(3)呈站立姿势,向前屈曲;(4)骨盆主动后倾活动度下降。

- 应特别注意调动腹肌参与,以限制腰椎过度前凸。

- 患者应在被拉伸的髋关节基础上继续向前滑动,直到髋关节前部形成张力。尽管由于阔筋膜张肌过度激活,髋关节外侧可能会感觉到张力。

- 可通过以下方式增加拉伸程度:(1)向远离拉伸侧方向侧屈并将手臂举过头顶(见图7.4);(2)向拉伸侧旋转(见图7.5)。

- 只能在大腿前部和髋关节产生拉伸感,而不能在下背部。

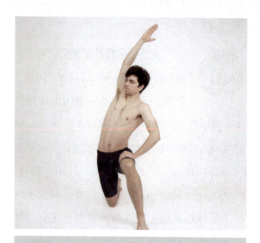

图7.5
旋转腰大肌拉伸

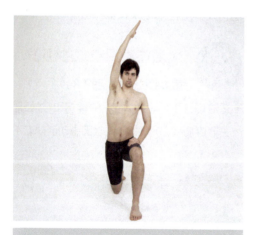

图7.4
侧屈腰大肌拉伸

股直肌拉伸(见图7.6)

- 适应证:(1)与伸展相关的腰痛和/或骶髂关节疼痛;(2)髋关节矢状面关节活动度下降。

- 应特别注意调动腹肌参与,以限制腰椎过度前凸。

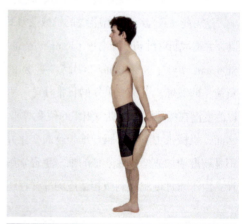

图7.6
股直肌拉伸

- 患者应关注髋关节的伸展,而不是膝关节的屈曲。

- 这个拉伸可以与腰大肌的拉伸相结合。

- 只能在大腿前部和髋关节产生拉伸感,而不能在下背部。

内收肌拉伸（见图7.7）

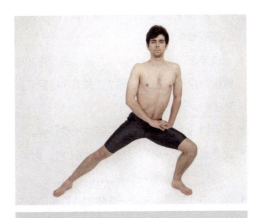

图7.7
内收肌拉伸

- 适应证：（1）髋关节/骶髂关节功能障碍或膝关节内侧疼痛；（2）与内收肌相关的腹股沟疼痛伴额状面关节活动度下降；（3）单腿站立时髋关节侧向控制能力不足。
- 应特别注意拉伸的是肌肉，而不是髋关节。
- 患者可以内旋/外旋膝关节，以侧重于拉伸内收肌的不同纤维。

腘绳肌拉伸（见图7.8）

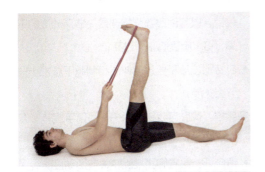

图7.8
腘绳肌拉伸

- 适应证：（1）由于灵活性不足导致的后侧链的相关损伤；（2）腰椎屈曲关节活动度下降；（3）复发性腘绳肌问题。
- 应该特别注意拉伸的是肌肉，而不是坐骨神经。
- 患者可以内旋/外旋膝关节，以侧重于拉伸腘绳肌的不同肌肉，或屈曲髋关节和膝关节以侧重于拉伸肌肉的不同部位。

臀大肌拉伸（见图7.9）

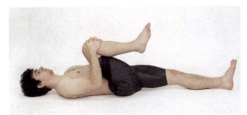

图7.9
臀大肌拉伸

- 适应证：（1）由于灵活性不足而导致的后侧链的相关损伤；（2）腰痛、骶髂关节和臀部疼痛；（3）髋关节屈曲活动度下降。
- 应特别注意避免恶化或激惹髋关节。例如，当髋关节撞击综合征或髋关节骨关节炎患者重现腹股沟疼痛时，应该向患者展示在拉伸期间如何保持关节对位和找到受限范围。

梨状肌拉伸（见图7.10）

- 适应证：（1）骶髂关节功能障碍，大腿后部和臀部疼痛；（2）假性坐骨神经痛；（3）过度活动，代偿受抑制的臀中肌。
- 应特别注意的是不要让髋关节前侧和腹股沟再次出现疼痛。

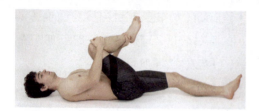

图 7.10
梨状肌拉伸

- 臀部的深层应该有拉伸感。

竖脊肌屈曲拉伸（见图7.11）

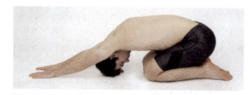

图 7.11
竖脊肌屈曲拉伸

- 适应证:（1）由于肌筋膜僵硬而导致的矢状面腰椎屈曲受限;（2）腰痛和/或骶髂关节疼痛。

- 应特别注意防止腰椎和骶髂关节过度拉伸,超出正常生理关节活动度。

竖脊肌仰卧位旋转拉伸（见图7.12）

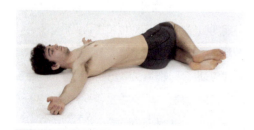

图 7.12
竖脊肌仰卧位旋转拉伸

- 适应证:（1）髋关节和腹股沟的相关疼痛;（2）胸腰椎旋转关节活动度下降;（3）腰方肌僵硬或痉挛。

- 通过伸展手臂维持稳定,并通过肩胛带接触地板来保持控制,在保持膝关节屈曲且双脚并拢的同时进行髋关节旋转。

- 使用腹内外斜肌,而不是通过腰椎旋转。

- 让患者配合呼吸以促进更好地伸展。例如,在保持阶段吸气,在放松阶段呼气。

- 可以将一条腿放在另一条腿上并且两腿交叉或者抬高双腿,以增加拉伸的强度。

竖脊肌自我松动术伸展（见图7.13）

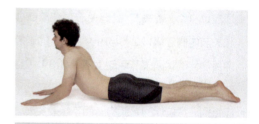

图 7.13
竖脊肌自我松动术伸展

- 适应证:（1）下腰椎间盘病变;（2）姿势再教育,以帮助改善胸椎伸展关节活动度的下降;（3）腹直肌张力过高。

- 应特别注意不要过度伸展和刺激下腰椎小关节突关节。

胸腰椎:侧卧自我松动术——弓箭手旋转（见图7.14）

- 适应证:改善胸腰椎旋转关节活动度。

- 应特别注意激活上方腿的内收肌,以保持腰椎的稳定性。

208

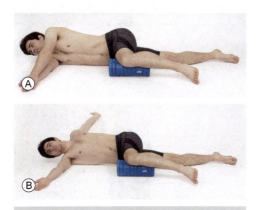

图7.14
胸腰椎：侧卧自我松动术——弓箭手旋转

- 应特别注意不要过度旋转下腰椎节段。
- 让患者配合呼吸以帮助放松并增加关节活动度，例如，随着肩关节和胸椎关节活动度的增加而吸气。
- 加强肩关节后缩和伸展，以增加上段与中段胸椎旋转的关节活动度。

胸椎伸展：用毛巾进行仰卧位自我松动
（见图7.15）

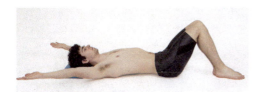

图7.15
胸椎伸展：用毛巾进行仰卧位自我松动

- 适应证：（1）上胸段关节活动度下降；（2）肩关节前关节囊关节活动度受限；（3）上胸椎活动不足引起的颈椎疼痛。
- 一个小枕头可能有助于避免颈椎过度伸展。

- 确保膝关节屈曲，双脚放在地面上。

胸椎伸展：自我松动——改良死虫式
（见图7.16）

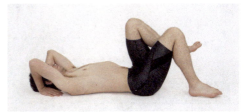

图7.16
胸椎伸展：自我松动——改良死虫式

- 适应证：（1）胸椎伸展关节活动度下降；（2）腰痛伸展"铰链"；（3）肩关节僵硬或肌筋膜功能不全/伸展活动度下降影响脊柱力学。
- 应特别注意保持腰椎的中立位。
- 避免下胸廓张开。
- 如果患者上胸椎呈现过度后凸，可使用枕头或坐垫来支撑颈椎。

坐位胸椎自我松动（见图7.17）

- 适应证：（1）胸椎伸展活动度下降；（2）下腰椎伸展"铰链"。
- 患者处于坐位时，腰椎相对稳定，手放在头部后面，手指交叉以稳定颈椎，在矢状面、额状面和水平面上进行胸椎活动。

靠墙胸椎伸展站姿自我松动（见图7.18）

- 适应证：（1）胸椎伸展至中立位关节活动度下降；（2）下腰椎伸展"铰链"腰痛。
- 确保头部、肩膀和腰部靠墙。
- 放松膝关节，收紧腹肌，特别是斜肌，以防止下胸腔打开。

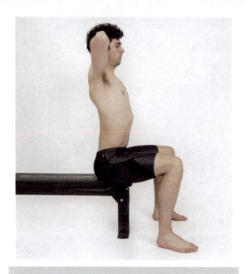

图7.17
坐位胸椎自我松动

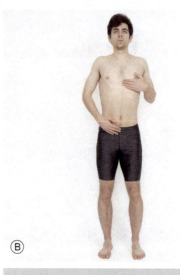

Ⓑ

图7.18
靠墙胸椎伸展站姿自我松动（续）

- 让患者上胸椎保持放松和屈曲，同时收缩腹肌保持腰椎中立；让患者进行主动的胸椎伸展（见图7.18B）。

胸椎节段性旋转自我松动术——足跟至骨盆
（见图7.19）

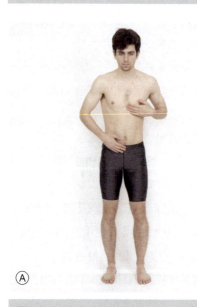

Ⓐ

图7.18
靠墙胸椎伸展站姿自我松动

- 患者应将一只手放在胸骨上，另一只手放在耻骨上。

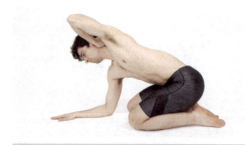

图7.19
胸椎节段性旋转自我松动术——足跟至骨盆

- 适应证:（1）胸椎旋转活动度下降;（2）髋关节旋转活动度下降。

- 如果髋关节和膝关节情况允许，让坐骨和小腿尽可能贴近，以减少腰椎的活动。
- 患者将一只手放在头部后面，以使盂肱关节外旋（也可以放在后背部，以使关节内旋）。
- 在轴向平面上进行主动胸椎旋转，以增加整个脊柱的长度。
- 此外，可以使用弹力带，在活动范围内提供轻阻力和稳定。

运动控制

运动控制是指保持最佳对位并启动、指导和对有目的动作进行分级，以执行熟练任务的过程（Spencer et al., 2016）。它取决于一个人是否具备执行任务的肌肉能力，是否能对感官输入进行处理，是否理解稳定性和动态活动，以及在面对不可预测和意外的运动挑战时建立的运动策略（Hodges and Mosley, 2003）。提高运动控制水平的策略如图7.20所示。根据潘家比的控制系统，中枢神经系统通过深层和浅表肌肉的收缩来决定运动控制需求，以提供稳定性和协调的动态灵活性，并通过反馈和前馈控制机制进行调节（Diedrichsen et al., 2010）。如果一名运动员要获取高效的

运动表现，稳定性水平和动态灵活性是必备的专项能力，并由预期动作的需求、进行动作所需负荷的需求以及对可能与该动作相关的风险的感知来决定（van Dieën and de Looze, 1999）。

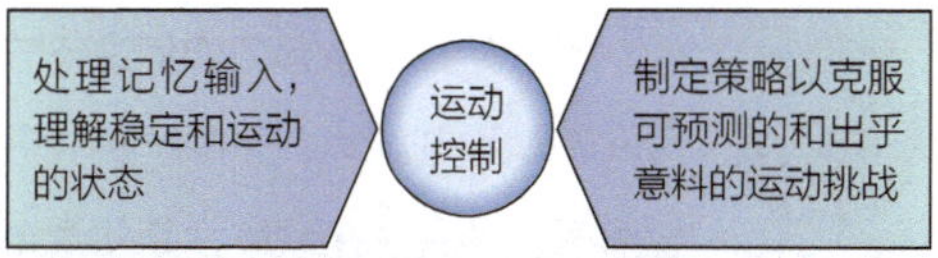

运动控制对疼痛的适应可以受到纠正性练习的影响。例如，已有研究表明特定的运动控制练习可以恢复延迟或减少的腹横肌（Tsao and Hodges, 2007）与多裂肌（Tsao et al., 2010）的激活，即使在训练停止后仍能产生积极的效果（Tsao and Hodges, 2008）。运动员在参与对脊柱、髋关节和腹股沟会产生高负荷的运动时，需要能够均匀地分配这些力，以尽量减少组织超负荷的风险（Adams and Nolan, 2007；Cholewicki and McGill, 1992）。在执行低阈值和高阈值的活动时，未能保持关节对位可能会增加组织损伤的潜在风险，特别是在重复载荷期间（Monnier et al., 2012）。

在低阈值运动中未能处理负荷转移可能是由于运动控制弱，或者可能与疼痛或损伤相关的行为有关（Hodges, 2011）。然而，其他变量也可能与之密切相关，例如，因过度训练造成的疲劳、无法理解教练的指导，或运动员的情绪问题。在高阈值运动中无法处理负荷转移可能是由于肌肉能力不足。肌肉能力是运动员在进行某一项运动期间能够产生和容忍不同程度或水平强度的能力（Ratamess et al., 2009；Stiff, 2003）。最佳功能需要协调的神经肌肉控制，结合节段间动力链

| 处理记忆输入，理解稳定和运动的状态 | 运动控制 | 制定策略以克服可预测的和出乎意料的运动挑战 |

图7.20
提高运动控制水平的策略

的灵活性（Panjabi, 2003）。例如，以最快速度执行技能时需要遵循近端到远端的顺序，以确保动力链中的远端节段可以最大限度地执行特定任务，比如踢球（Shan and Westerhoff, 2005）。在节段间运动任务中未能实现负荷转移，可能导致运动模式的改变和因负荷分布不均匀而导致潜在组织损伤（Hides et al., 2010；Van Dillen et al., 1998）。

运动控制练习应该通过渐进式的难度和变化，对神经肌肉系统提出挑战，并且建议进行节段性的任务，目的是再训练正确的肌肉募集，促进脊柱、髋关节和腹股沟周围的协调运动和本体感觉意识（Naito et al., 2012；Brumagne et al., 1999）。

案例研究：患者O

患者O是一名17岁的男性田径运动员，最近一直在国外接受训练。他打算根据他的运动能力去申请奖学金。在进行了7周的负荷增加训练后，他右髋的前关节囊受到了损伤。一名运动医学临床医生诊断他为腰肌肌腱炎，并在腰肌肌腱进行注射，建议他定期对该区域进行软组织手法操作。患者O听从了临床医生的建议，但仍然有症状。他向另一名临床医生寻求建议，后者告诉他，他需要完全休息。这也没有任何帮助。到英国后，第三位临床医生对他进行了检查，在进行髋部和骨盆的磁共振成像后，诊断他为与耻骨相关的腹股沟疼痛。于是，患者

O接受了耻骨区的富蛋白血浆注射。此时患者O报告说感觉好多了，但仍然无法训练。评估重点显示如下。

1. 右侧单腿站立测试呈阳性，突出表现为骨盆和髋关节之间无法维持力闭合。

2. 腰椎伸展到末端范围时腹股沟前部疼痛。

3. 不能做下蹲动作。

4. 腹肌抗阻测试呈阳性，重现了他右下腹部的疼痛。

5. 右侧主动直腿抬高测试呈阳性。

6. 髋关节屈曲和内旋关节活动度下降。

7. 单腿内收抗阻测试疼痛，髋关节内旋症状改善。

8. 侧卧位髋关节外展活动度下降。

在我看来，患者O已经出现了一个非功能性的问题。正如您从上面的第1~8点中所看到的，他的评估突出了许多疼痛部分（Falvey et al., 2016）。在这样的情况下，使用与解剖结构相关的病理分类（Holmich, 2007）来做出明确的诊断是极其困难的（Falvey et al., 2016）。患者O的一些症状似乎是由紧张、恐惧和焦虑造成的。我解释说，如果我能改善他的症状，我就能为他的病情提供预后结果；他同意我尝试低阈值神经肌肉激活技术。

我开始教育患者O如何进行节段间运动控制练习，之前的研究已经显示这种方法在恢复方面非常有效（King et al., 2018）。我们从侧卧时臀中肌的内侧范围激活开始。目的是通过促进外旋来

打开前内侧髋关节，并增加额状面的关节活动度。进行2~3组练习后，患者O可以进行侧卧髋外展测试，无痛。重新测试髋关节活动度时，发现屈曲和内旋均有改善。我们进阶到内收肌的强化练习，使用低阈值、无痛的手法抗阻方式在关节活动度内练习。进行3组，每组6~8次的重复练习后，重新进行单腿内收抗阻测试，患者O没有任何不适；他的主动直腿抬高和腹部测试也无痛。在功能重新评估中，他可以进行单腿站立和适当的下蹲。

 这个病例强调了采用低阈值神经肌肉激活技术的好处，而不是关节或软组织手法操作。此外，患者O现在可以进行功能性运动，通过快速改善他的症状，并遵循适当的运动康复计划，他可以开始包括活动度和控制的练习，并开始使用运动控制练习在全范围内移动。在接下来的几周里，他进展迅速，进入康复后期，开始包括肌肉能力和力量练习；这些方面将在本章后面讨论。

临床应用

 运动控制练习的剂量应反映低阈值活动的分类——超过30%的最大随意收缩肌肉力量，建议进行3~5组，每组重复20次或保持30~60秒，每周进行5~7次。

运动控制激活技术的例子

腰大肌神经肌肉：仰卧位激活
（见图7.21）

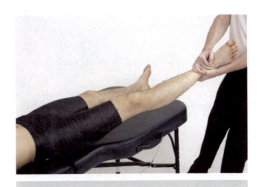

图7.21
腰大肌神经肌肉：仰卧位激活

- 适应证：（1）腰大肌抗阻测试显示力量下降；（2）主动直腿抬高测试显示胸腰椎平移；（3）FADIR测试呈阳性；（4）托马斯测试中诊断长腰大肌；（5）髋关节撞击综合征。
- 患者想象着拔出或抽取出他们的股骨插入髋臼。
- 患者可触摸髂前上棘的内侧和下方，以协助这一过程。
- 避免下腹肌的过度募集。
- 避免同侧腹部和腰方肌过度收缩导致下腰椎被挤压。
- 临床医生可以在髋关节施加轻微的长轴牵引力来提供阻力。
- 让髋关节外旋和外展，以减少阔筋膜张肌的活动。

腰大肌神经肌肉：仰卧位弹力带抗阻激活
（见图 7.22）

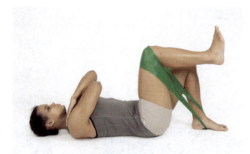

图 7.22
腰大肌神经肌肉：仰卧位弹力带抗阻激活

- 通过在一侧膝关节处施加弹力带阻力来增加强度，将弹力带另一端固定在另一侧脚下。
- 确保患者的腿在矢状面运动，避免在额状面产生内收。
- 提醒患者在运动前激活腰大肌（将股骨拉入髋臼），以使阔筋膜张肌做最少的活动。

腰大肌神经肌肉：坐位弹力带抗阻激活
（见图 7.23）

- 坐位练习的强度进阶。
- 指导患者将一只手放在胸骨上，另一只手放在腰椎上，以保持脊柱中立，确保双手保持平行。
- 避免进行过度的髋关节屈曲活动，因为这可能会加重症状。

腰大肌神经肌肉：站立位弹力带抗阻激活
（见图 7.24）

- 确保身体稳定。

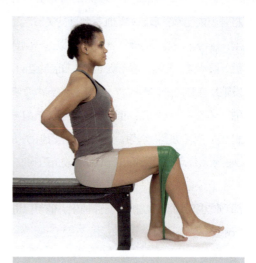

图 7.23
腰大肌神经肌肉：坐位弹力带抗阻激活

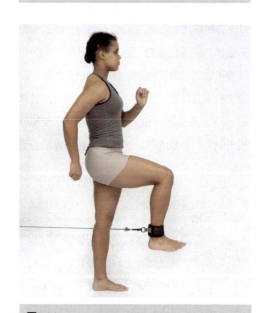

图 7.24
腰大肌神经肌肉：站立位弹力带抗阻激活

- 确保患者的髋关节在矢状面进行屈曲运动，避免在额状面内收。

- 扩大手臂的运动幅度，就像"跑者"训练，以保持稳定和控制。

腰大肌神经肌肉：功能提升激活（见图7.25）

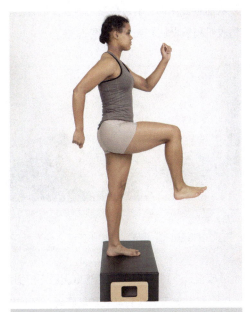

图7.25
腰大肌神经肌肉：功能提升激活

- 这是一个自然的进程，但要确保有足够的踝关节背屈能力和膝关节稳定性，避免过度的距下关节旋前和/或膝关节外翻/内翻。

臀中肌神经肌肉：侧卧位激活（见图7.26）

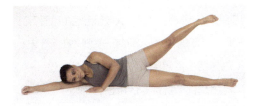

图7.26
臀中肌神经肌肉：侧卧位激活

- 适应证：（1）腰痛和骶髂关节疼痛；（2）侧向控制能力不足，如单腿站立测试呈阳性或特伦德伦堡征阳性（见第3章）；（3）由阔筋膜张肌过度活动引起的髋关节前侧和腹股沟疼痛；（4）髂胫束综合征。

- 患者处于侧卧位，收缩腹肌，外展上部髋关节，并在外展到最大限度处，主动延伸足跟至临床医生的手，更好地激活臀中肌后束。

- 临床医生将患者的足跟靠在自己的腿上，并要求患者主动伸展，同时产生髋关节外展，这可以成为一种改良的短力矩方法。

- 避免髋关节过度外展，因为这可能会引起腰椎的侧屈。

- 在进行外展时，应特别注意避免上方腿进入屈曲状态，因为这会引起阔筋膜张肌过度激活。

臀中肌神经肌肉：双腿臀桥激活，髋关节外展，使用弹力带或普拉提圈（见图7.27）

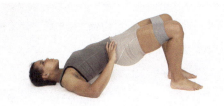

图7.27
臀中肌神经肌肉：双腿臀桥激活

- 指导患者在双腿臀桥体位上进行髋关节伸展，以确保节段性腰椎控制。

- 髋关节保持在伸展体位，患者通过激活腹肌，特别是腹斜肌，来避免下胸腔扩张。

- 在弹力带提供阻力的状态下进行髋关节外展。

- 确保双髋关节在额状面的活动范围一致。

- 患者可以将脚移得离身体更近，或将重心放在足跟上，进一步激活臀大肌；将脚向远离身体的方向移动，则更激活腘绳肌。

臀中肌神经肌肉：侧卧位弹力带抗阻激活（短力矩），进程1（见图7.28）

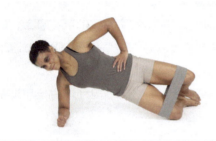

图7.28
臀中肌神经肌肉：侧卧位弹力带抗阻激活（短力矩）

- 双腿臀桥进阶至抗重力的短力矩单腿臀桥。

- 应特别注意确保适当的起始姿势，上方腿外展后伸以促进激活臀中肌后束。

臀中肌神经肌肉：侧卧位弹力带抗阻激活（长力矩），进程2（见图7.29）

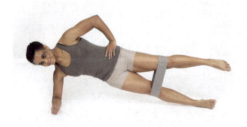

图7.29
臀中肌神经肌肉：侧卧位弹力带抗阻激活（长力矩）

- 抗重力短力矩的单腿臀桥进阶至长力矩。

- 应特别注意确保适当的起始姿势，上方腿外展至后伸以促进激活臀中肌后束。

内收肌神经肌肉：侧卧位短内收肌（耻骨肌、短收肌和长收肌）激活（见图7.30）

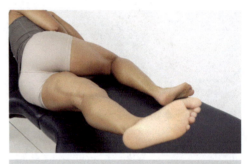

图7.30
内收肌神经肌肉：侧卧位短内收肌激活

- 适应证:（1）内收肌反复拉伤或腹股沟拉伤；（2）骶髂关节或耻骨联合功能障碍;（3）内收肌测试显示力量不足。

- 患者处于侧卧位，待训练一侧腿放在治疗床上。

- 临床医生抬起患者腿并放置在内旋位，要求患者腿部抵抗重力保持3~5秒。

- 临床医生使用徒手阻力来促进短收肌的激活；也可以在开始运动前使用软组织手法操作技术，以促进神经肌肉的激活。

内收肌神经肌肉：侧卧位大收肌激活（见图7.31）

- 患者处于侧卧位，待训练一侧腿放在治疗床上。

- 临床医生抬起患者腿并放置在外旋位，要求患者腿部抵抗重力保持3~5秒。

- 临床医生使用徒手阻力来促进大收肌的激活；同样，也可以在开始运动前使用软组织手法

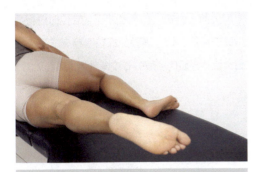

图7.31
内收肌神经肌肉：侧卧位大收肌激活

操作技术，以促进神经肌肉的激活。

内收肌神经肌肉：仰卧位普拉提圈激活
（见图7.32）

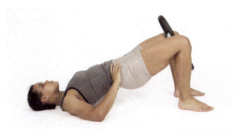

图7.32
内收肌神经肌肉：仰卧位普拉提圈激活

- 患者处于仰卧位，在两腿之间放置一个普拉提圈。要求患者激活腹肌，轻轻地将环向中间挤压，保持5秒。
- 这可以进阶到髋关节内收的双腿臀桥，类似于臀中肌练习，并且可以调整双脚的位置，以确保臀大肌或腘绳肌被更大程度地激活。

臀大肌神经肌肉：俯卧位激活（见图7.33）

- 适应证：（1）腰痛和骶髂关节疼痛；（2）腘绳肌反复拉伤。

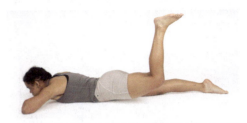

图7.33
臀大肌神经肌肉：俯卧位激活

- 患者处于俯卧位；临床医生屈曲患者测试侧的膝关节，并使髋关节被动伸展。
- 让患者进行腿外展和外旋，有助于促进臀大肌的激活。
- 临床医生松开手，要求患者保持当前的腿部姿势5~10秒。
- 可以使用徒手阻力来促进臀大肌的激活。
- 促进腹肌的激活，以免腰椎过度前凸。

臀大肌神经肌肉：单腿仰卧位激活（见图7.34）

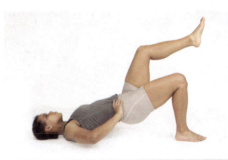

图7.34
臀大肌神经肌肉：单腿仰卧位激活

- 基于以上动作的自然进阶：患者进行双腿臀桥，并将一只脚抬离地面。
- 可在抬高腿的膝关节处施加徒手阻力（见图7.35）。

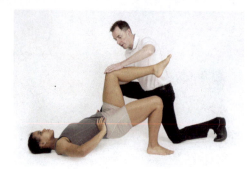

图7.35
臀大肌神经肌肉：单腿仰卧抗阻激活

- 如果患者报告腘绳肌过度抽筋，请避免进行这个练习。

臀大肌神经肌肉：四点跪位激活（见图7.36）

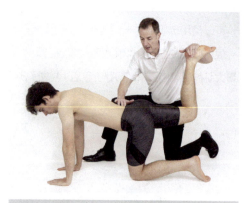

图7.36
臀大肌神经肌肉：四点跪位激活

- 患者处于四点跪位，并激活腹肌。
- 一侧腿进行髋关节伸展，膝关节屈曲90°以更好地激活臀大肌，并保持收缩5~10秒。
- 当患者开始疲劳时，临床医生应观察腰椎是否过度前凸。
- 可以通过在治疗床末端进行类似的练习来增

加负荷（例如，在患者处于站立位时进行髋关节伸展，让一侧髋部靠在治疗床末端）。

臀大肌神经肌肉：髋关节铰链激活（见图7.37）

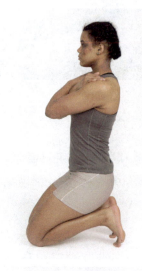

Ⓐ

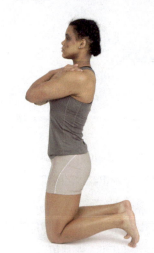

Ⓑ

图7.37
臀大肌神经肌肉：髋关节铰链激活

- 适应证:(1)在下蹲前应进行准备活动;(2)有利于高张力缩短的前链主动伸长;(3)屈曲的前30°应该来自髋关节,因此,这个练习有助于重新训练这种运动模式。
- 避免让腰椎过度前凸或向后摆动;重点应该放在通过髋关节完成坐的动作。

腰椎神经肌肉:站立位屈曲(服务员鞠躬)(见图7.38)

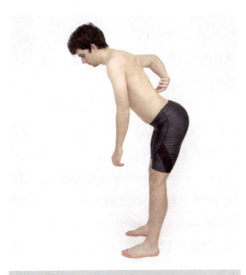

图7.38
腰椎神经肌肉:站立位屈曲

- 适应证:(1)腰椎屈曲控制的再训练运动模式;(2)发展腰椎屈曲能力;(3)改善后链肌筋膜和神经活动性。
- 患者站立,双脚分开与肩同宽,膝关节微屈;用一只手的食指和拇指捏紧腰椎处的竖脊肌。
- 患者慢慢地向前弯腰,通过臀部推动,同时保持脊柱的中立;一旦"捏紧"的感觉消失,立刻停止并回到中立位,重新调整姿势并重复上述动作。

- 这个练习适合在早上进行,用于腰椎屈曲控制。

肌肉能力和肌肉力量

激活侧重于组织的灵活性和运动控制障碍,而整合技术的目的是采用渐进式负荷,来帮助增加组织内的肌肉能力。这样可以使个人在恢复正常的体育运动之前,变得更加强壮,从而在本质上具有"防弹"能力。随着肌肉能力的增加,运动员的力量可能会有进步,并最终达到特定的运动水平。临床医生应特别考虑增加训练负荷、训练强度和训练持续时间对运动员的影响。在这些阶段里必须包含充分的休息,以让运动员有时间得以恢复、重置,然后再进一步提高。

临床应用

肌肉能力训练应包括每周训练2~3次,在60%~80%的最大随意收缩强度下进行。训练量应规定为3~5组,12~15次重复/组;或3~6组;10秒/组的等长收缩保持,两组之间恢复时间为1~2分钟。

肌肉能力

肌肉能力(见图7.39)是指个体在进行某一特定运动时,能够在持续时间内容忍不同运动强度的能力(Ratamess et al., 2009;

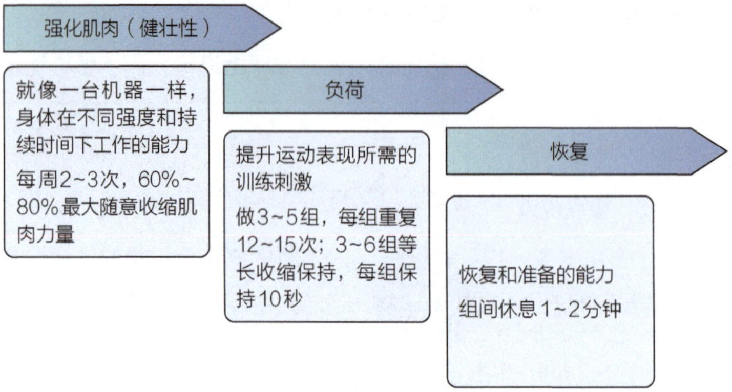

强化肌肉（健壮性）

就像一台机器一样，身体在不同强度和持续时间下工作的能力 每周2~3次，60%~80%最大随意收缩肌肉力量

负荷

提升运动表现所需的训练刺激 做3~5组，每组重复12~15次；3~6组等长收缩保持，每组保持10秒

恢复

恢复和准备的能力 组间休息1~2分钟

图7.39
发展肌肉能力的策略

Siff, 2003）。这种能力应该被认为是训练的结果，而不是表现的结果，使肌肉、肌腱和代谢生物遗传产生适应（Langberg et al., 2000; Van Custem et al., 1998）。肌肉能力的适应性包括在肌肉骨骼系统中发展负荷耐受性、强壮性和弹性，使组织的能力能够通过运动项目表现所需的强度和持续时间反映出来（Siff, 2003）。

运动控制功能障碍和生物力学不足可能导致神经肌肉激活能力下降和无法满足机械负荷增加的需求（Borguis et al., 2008）。例如，整个骨盆带的最佳肌肉能力应考虑到运动员通过骨盆转移和承受重复的次最大力量的能力，以为力量训练和高效的运动表现提供基础。腹部肌肉组织功能低下，导致肌肉耐力下降，可能是损伤反复发生的风险因素之一（Jones et al., 2005）。同样，已有研究证明慢性腰痛患者会发生肌肉组织内的结构改变，如脂肪沉积、肌肉萎缩和肌纤维类型的改变（D'hooge et al., 2012; Danneels et al., 2000）；如果一个运动员出现这种情况，这可能导致他对训练刺激的反应不理想，从而增加潜在的损伤风险。

肌肉力量

肌肉力量是指个体产生力量的能力，即个体在发挥一次最大力量的情况下所能产生的最大力量（Stone et al., 2004）。发力率（Rate of Force Development, RFD）是指在肌肉活动开始时收缩力的上升速率，与时间有关（Aagaard et al., 2002）。发力率可以被视为动态的，全部由外部产生的力量，或静态的，通过增加肌肉硬度或产生力来提供保护。力和/或刚度的产生取决于形态学和神经学因素。形态学因素包括肌肉横截面积、肌肉羽状角、肌束长度和肌纤维类型（Cormie et al., 2011）。影响力量的神经学因素包括运动募集、刺激频率和肌肉间协调性（Cormie et al., 2009）。

本书在力量和体能训练方面不做详细的讨论。关于这方面已经有许多已发表的文章，我建议读者参考本章末尾的参考文献列表中的相关文章。在这里我们需要考虑动态发力率的峰值和功率是密切相关的，因此经常被用作峰值功率的衡量方法（Stone et al.，2004）。在运动任务中产生高速动作，如踢球、跳跃或投掷，需要高功率输出，这与脊柱节段运动顺序相协调（Watkins et al.，1996；Newton and Kraemer，1994）。

静态发力率，或肌肉硬度，是指为保持脊柱对齐的能力，同时抵抗外部易导致脊柱变形的力（Graham and Brown，2012；Brown and McGill，2008）。肌肉硬度取决于脊柱内收缩力的大小，等于施加在脊柱上的力的速度和方向。静态发力率和动态发力率在形态学和神经学上有相似之处（Cormie et al.，2009）。但是，这些是以任务导向出现的。例如，支撑脊柱对抗低阈值负荷可能更偏向于激活神经系统，而高阈值负荷不仅会挑战神经系统，而且还需要形态学因素，如肌肉横截面积和肌纤维类型，以产生更高的刚度（硬度）来保护脊柱（Cormie et al.，2011；Brown and McGill，2008）。

在临床上，肌肉能力和力量可以通过特定的测试来测量，记录给定强度下的最高工作水平，包括具体的重复次数或具体的持续时间。然后，这些测试的结果可以提供一个基线，从中就可以对退化的组织执行明确的康复练习。例如，静态侧桥练习通常会激活脊柱肌肉组织，发展耐力和稳定性，有助于增加力量、耐力和这些肌肉的横截面积（Durall et al.，2009；Danneels et al.，2001）。

案例研究：关于患者O的更多信息

让我们回到患者O的案例，这个年轻的运动员出现了髋关节前侧和腹股沟疼痛，并对低阈值运动控制练习有反应。他的计划是逐步发展肌肉能力和力量。他的进展情况是通过基于能力的测试来测量的，其中包括用手持式测力计来记录最大随意收缩肌肉力量的强度（千克）和持续时间（秒）。我们制订了一个挑战他肌肉能力和组织顺应性的计划，采用60%~80%的最大随意收缩肌肉力量进行训练，根据他的运动项目表现需求，采取不同程度的训练强度和持续时间（Ratamess et al.，2009；Siff，2003）。

临床应用

当患者到达康复的后期阶段时，他们需要最佳的康复策略。在本章的前面，我强调了运动控制激活相对于手法操作的好处。现在，重要的是要了解针对运动员的这个阶段，转向软组织和关节手法操作所能获得的好处。原因很简单：任何负荷的增加都会提高运动员的肌肉硬度，而显然肌肉硬度对提升运动员的"防弹"能力很重要。然而，如前所述，肌肉硬度会影响关节的活动度（Campbell et al.，2014；Vad et al.，2004；Lindsay and Horton，2002）

与软组织延展性（Langevin and Sherman, 2007; Sahrmann, 2002），因此，手法操作可以帮助解决后期训练的影响，使运动员能够充分恢复并继续负重。

肌肉能力和肌肉力量激活技术的例子

髋关节屈曲能力：站立位弹力带抗阻
（见图7.40）

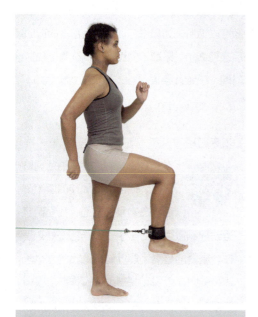

图7.40
髋关节屈曲能力：站立位弹力带抗阻

- 适应证:（1）发展内侧范围肌肉能力;（2）髋关节屈曲测试显示无力;（3）FADIR测试呈阳性;（4）复发性髋关节或腹股沟症状。
- 确保与对侧腿的髋关节保持侧向稳定。

- 确保患者在矢状面上保持髋关节的屈曲运动，避免疲劳时在额状面产生髋关节内收。
- 扩大手臂的运动幅度，就像"跑者"训练，以保持稳定和控制（见图7.41）。
- 该练习的进阶版本是在波速球上使用弹力带发展髋关节内侧范围屈曲能力。

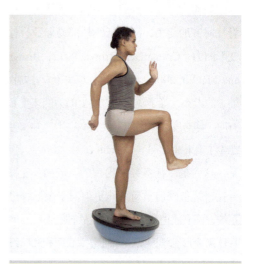

图7.41
髋关节屈曲能力：波速球站立位弹力带抗阻

髋关节屈曲能力：离心的髋关节弓步
（见图7.42）

- 适应证:（1）增强外侧范围的肌肉离心收缩能力;（2）髋关节屈曲测试显示无力;（3）FADIR测试呈阳性;（4）复发性髋关节前部、腹股沟或下腹部症状;（5）短跑运动会明显加重症状。
- 需要特别注意细节，尤其是关于弓步的深度，直到组织开始适应负荷。
- 双脚应分开放置，达到尽可能宽的间距以获

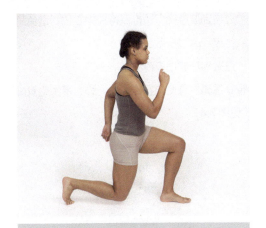

图7.42
髋关节屈曲能力：离心的髋关节弓步

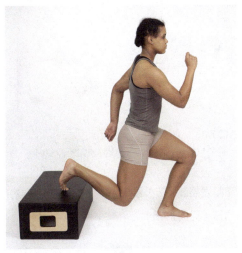

图7.43
髋关节屈曲能力：保加利亚分腿式下蹲

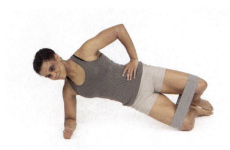

图7.44
髋关节外展能力：侧卧位短/长力矩屈腿侧桥

得更大的稳定性，但应注意不要使内收肌和腹股沟区域过度负荷。

- 前侧膝关节应在前脚的上方，胸腰椎应保持与骨盆带对齐。
- 开始时先减小弓步的深度，以减少对后腿的髋关节前部的过度拉伸。
- 该练习的进阶版本是使用保加利亚分腿式下蹲发展髋关节离心屈曲的能力（见图7.43）；然而，必须注意不要过度拉伸后腿的髋关节前部。这可以通过最小化弓步深度或允许躯干向前倾斜来调整。

髋关节外展能力：侧卧位短/长力矩侧桥
（见图7.44）

- 适应证:（1）骶髂关节、腰痛和臀部疼痛；（2）臀外侧肌肌腱疼痛；（3）单腿站立测试呈阳性，髋关节和躯干的侧向控制能力不足；（4）特伦德伦堡征阳性;（5）髂胫束综合征。
- 确保上方的髋关节处于伸展位。

- 腹肌参与运动，特别强调腹斜肌的参与。
- 当膝关节屈曲时，保持短力矩支撑，以侧重于对臀中肌产生负荷。
- 一种进阶方式是使用弹力带来进行这个练习，或者通过伸直膝关节进阶到长力矩支撑（见图7.45）。

223

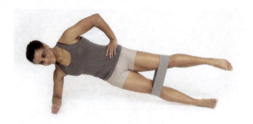

图7.45
髋关节外展能力：侧卧位短/长力矩伸腿侧桥

下蹲发展髋关节外展能力：使用普拉提圈或弹力带（见图7.46）

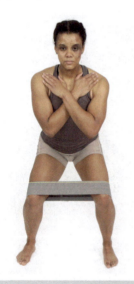

图7.46
下蹲发展髋关节外展能力：使用普拉提圈或弹力带

- 适应证：（1）深蹲训练前的准备；（2）保持髋关节侧向稳定，避免膝关节外翻；（3）强化动力链中薄弱环节的功能进阶。
- 确保脊柱在骨盆上对齐。
- 患者在下蹲时，向臀部方向坐下，同时髋关节外展以抵抗弹力带的阻力。

- 应特别注意确保腰椎保持在中立位，避免蹲得过深时腰椎后凸。
- 进阶到功能性下蹲动作。

相扑深蹲发展侧向行走能力：弹力带围绕双脚（见图7.47）

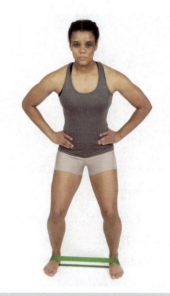

图7.47
相扑深蹲发展侧向行走能力：弹力带围绕双脚

- 适应证：（1）目标是髋关节在额状面的伸展；（2）深蹲训练前的准备。
- 将弹力带绕在双脚上，进一步促进臀肌激活/募集。
- 患者在练习时，一侧脚向外移动，并使弹力带保持张力。

髋关节内收能力：侧卧位等长平板支撑，短/长力矩（见图7.48）

- 适应证：（1）骶髂关节、耻骨联合和髋关节疼痛；（2）膝关节内侧疼痛；（3）内收肌反

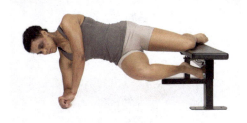

图7.48
髋关节内收能力：侧卧位等长平板支撑

复发病问题。

- 确保髋部保持对齐，腹肌收缩，抬起至侧桥体位并保持10~30秒。
- 对侧重复该动作。
- 这个练习的进阶版本是使用一个更高台阶，支撑10~30秒。

髋关节内收能力：侧卧位等张平板支撑短/长力矩（见图7.49）

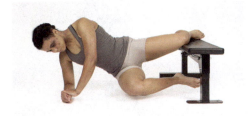

图7.49
髋关节内收能力：侧卧位等张平板支撑

- 起始姿势与短力矩内收肌等长平板支撑相类似。
- 不是保持等长收缩，而是进行等张收缩练习，来扩大活动范围。
- 这个练习的进阶版本是使用一个更高台阶。

下蹲发展髋关节内收能力：使用普拉提圈或球（见图7.50）

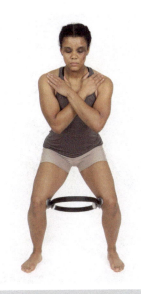

图7.50
下蹲发展髋关节内收能力：使用普拉提圈或球

- 适应证：（1）深蹲训练前的准备；（2）保持髋关节稳定和膝关节对齐；（3）强化动力链中薄弱环节的功能进阶。
- 确保脊柱在骨盆上对齐。
- 患者在下蹲时，向臀部方向坐下，同时挤压普拉提圈。
- 应特别注意确保腰椎保持在中立位，避免蹲得过深时腰椎后凸。
- 这个练习的进阶版本是使用瑞士球，或保持下蹲的姿势进行坐式内收肌挤压。

髋关节内收能力：单腿滑板（见图7.51）

- 适应证：（1）发展外侧范围的内收肌能力；（2）反复出现与内收肌或耻骨相关的腹股沟

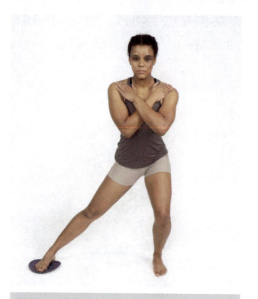

图7.51
髋关节内收能力：单腿滑板

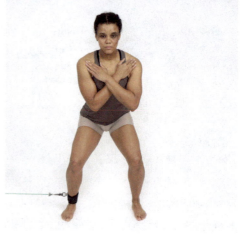

图7.52
髋关节内收能力：绳索侧迈步

疼痛。

- 站立的腿保持稳定，以维持髋关节的侧向控制。

- 要求患者对侧腿在有限范围内进行滑动，以发展内收肌的能力。

- 应特别注意保持骨盆对齐，确保这个活动范围是由髋关节周围的肌肉发力实现的，而不是通过骨盆的旋转来实现的。

- 这个练习的进阶版本是通过推动瑞士球来发展单腿内收肌的能力。

髋关节内收/外展能力：绳索侧迈步（见图7.52和图7.53）

- 适应证：在功能性范围内发展内收肌/外展肌的能力。

- 将绳索/阻力带套在患者的踝关节周围，让

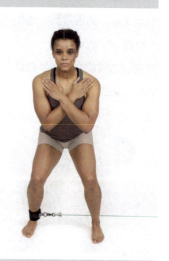

图7.53
髋关节外展能力：绳索侧迈步

他们抗绳索/阻力带的张力进行侧向迈步。

- 让患者保持1/4蹲的姿势，然后进行侧向的迈步和收回，以侧重于发展内收肌或外展肌的能力。

226

髋关节伸展能力：高臀桥（见图7.54）

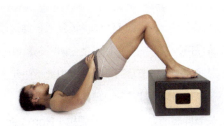

图7.54
髋关节伸展能力：高臀桥

- 适应证：（1）腰痛和骶髂关节疼痛；（2）臀肌痛或复发性腘绳肌疼痛；（3）发展后链能力。
- 患者采用双腿臀桥体位，双脚放在台阶或长凳上。
- 腹肌，特别是腹斜肌参与收缩，以防止下胸腔打开。
- 这个练习的进阶版本1为单腿臀桥体位的髋关节伸展能力练习（见图7.55）。

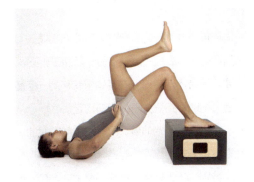

图7.55
髋关节伸展能力：抬腿高臀桥

- 进阶版本2：瑞士球上髋关节伸展能力练习（见图7.56）。

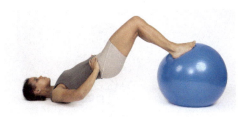

图7.56
髋关节伸展能力：瑞士球臀桥

- 进阶版本3：波速球上髋关节伸展能力练习（见图7.57）。

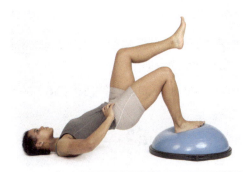

图7.57
髋关节伸展能力：波速球臀桥

髋关节伸展能力：单腿滑动（见图7.58）

- 适应证：（1）外侧范围髋关节伸展肌的能力；（2）反复性腘绳肌疼痛或与臀肌相关的臀部疼痛。
- 站立的腿保持稳定，以维持侧向控制。
- 要求患者对侧腿进行滑动，以发展后链结构的能力。
- 应特别注意保持骨盆对齐，通过保持腹肌收缩，以确保滑动由臀部肌肉主导，而不是通过骨盆实现的。

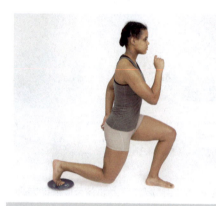

图7.58
髋关节伸展能力：单腿滑动

- 这个练习的进阶版本是在瑞士球上单腿滑动以提高髋关节伸展能力。

髋关节伸展能力：单腿跳箱跨步（见图7.59）

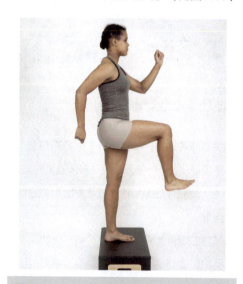

图7.59
髋关节伸展能力：单腿跳箱跨步

- 适应证：（1）腰痛、骶髂关节和臀部疼痛；（2）提高后链的能力；（3）发展侧链的能力。

- 让患者将一只脚放在台阶/长凳上，通过腹肌保持控制，然后蹬地跨上台阶/长凳。

- 对侧腿的膝关节尽可能抬高，以此促进承重腿实现最大限度的臀肌募集。

髋关节伸展能力：罗马尼亚硬拉（Romanian Deadlift, RDL）（见图7.60）

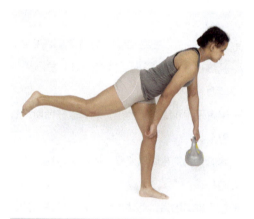

图7.60
髋关节伸展能力：罗马尼亚硬拉

- 适应证：（1）腰痛、骶髂关节疼痛和髋关节后侧疼痛；（2）反复性腘绳肌或后链的问题。

- 要求患者激活腹肌，并将体重转移到一条腿上，同时保持髋关节的侧向稳定。

- 非承重侧腿开始伸展，同时脊柱向前屈曲。

- 脊柱和骨盆始终保持对齐。

- 应特别注意，避免承重侧的髋关节在额状面或水平面上发生移动。

- 此练习的进阶版本包括增加负荷或在不稳定的平面上进行。

胸椎能力：使用弹力带的节段性旋转（见图7.61）

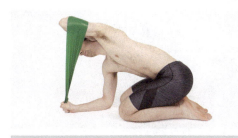

图7.61
胸椎能力：使用弹力带的节段性旋转

- 适应证：（1）胸椎旋转活动度下降；（2）髋关节旋转活动度下降。
- 如果髋关节和膝关节的情况允许，让患者的骨盆尽可能与小腿贴近，以减少腰椎的活动。
- 患者将一只手放在头部后面以使盂肱关节外旋（有肩部病理性疾病的患者的姿势是将一只手放在背部以使盂肱关节内旋）。
- 让患者在轴向平面上主动进行胸部旋转，来拉长弹力带。

腰椎能力：侧卧位侧屈，短力矩平板支撑（见图7.62）

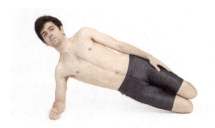

图7.62
腰椎能力：侧卧位短力矩平板支撑

- 适应证：发展脊柱和腹部的肌肉能力，特别是腹斜肌。
- 患者处于侧卧位，肘部支撑，膝关节屈曲形成短力矩姿势。
- 激活腹肌发力，患者将骨盆从地板上抬起并保持。
- 进阶1：等长收缩保持10~30秒。
- 进阶2：全范围关节活动度等张收缩。
- 进阶3：长力矩等长收缩保持10~30秒。
- 进阶4：长力矩全范围关节活动度等张收缩（见图7.63）。

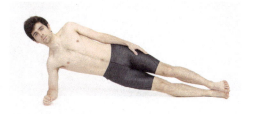

图7.63
腰椎能力：侧卧位长力矩平板支撑

- 进阶5：等长收缩保持，通过胸臂旋转来训练脊柱分离旋转的能力（见图7.64）。

腰椎能力：俯卧位伸展（见图7.65）

- 适应证：发展腰椎伸展肌群的能力。
- 患者处于俯卧位，在腹部下放一个小枕头以减少腰椎前凸。
- 要求患者激活腹肌，并抬起对侧的手臂和腿，保持5~10秒。
- 进阶1：抬起双侧手臂和双腿（见图7.66）。
- 进阶2：在瑞士球上练习以发展髋关节伸展能力（见图7.67）。

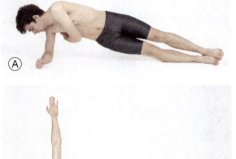

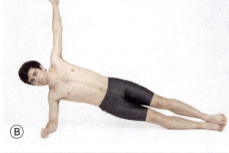

图7.64
腰椎能力：侧卧位胸臂旋转平板支撑

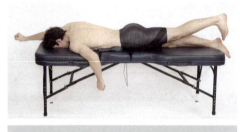

图7.65
腰椎能力：俯卧位抬单臂单腿

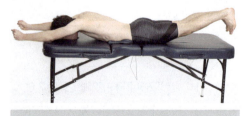

图7.66
腰椎能力：俯卧位抬双臂双腿

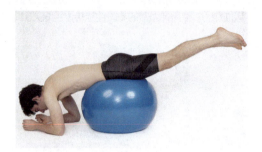

图7.67
腰椎能力：俯卧位瑞士球手撑地

- 进阶3：在瑞士球上练习以发展脊柱伸展能力（见图7.68）。

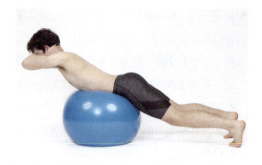

图7.68
腰椎能力：俯卧位瑞士球足撑地

结论

　　在我看来，深入了解何时以及如何在运动环境和临床实践中使用适当的激活技术，是一种技能性艺术，是临床医生需要学习并提升的。在我的实践中，纠正性练习旨在重新建立灵活性，优化运动控制、肌肉能力和特定肌肉的力量，同时发展适当的柔韧性。这种方法的好处是，它确保了神经系统更有效地工作，正确的肌肉在正确的时间以正确的顺序被激活。

如果运动员能够相当好地完成动作，并表现出良好的灵活性和运动控制能力，但当训练量和负荷增加时却出现疲劳症状，则不要浪费时间尝试去改善他们的运动控制模式，而应通过挑战他们的神经肌肉系统来发展肌肉能力，并最终增强力量。同样，对于任何一个能够展示适当能力的运动员，在运动前、运动中或运动后报告出现疼痛或症状时，则尝试处理潜在的灵活性和运动控制功能障碍问题，同时努力保持其参加训练和比赛的能力。

参考文献

Aagaard, P., Simonsen, EB., Andersen, JL. et al., 2002. Increased rate of force development and neural drive of human skeletalmuscle following resistance training. *Journal Applied Physiology* (1985), 93(4), pp.1318–1326.

Adams, MA. and Dolan, P., 2007. How to use the spine, pelvis, and legs effectively in lifting. In: Vleeming A, Mooney V, Stoeckart R, eds. *Movement, Stability and Lumbopelvic Pain: Integration of Research and Therapy*. 2nd ed. New York: Churchill Livingstone/Elsevier, pp.167–183.

Bandy, WD., and Sanders, B., 2001. *Therapeutic Exercise: Techniques for Intervention*. Baltimore: Lippincott Williams & Wilkins.

Billot, M., Martin, A., Paizis, C. et al., 2010. Effects of an electro-stimulation training program on strength, jumping and kicking capacities in soccer players. *Journal Strength Conditioning Research*, 24(5), pp.1407–1413.

Borghuis, J., Hof, AL. and Lemmink, KA, 2008. The importance of sensory motor control in providing core stability: implications for measurement and training. *Sports Medicine*, 38(11), pp.893–916.

Boyle, M., 2010. *Advances in Functional Training: Training Techniques for Coaches, Personal Trainers and Athletes*. Aptos, CA: On Target Publications, pp.21–34.

Bradley, H. and Esformes, J., 2014. Breathing pattern disorders and functional movement. *International Journal Sports Physical Therapy*, 9(1), 28–39.

Brown, SH. and McGill, SM., 2008. How the inherent stiffness of the in vivo human trunk varies with changing magnitudes of muscular activation. *Clinical Biomechanics* (Bristol, Avon), 23(1), pp.15–22.

Brumagne, S., Lysens, R. and Spaepen, A., 1999. Lumbosacral position sense during pelvic tilting in men and women without low back pain: test development and reliability assessment. *Journal Orthopaedic Sports Physical Therapy*, 29(6), pp.345–351.

Campbell, A., O'Sullivan, P., Straker, L. et al., 2014. Back pain in tennis players: a link with lumbar serve kinematics and range of motion. *Medicine Science Sports Exercise*, 46(2), pp.351–357.

Cheung, K., Hume, PA. and Maxwell, L., 2003. Delayed onset muscle soreness. *Sports Medicine*, 33(2), pp.145–164.

Cholewicki, J. and McGill, SM., 1992. Lumbar posterior ligament involvement during extremely heavy lifts estimated from fluoroscopic measurements. *Journal Biomechanics*, 25(1), pp.17–28.

Cook, G., Bruton, L., Kiesel, K. et al., 2010. *Movement: Functional Movement Systems*. Screening, Assessment, Corrective Strategies. Aptos, CA: On Target Publications, pp.26–28.

Cormie, P., McBride, JM. and McCaulley, GO., 2009. Power-time, force-time, and velocity-time curve analysis of the countermovement jump: impact of training. *Journal Strength Conditioning Research*, 23(1), pp.177–186.

Cormie, P., McGuigan, MR. and Newton, RU., 2011. Developing maximal neuromuscular power: part 1. Biological basis of maximal power production. *Sports Medicine*, 41(1), pp.17–38.

Croisier, JL., Ganteaume, S., Binet, J. et al., 2008. Strength imbalances and prevention of hamstring injury in professional soccer players: a prospective study. *American Journal Sports Medicine*, 36(8), pp.1469–1475.

Danneels, LA., Vanderstraeten, GG., Cambier, DC. et al., 2000. CT imaging of trunk muscles in chronic low back pain patients and healthy control subjects. *European Spine Journal*, 9(4), pp.266–272.

Danneels, LA., Vanderstraeten, GG., Cambier, DC. et al., 2001. Effects of three different training modalities on the cross sectional area of the lumbar multifidus muscle in patients with chronic low back pain. *British Journal Sports Medicine*, 35(3), pp.186–191.

D'hooge, R., Cagnie, B., Crombez, G. et al., 2012. Increased intramuscular fatty infiltration without differences in lumbar muscle cross-sectional area during remission of unilateral recurrent low back pain. *Manual Therapy*, 17(6), pp.584–588.

Diedrichsen, J., Shadmehr, R. and Ivry, R., 2010. The coordination of movement: optimal feedback control and beyond. *Trends in Cognitive Sciences*, 14(1), pp.31–39.

Durall, CJ., Udermann, BE., Johansen, DR. et al., 2009. The effects of preseason trunk muscle training on low-back pain occurrence in women collegiate gymnasts. *Journal Strength Conditioning Research*, 23(1), pp.86–92.

Falvey, EC., King, E., Kinsella, S. et al., 2016. Athletic groin pain (part 1): a prospective anatomical diagnosis of 382 patients—clinical findings, MRI findings and patient-reported outcome measures at baseline. *British Journal Sports Medicine*, 50, pp.423–430.

Frost, R., 2002. *Applied Kinesiology: A Training Manual and Reference Book of Basic Principles and Practice*. Berkeley, CA: North Atlantic.

Garland, SJ. and McComas, AJ., 1990. Reflex inhibition of human soleus during fatigue. *Journal Physiology*, 429(1), pp.17–27.

Gondin, J., Cozzone, PJ. and Bendahan, D., 2011. Is high frequency neuromuscular stimulation a suitable tool for muscle performance improvement in both health humans and athletes? *European Journal Applied Physiology*, 111(10), pp.2473–2487.

Graham, RB. and Brown, SH., 2012. A direct comparison of spine rotational stiffness and dynamic spine stability during repetitive lifting tasks. *Journal Biomechanics*, 45(9), pp.1593–1600.

Greenman, P., 1996. Principles of Manual Medicine. 5th ed. Philadelphia: Lippincott Williams and Wilkins. Griffin, DR., Dickerson, EJ., O' Donnell, J. et al. 2016. The Warwick Agreement on femoroacetabular impingement syndrome (FAI syndrome): an international consensus statement. *British Journal Sports Medicine*, 50, pp.1169–1176.

Hides, JA., Boughen, CL., Stanton, WR. et al., 2010. A magnetic resonance imaging investigation of the transversus abdominis muscle during drawing-in of the abdominal wall in elite Australian Football League players with and without low back pain. *Journal Orthopaedic Sports Physical Therapy*, 40(1), pp.4–10.

Hodges, PW., 2011. Pain and motor control: from the laboratory to rehabilitation. *Journal Electromyography Kinesiology*, 21(2), pp.220–228.

Hodges, P. and Moseley, G., 2003. Pain and motor control of the lumbopelvic region: effect and possible mechanisms. *Journal Electromyography Kinesiology*, 13(4), pp.361–370.

Hodges, PW., Eriksson, AE., Shirley, D. et al., 2005. Intra-abdominal pressure increases stiffness of the lumbar spine. *Journal Biomechanics*, 38(9), pp.1873–1880.

Hodges, P., Sapsford, R., Pengel, L., 2007. Postural and respiratory functions of the pelvic floor muscles. *Neurourology Urodynamics*, 26, pp.362–371.

Hölmich, P., 2007. Long-standing groin pain in sportspeople falls into three primary patterns, a "clinical entity" approach: a prospective study of 207 patients. *British Journal Sports Medicine*, 41, pp.247–252.

Iles, JF., 1986. Reciprocal inhibition during agonist and antagonist contraction. *Experimental Brain Research*, 62, pp.212–214.

Iosia, MF. and Bishop, PA., 2008. Analysis of exercise-to-rest ratios during division 1A televised football competition. *Journal Strength Conditioning Research*, 22(2), pp.332–340.

Jessen, R.L. and Ebben, WP., 2003. Kinetic analysis of complex training rest interval effect on vertical jump performance. *Journal Strength Conditioning Research*, 17, pp.345–349.

Jones, P. and Lees, A., 2003. A biomechanical analysis of the acute effects of complex training using lower limb exercises. *Journal Strength Conditioning Research*, 17, pp.694–700.

Jones, MA., Stratton, G., Reilly, T. et al., 2005. Biological risk indicators for recurrent non-specific low back pain in adolescents. *British Journal Sports Medicine*, 39(3), pp.137–140.

Kilduff, L., Bevan, H., Kingsley, M. et al., 2007. Postactivation potentiation in professional rugby players: optimal recovery. *Journal Strength and Conditioning Research*, 21(4), pp.1134–1138.

King, E., Franklyn-Miller, A., Richter, C. et al., 2018. Clinical and biomechanical outcomes of rehabilitation targeting inter-segmental control in athletic groin pain: prospective cohort of 205 patients. *British Journal Sports Medicine*, 52, pp.1054–1062.

Langberg, H., Skovgaard, D., Asp, S. et al., 2000. Time pattern of exercise-induced changes in type I collagen turnover after prolonged endurance exercise in humans. *Calcified Tissue International*, 67(1), pp.41–44.

Langevin, HM. and Sherman, KJ., 2007. Pathophysiological model for chronic low back pain integrating connective tissue and nervous system mechanisms. *Medical Hypotheses*, 68(1), pp.74–80.

Lee, D., 2011. *The Pelvic Girdle: An Integration of Clinical Expertise and Research*. 4th ed. Edinburgh: Churchill Livingstone, Elsevier.

Lewit, K., 1994. The functional approach. *Journal Orthopaedic Medicine*, 16(3), pp.73–74.

Lindsay, M., 2008. Fascia: Clinical Applications for Health and Human Performance. Clifton Park, NY: Cengage Learning. Lindsay, D. and Horton, J., 2002. Comparison of spine motion in elite golfers with and without low back pain. *Journal Sports Science*, 20(8), pp.599–605.

MacDonald, DA., Moseley, GL. and Hodges, PW., 2006. The lumbar multifidus: does the evidence support clinical beliefs? *Manual Therapy*, 11(4), pp.254–263.

McGill, S., 2004. *Ultimate Back Fitness and Performance*. Waterloo, Ontario: Wabuno.

"Maximum Voluntary Contraction.," 2012. In: *Medical Dictionary for Health Professions and Nursing*. Huntingdon Valley, PA: Farlex.

Mihata, T., Gates, J., McGarry, MH. et al., 2009. Effect of rotator cuff muscle imbalance on forceful internal impingement and peel-back of the superior labrum. *American Journal Sports Medicine*, 37(11), pp.2222–2227.

Monnier, A., Heuer, J., Norman, K. et al., 2012. Inter- and intra-observer reliability of clinical movement-control tests for marines. *BMC Musculoskeletal Disorders*, 13, pp.263.

Naito, H., Yoshihara, T., Kakigi, R. et al., 2012. Heat stres-sinduced changes in skeletal muscle: heat shock proteins and cell signaling transduction. *The Journal of Physical Fitness and Sports Medicine*, 1(1), pp.125–131.

Newton, RU. and Kraemer, WJ., 1994. Developing explosive muscular power: implications for a mixed methods training strategy. *Strength and Conditioning*, 16(5), pp.20–31.

Oscar, E., 2012. *Corrective Exercise Solutions to Common Hip and Shoulder Dysfunction*. Chichester: Lotus.

Page, P., Frank, CC. and Lardner, R., 2010. Chapter 10—Restoration of Muscle Balance. In *Assessment and Treatment of Muscle Imbalance: The Janda Approach*. Champaign, IL: Human Kinetics, p. 145.

Panjabi, MM., 2003. Clinical spinal instability and low back pain. *Journal Electromyography Kinesiology*, 13(4), pp.371–379.

Powers, CM., 2003. The influence of altered lower-extremity kinematics on patellofemoral joint dysfunction: a theoretical perspective. *Journal Orthopaedic Sports Physical Therapy*, 33(11), pp.639–646.

Ratamess, NA., Alvar, A., Evetoch, TK. et al., 2009. American College of Sports Medicine position stand: progression models in resistance training for healthy adults. *Medicine Science Sports Exercise*, 41(3), pp.687–708.

Reiman, M. and Lorenz, D., 2011. Integration of strength and conditioning principles into a rehabilitation program. *International Journal Sports Physiotherapy*, 6(3), pp.241–253.

Rhea, MR., Hunter, RL. and Hunter, TJ., 2006. Competition modeling of American football: observational data and implications for high school, collegiate, and professional player conditioning. *Journal Strength Conditioning Research*, 20(1), pp.58–61.

Robbins, DW., 2005. Postactivation potentiation and its practical applicability: a brief review. *Journal Strength Conditioning Research*, 19(2), pp.453–458.

Sahrmann, S., 2002. *Diagnosis and Treatment of Movement Impairment Syndromes*. St Louis: Mosby, pp.12–15.

Shan, G. and Westerhoff, P., 2005. Soccer. *Sports Biomechanics*, 4(1), pp.59–72.

Siff, MC., 2003. Strength and fitness. In: Siff, MC.(ed). *Supertraining*. 6th ed. Denver: Supertraining Institute, pp.32–33.

Smith, B., Hendrick, P., Smith, T. et al., 2017. Should exercises be painful in the management of chronic musculoskeletal pain? A systematic review and meta-analysis. *British Journal Sports Medicine*, 51, pp.1679–1687.

Spencer, S., Wolf, A. and, Rushton, A., 2016. Spinal-exercise prescription in sport: classifying physical training and rehabilitation by intention and outcome. *Journal Athletic Training*, 51(8), pp.613–628.

Stone, MH., Sands, WA., Carlock, J. et al., 2004. The importance of isometric maximum strength and peak rate-of-force develop-ment in sprint cycling. *Journal Strength Conditioning Research*, 18(4), pp.878–884.

Suter, E. and Lindsay, D., 2001. Back muscle fatigability is associated with knee extensor inhibition in subjects with low back pain. *Spine*, 26(16), pp.E361–E366.

Tak, I. and Langhout, R., 2014. Groin injuries in soccer. *Aspetar Journal Sports Medicine*, 3, pp.272–277.

Thorstensson, A. and Carlson, H., 1987. Fibre types in human lumbar back muscles. *Acta Physiology Scandinavica*, 131(2), pp.195–202.

Tsao, H. and Hodges, PW., 2007. Immediate changes in feed forward postural adjustments following voluntary motor training. *Experimental Brain Research*, 181(4), pp.537–546.

Tsao, H. and Hodges, PW., 2008. Persistence of improvements in postural strategies following motor control training in people with recurrent low back pain. *Journal Electromyography Kinesiology*, 18(4), pp.559–567.

Tsao, H., Druitt, TR., Schollum, TM. et al., 2010. Motor training of the lumbar paraspinal muscles induces immediate changes in motor coordination in patients with recurrent low back pain. *Journal Pain*, 11(11), pp.1120–1128.

Umphred, D., 2007. *Neurological Rehabilitation*. 5th ed. St Louis: Mosby/Elsevier.

Vad, VB., Bhat, AL., Basrai, D. et al., 2004. Low back pain in professional golfers: the role of associated hip and low back range-of-motion deficits. *American Journal Sports Medicine*, 32(2), pp.494–497.

Van Cutsem, M., Duchateau, J. and Hainaut, K., 1998. Changes in single motor unit behaviour contribute to the increase in contraction speed after dynamic training in humans. *Journal Physiology*, 513(1), pp.295–305.

van Dieën, J. and de Looze, M., 1999. Directionality of anticipatory activation of trunk muscles in a lifting task depends on load knowledge. *Experimental Brain Research*, 128(3), pp.397–404.

Van Dillen, LR., Sahrmann, SA., Norton, BJ. et al., 1998. Reliability of physical examination items used for classification of patients with low back pain. *Physical Therapy*, 78(9), pp.979–988.

Vickery, R., 2007. The Effect of Breathing Pattern Retraining on Performance in Competitive Cyclists.

Walther, DS., 2000. *Applied Kinesiology: Synopsis*. 2nd ed. Pueblo, CO: Systems DC.

Watkins, RG., Uppal, GS., Perry, J. et al., 1996. Dynamic electromyographic analysis of trunk musculature in professional golfers. *American Journal Sports Medicine*, 24(4), pp.535–538.

引言

本章旨在强调如何整合"5个ATE"方法来管理脊柱-骨盆-髋关节复合体。为了更好地解决该区域的一些常见问题，我使用了一个简化结构。需要强调的是，这些要点并不是详尽无遗的，而是为了给缺乏经验的临床医生提供一个快速的入门指南。我们可以使用一组或一系列临床评估和功能评估来评估患者。这有助于了解临床推理过程，并促进更深入的理解，使临床医生能够制订治疗计划。

症状改善技术或小型治疗方法可以用来指导个人实现自我帮助。临床医生可以采取手法治疗的任何组合形式来处理软组织问题或关节受限问题，还可以基于动作的练习来激活功能失调的组织。

针对运动受限症状的患者或运动员，采用手法操作技术来处理受限组织，最初的效果良好。但是，我们也应该考虑到，若手法操作得当，出现运动控制功能障碍的患者也可能对手法治疗的某个操作有所反应。请记住，动作与控制问题经常同时发生（一起出现）。

出现运动控制功能障碍的患者通常关节活动度是正常的，但当进行关节活动度测试时往往会表现出"偏移""卡住"。在临床上这常见于脊柱评估。这一类特殊患者对运动控制练习总是有更好的反应，这些练习可以激活他们的组织。

对于那些已经寻求了许多手法治疗专家的专业意见，但仍频繁出现疼痛且未能缓解的患者来说，激活疗法是有益的。根据我的经验，这类患者对能够激活他们的神经肌肉骨骼系统的适当运动的反应更好。

本章中的指南以一系列要点的形式呈现，涉及"5个ATE"框架中的评估、教育、手法操作和激活的部分。临床医生应该意识到，没有一个特定的起点比其他起点更重要。请记住：在第1章中，我强调了"5个ATE"框架的优势之一是它为临床医生提供了灵活性。此外，在我看来，选择或优先考虑一个要点的能力，取决于临床医生的判断力和当时正在处理的情况。

在评估部分中突出显示的功能评估或临床评估，并不是唯一用于评估我在本章中讨论的8种情况的评估方式。同样，我只是提出了一些我认为处理与肌肉骨骼疾病相关的软组织或关节受限非常有用的技术。其他临床医生可能会使用不同的手法操作技术，而这些技术是他们通过多年的实践操作而逐渐熟练的。我在要点列表中描述的用于激活薄弱或受抑制肌肉的练习绝不是详尽无遗的，我建议读者将本章以及整本书，作为进一步探索和理解管理脊柱-骨盆-髋关节复合体的起点。

在我看来，一旦进行了功能和临床方面的评估，任何正确的练习都应该直接有益于患者或运动员，并帮助其达到经讨论取得一致同意后设定的目标。这有助于教育患者，同时临床医生可以采取多种形式，从手法治疗技术如疼痛调节手法开始，再到使用运动处方以解决动作控制功能障碍，以激活退化的神经肌筋膜组织。

接下来的内容，是一个简洁的与脊柱-骨盆-髋关节复合体相关的一些常见疾病的持续临床护理指南。

腰椎小关节相关疼痛

评估
- 腰椎伸展运动。
- 腰椎象限测试（见图8.1）（Stuber et al., 2014；Laslett et al., 2006）。
- 胸椎节段性被动评估。
- 改良托马斯测试（Reiman et al., 2015）。
- 俯卧屈膝测试（Anloague et al., 2015）。
- 股神经测试（见图8.2）（Butler, 2010；Shacklock, 2005；Tawa et al., 2017）。

教育

- 胸椎的自我松动与分离（见图8.3）。
- 髋关节前侧拉伸（见图8.4）（髂腰肌、股直肌、阔筋膜张肌）。

- 腰椎节段性运动控制
- 坐、开车、睡觉姿势

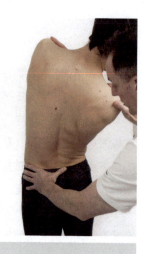

图8.1
腰椎象限测试

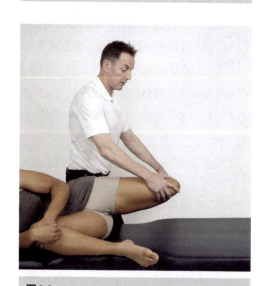

图8.2
股神经测试

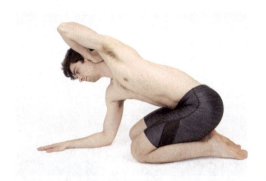

图8.3
胸椎的自我松动与分离

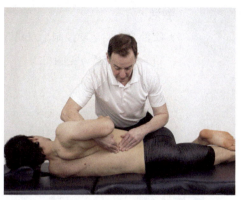

图8.5
胸腰椎段高速、小振幅推力技术

- 髋关节前关节囊松动术（见图8.6）。

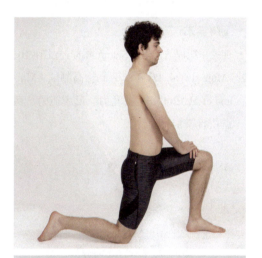

图8.4
髋关节前侧拉伸

手法操作

- 胸椎T4~T9 [关节松动术，肌肉能量技术，高速、小振幅推力技术（见图8.5）]。
- 是否手法操作脊柱的胸腰椎节段，取决于活动度（关节松动术，肌肉能量技术，高速、小振幅推力技术）。

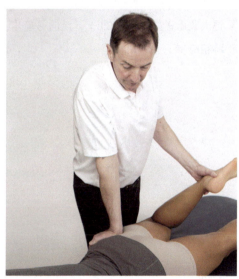

图8.6
髋关节前关节囊松动术

- 髂腰肌、股直肌、阔筋膜张肌（软组织手法操作、肌肉能量技术）。
- 股神经松动术（滑动松动/张力松动）。

237

激活

- 腰椎节段的运动控制［双腿臀桥、单腿臀桥（见图8.7）］。

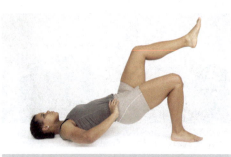

图 8.7
腰椎节段性控制（单腿臀桥）

- 胸椎分离（四点跪位足跟至骨盆）。
- 臀大肌［送髋（见图8.8）。，反向弓箭步，跳箱跨步］

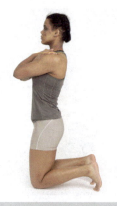

图 8.8
送髋

腰椎间盘相关疼痛

评估

- 腰椎屈曲运动。

- 脊椎节段性被动评估（见图8.9）（Haneline et al., 2008）。

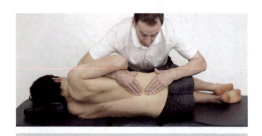

图 8.9
被动生理节段性评估

- 下蹲模式。
- 神经系统评估：坐位Slump测试（见图8.10）（Majlesi et al., 2008）、直腿抬高测试（Majlesi et al., 2008）、爆发力、反应能力、两点位置辨别感觉。

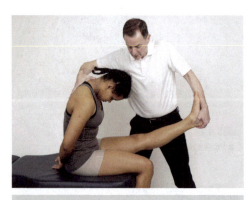

图 8.10
坐位 Slump 测试

- 坐位主动梨状肌测试（Martin et al., 2014）。

教育

- 髋关节铰链。

- 下蹲模式再训练（见图8.11）。

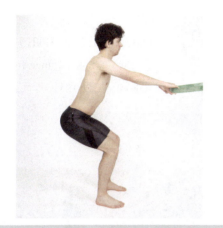

图8.11
下蹲模式再训练

- 腰椎节段性运动控制。
- 神经松动术（见图8.12）。

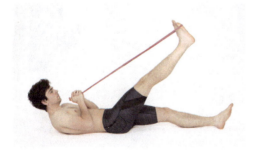

图8.12
神经松动术

- 坐、开车、睡觉姿势。

手法操作
- 胸椎T4～T9（关节松动术，肌肉能量技术，高速、小振幅推力技术）。

- 是否手法操作胸腰椎节段取决于活动度（关节松动术，肌肉能量技术，高速、小振幅推力技术）。
- 梨状肌［抑制技术、肌肉能量技术（见图8.13）］。

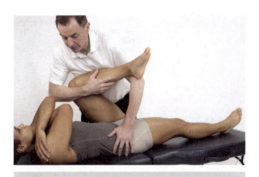

图8.13
梨状肌肌肉能量技术

- 坐骨神经松动术（见图8.14）（滑动松动或张力松动）。

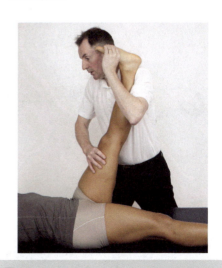

图8.14
坐骨神经松动术

激活

- 服务员鞠躬和下蹲模式。
- 腰椎节段性运动控制［双腿臀桥、侧桥、四点跪姿支撑、鸟狗式（见图8.15）］。

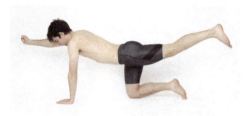

图8.15
鸟狗式

- 后链肌肉能力（短力矩腰椎侧屈、下蹲、罗马尼亚硬拉、反向弓步）。
- 自我练习：神经松动术（见图8.16）。

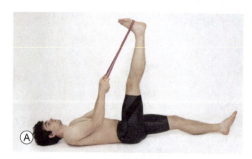

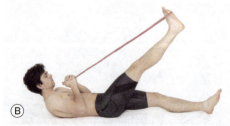

图8.16
自我神经松动术，类似于图8.12

骶髂关节相关疼痛

评估

- 单腿站立测试（见图8.17）（Lequesne et al., 2008; Hungerford et al., 2007; Youdas et al., 2007）。

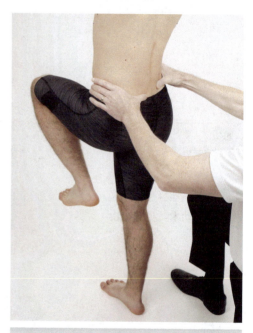

图8.17
单腿站立测试

- 仰卧位主动直腿抬高或加压主动直腿抬高测试（Mens et al., 2006; Vleeming et al., 1990ab）。
- 大腿推力测试（见图8.18）（Laslett et al., 2005）。
- 姿势评估和被动骨盆评估（Lee, 2011; Laslett et al., 2005; Dreyfuss et al., 1996; 1994）。
- 脊柱节段性被动评估（Haneline et al., 2008）。

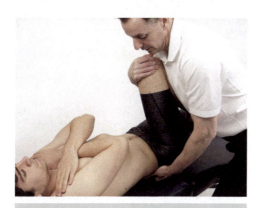

图8.18
大腿推力测试

- 内收肌被动评估（Hölmich et al., 2004）。
- 内侧范围臀中肌控制评估。
- 坐位主动梨状肌测试（Martin et al., 2014）。

 教育
- 内收肌柔韧性（见图8.19）。
- 外展肌额状面运动控制。

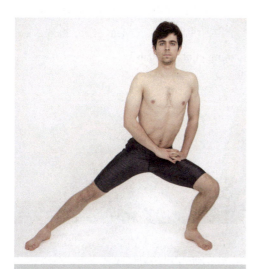

图8.19
内收肌柔韧性

- 胸腰椎灵活性（见图8.20）。

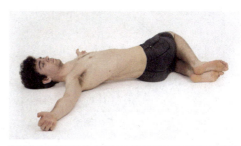

图8.20
胸腰椎灵活性

- 膝关节微屈单腿负重/不负重站立。
- 坐、开车、睡觉姿势。

 手法操作
- 胸腰椎或骶髂关节手法操作（见图8.21）（高速、小振幅推力技术，肌肉能量技术）。

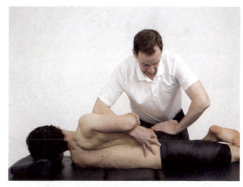

图8.21
骶髂关节手法操作

- 耻骨联合（肌肉能量技术）。
- 内收肌［软组织手法操作（见图8.22），肌肉能量技术］。

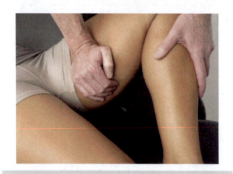

图8.22
内收肌软组织手法操作

- 阔筋膜张肌/髂胫束（软组织手法操作、肌肉能量技术）。

激活
- 侧卧位内侧范围髋关节外展（见图8.23）。

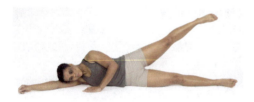

图8.23
侧卧位内侧范围髋关节外展

- 髋关节伸展，伴随外展（臀大肌和臀中肌）。
- 跳箱跨步（见图8.24）。
- 胸腰椎旋转（四点跪位足跟到骨盆）。

耻骨相关腹股沟疼痛

评估
- 负重/不负重单腿站立测试（Lequesne et al., 2008; Hungerford et

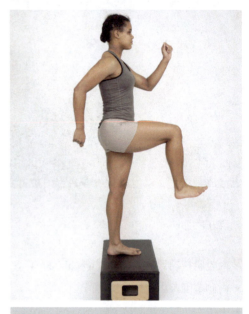

图8.24
跳箱跨步

al., 2007; Youdas et al., 2007）。
- 仰卧位主动直腿抬高或加压主动直腿抬高测试（见图8.25）（Mens et al., 2006; Vleeming et al., 1990ab）。

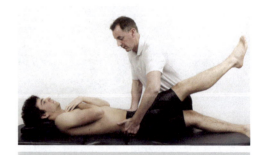

图8.25
仰卧位加压主动直腿抬高测试

- 直腿中立位内收肌力量测试（没有旋转

（见图8.26）（Mens et al., 2002）。

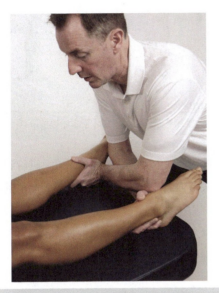

图8.26
内收肌力量测试

- 姿势评估和被动骨盆评估（Lee, 2011; Laslett et al., 2005; Dreyfuss et al., 1996; 1994）。
- 髋关节运动。

教育
- 骨盆强化。
- 下腹肌激活（见图8.27）。

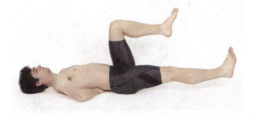

图8.27
下腹肌激活

- 腰大肌激活。
- 内收肌激活（见图8.28）。

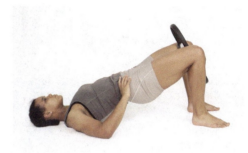

图8.28
内收肌激活

手法操作
- 胸腰椎或骶髂关节手法操作（高速、小振幅推力技术，肌肉能量技术）。
- 耻骨联合肌肉能量技术（见图8.29）。

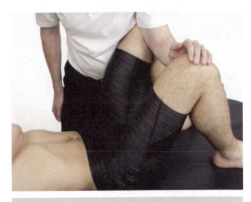

图8.29
耻骨联合肌肉能量技术

- 髋关节的关节松动和关节囊牵拉。
- 内收肌［软组织手法操作（见图8.30）、肌肉能量技术］。

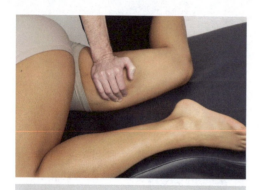

图8.30
内收肌软组织手法操作

- 下腹肌、腹斜肌和髂肌（软组织手法操作）。
- 阔筋膜张肌/髂胫束（软组织手法操作、肌肉能量技术）。

 激活

- 内收肌（普拉提圈）等长收缩（见图8.31），外侧范围内收滑动，短力矩等长收缩平板支撑（哥本哈根）（见图8.32）。

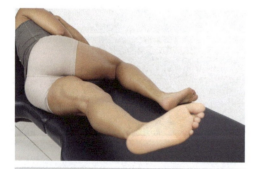

图8.31
内收肌等长收缩

- 下腹肌（足跟滑动、改良死虫式、改良侧卧位短力矩索伦森试验。

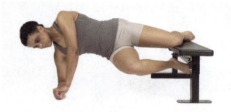

图8.32
短力矩等长收缩平板支撑（哥本哈根）

- 腰大肌（股骨到关节窝的对位，进阶到髋关节内侧范围的屈曲与髋关节外侧范围的离心控制）。
- 以上所有情况可以选择进行或不进行骨盆强化（即临床医生施加手动压力）。

髋关节相关疼痛

 评估

- 髋关节FADIR测试（见图8.33）（Reiman et al., 2015）。

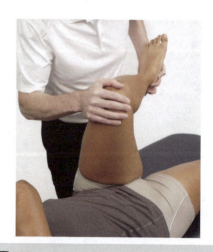

图8.33
髋关节FADIR测试

- 髋关节FABER测试（见图8.34）（Cibulka et al., 2009）。

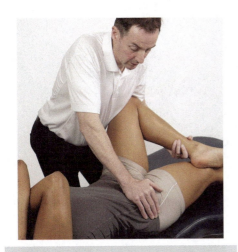

图 8.34
髋关节 FABER 测试

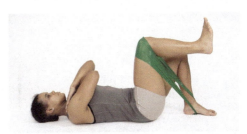

图 8.35
内侧范围髋关节屈曲控制

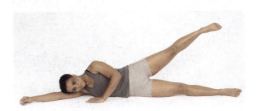

图 8.36
内侧范围髋关节外展控制

- 骶髂关节大腿推力测试（Laslett et al., 2005）。
- 单腿站立测试（Lequesne et al., 2008；Hungerford et al., 2007；Youdas et al., 2007）。
- 脊柱节段性被动评估（Haneline et al., 2008）。
- 姿势评估和被动骨盆评估（Lee, 2011; Laslett et al., 2005; Dreyfuss et al., 1996; 1994）。
- 坐位髋关节屈曲评估。
- 内侧范围髋关节外展评估。
- 内侧范围髋关节屈曲控制（见图8.35）。
- 内侧范围髋关节外展控制（见图8.36）。
- 坐、开车、睡觉姿势。

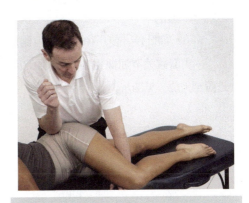

图 8.37
阔筋膜张肌/髂胫束软组织手法操作

 手法操作

- 阔筋膜张肌/髂胫束（见图8.37）、内收肌、梨状肌（软组织手法操作、肌肉能量技术）。
- 髋关节的关节囊松动术（前/后）（见图8.38）。
- 髋关节的关节松动术，结合牵引或松动带。

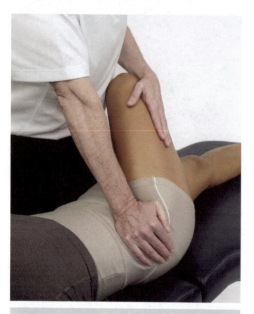

图8.38
髋关节的关节囊松动术

 激活

• 仰卧位，使用弹力带的内侧范围髋关节屈曲控制（见图8.39），进阶至坐位（见图8.40）和站立位。

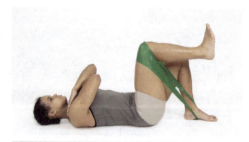

图8.39
仰卧位，使用弹力带的内侧范围髋关节屈曲控制，类似图8.35

• 侧卧位的内侧范围髋关节外展控制。

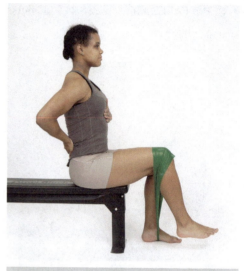

图8.40
坐位，使用弹力带的内侧范围髋关节屈曲控制

• 下蹲模式再训练。

• 膝关节微屈单腿站立再训练，进阶至跳箱跨步。

内收肌相关疼痛

 评估

• 内收肌灵活性评估（见图8.41）（Hölmich et al., 2004）。

• 直腿挤压下的内收肌力量测试（见图8.42）（Mens et al., 2002）。

• 在膝关节屈曲45°挤压下的内收肌力量测试（Verrall et al., 2005）。

• 在膝关节屈曲90°挤压下的内收肌力量测试（Verrall et al., 2005）。

• 单腿外侧范围内收肌力量测试（Verrall et al., 2005）。

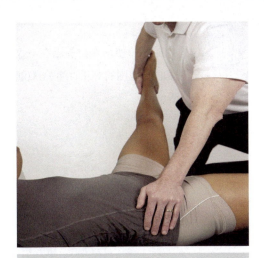

图8.41
内收肌灵活性评估

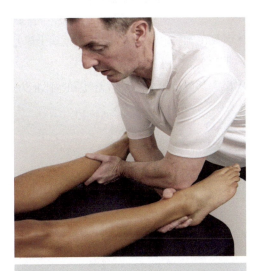

图8.42
直腿挤压下的内收肌力量测试

- 内收肌触诊评估（Serner et al., 2016; Höl-mich et al., 2004）。
- 侧卧位，髋关节中立、内旋、外旋下内侧范围内收肌控制。

- 髋关节的关节运动（Reiman et al., 2015; Cibulka et al., 2009）。
- 骶髂关节大腿推力测试（Laslett et al., 2005）。
- 胸腰椎节段性评估（Haneline et al., 2008）。
- 闭孔神经测试（Butler, 2010; Shacklock, 2005）。

 教育

- 使用骶髂关节腰带强化骨盆（见图8.43）。

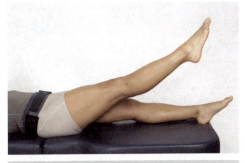

图8.43
使用骶髂关节腰带强化骨盆

- 额状面灵活性。
- 额状面稳定性。
- 胸腰椎灵活性（见图8.44）。

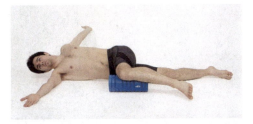

图8.44
胸腰椎灵活性

- 主动骨盆倾斜。

手法操作
- 下胸椎 T6~T9，胸腰椎，骶髂关节和耻骨联合（高速、小振幅推力技术，肌肉能量技术）。
- 髋关节（关节和软组织手法操作）。
- 内收肌［软组织手法操作（见图 8.45）、肌肉能量技术］。

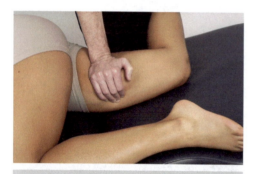
图 8.45
（侧卧位）内收肌软组织手法操作

- 闭孔神经松动术（见图 8.46）（滑动松动或张力松动）。

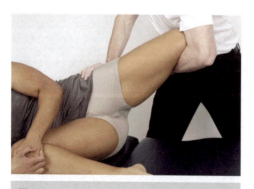
图 8.46
闭孔神经松动术

激活
- 内收肌（使用普拉提圈在中立位和内侧范围的等长收缩）（双腿臀桥）（见图 8.47）。

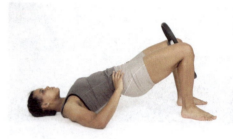
图 8.47
内收肌等长抗阻收缩（双腿臀桥）

- 外侧范围髋内收控制（在地面或瑞士球上滑动）。
- 阻力带（见图 8.48）/绳索/无负重的内收能力。

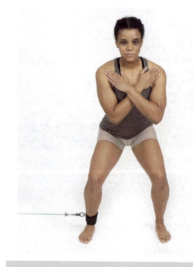
图 8.48
使用阻力带的内收能力（站立位）

- 内收侧桥（改良版哥本哈根测试）。

腰大肌相关疼痛

评估

- 坐位髋关节屈曲评估（见图 8.49）。

- 主动直腿抬高测试（Vleeming et al., 1990ab）。

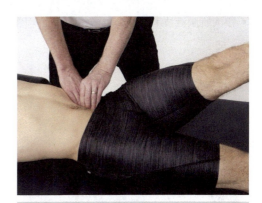

图8.50
主动直腿抬高下深层腰大肌的触诊

教育

- 股直肌和阔筋膜张肌灵活性（见图8.51）。

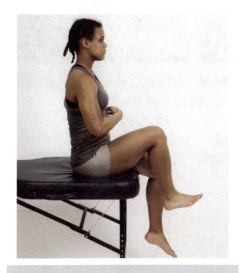

图8.49
坐位髋关节屈曲评估

- 改良奥伯试验（Reese and Bandy, 2003）。

- 改良托马斯测试（Reiman et al., 2015）。

- 姿势评估和被动评估（Lee, 2011; Laslett et al., 2005; Dreyfuss et al., 1996; 1994）（见图8.50）。

- 呼吸控制评估（Hodges et al., 2005; Lewit, 1994; Greenman, 1990）。

- 胸腰椎节段性评估（Haneline et al., 2008）。

- 股神经和闭孔神经的不良神经张力评估。

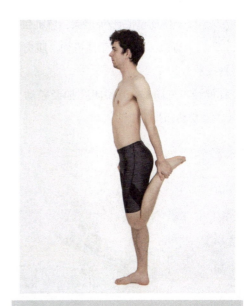

图8.51
大腿前侧拉伸

- 胸腰椎灵活性。

- 腰大肌激活技术［仰卧位或俯卧位（见图8.52）］。

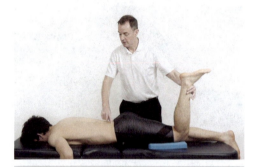

图8.52
俯卧位腰大肌激活技术

- 坐、开车、睡觉姿势。

手法操作

- 阔筋膜张肌/髂胫束，髂肌和股直肌（软组织手法操作、肌肉能量技术）。

- 股神经（见图8.53）和闭孔神经松动术（滑动松动和张力松动）。

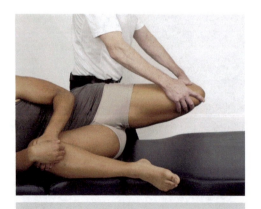

图8.53
股神经松动术

- 下胸椎T6~T9，胸腰椎连接处和骶髂关节［高速、小振幅推力技术（见图8.54），肌肉能量技术］。

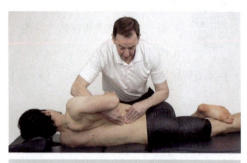

图8.54
胸腰椎高速、小振幅推力技术

激活

- 腰大肌髋关节屈曲激活［髋关节对位，在仰卧位、坐位、站立位（见图8.55）时使用弹力带］。

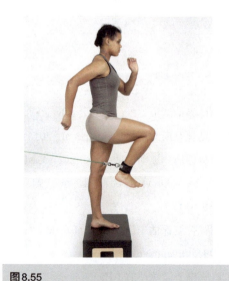

图8.55
腰大肌髋关节屈曲激活

- 跪姿单腿滑动（见图8.56），进阶到双腿。

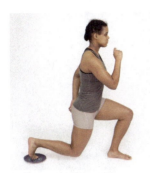

图8.56
跪姿单腿滑动

- 高跳箱跨步。
- 反向弓箭步。
- 保加利亚分腿蹲。

腹部相关疼痛

评估

- 仰卧位主动直腿抬高伴随（或不伴随）骨盆加固测试（见图8.57）（Mens et al., 2006; Vleeming et al., 1990ab）。

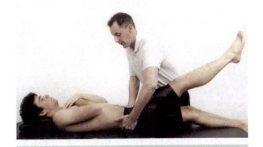

图8.57
伴随骨盆加固的主动直腿抬高测试

- 姿势评估和被动骨盆评估（Lee，2011）。
- 呼吸控制评估（Hodges et al., 2005; Lewit, 1994; Greenman, 1990）。
- 腹肌抗阻测试（见图8.58）（Hölmich et al., 2004）。

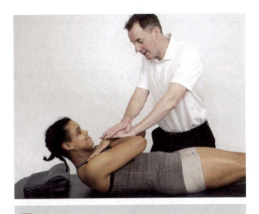

图8.58
腹肌抗阻测试

教育

- 使用骶髂关节稳定骨盆。
- 采用压力生物反馈装置进行深层腹肌收缩练习（见图8.59和图8.60）（Grooms et al., 2013）。

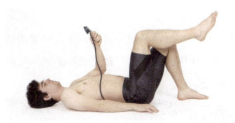

图8.59
仰卧位采用压力生物反馈装置进行深层腹肌收缩练习

251

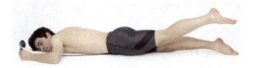

图8.60
俯卧位采用压力生物反馈装置进行深层腹肌收缩练习

手法操作

- 如有需要，胸腰椎和骶髂关节（高速、小振幅推力技术或肌肉能量技术）。

- 腹肌，尤其是腹斜肌［触发点或压痛点的软组织松动术（见图8.61）与抑制技术］。

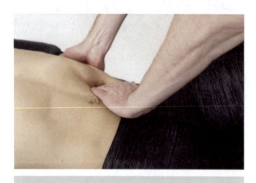

图8.61
腹部触发点和压痛点的软组织松动术

- 下肋骨和胸腰筋膜［高速、小振幅推力技术，肌肉能量技术，软组织松动术（见图8.62）］。

激活

- 膈式呼吸策略。

- 腰大肌深层纤维（股骨与髋臼窝对位）。

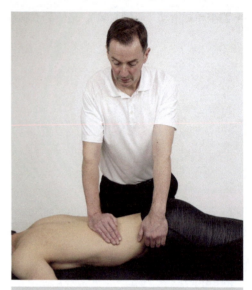

图8.62
下肋骨和胸腰筋膜的软组织松动术

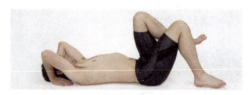

图8.63
改良死虫式

- 深层腹部系统（改良死虫式；见图8.63），进阶到仰卧起坐。

- 腰椎侧屈（短/长力矩平板支撑能力）（见图8.64）。

结论

本章旨在为临床医生提供一个全面、快速的指南。我的目的是强调如何整合与脊柱－骨盆－髋关节复合体相关的一些常见的临床

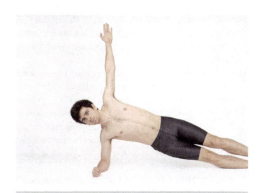

图8.64
腰椎侧屈平板支撑

病理学的管理。重要的是要提醒您，我使用"5个ATE"的概念是为了提供一个灵活的框架，以管理临床实践和高水平运动中的肌肉骨骼问题。

研究人员和其他有经验的临床医生可能会对我提出的一些想法和概念持不同意见，欢迎讨论和探究；最重要的是，我很开心您能证明我的想法是错的。简而言之，我感觉越学习，越能意识到我所了解的知识越少。我坚信，作为临床医生，当我们试图理解很多复杂问题时，我们不应该让责任、地位或自负影响我们看到大局的能力。同样，我不赞同为了使用一个简单的方案来更有效地治疗和管理患者，而将每个患者划分到特定类别的这种方法。虽然有争论说，这一章通过简化的指南似乎在暗示我们实际上可以将患者归类并采用一刀切的治疗方法，但完全不是那么回事！

方案通常不会起作用，原因很简单：每个人都是独特的。患者将呈现他们自己的故事，并受到许多因素的影响，如在训练和比赛期间持续的负荷所导致的损伤和代偿模式、习惯、先入为主的观念和长期信仰。这些因素与许多其他因素相结合，如家庭和朋友的作用、缺乏团队选择、社交媒体和财务问题。所有这些因素都在影响临床医生的处理方式。作为临床医生，我们的角色是全面地管理患者，而不仅仅是他们的肌肉骨骼问题或受损的组织，我们必须尽力使用最佳策略来帮助他们设定现实目标并实现目标。

总之，我对管理患者的建议很简单：始终努力做到最好。如果您尽力而为，并且您的方法奏效，那太棒了；即使失败了，您也会知道您尽力了。通过阅读本书并学习其中的案例研究和方法，我希望您能学到一些能够帮助您提升实践水平的东西，使您现有的"最好"变为"更好"。作为临床医生，这是我们所有人都应该努力追求的目标。

参考文献

Anloague, PA., Chorny, WS., Childs, KE. et al., 2015. The relationship between the femoral nerve tension and hip flexor length. *Journal Novel Physiotherapy*, 5(244), p. 2.

Butler, D., 2010. *The Neurodynamic Techniques*. Melbourne: Noigroup Publications.

Cibulka, MT., White, DM., Woehrle, J. et al., 2009. Hip pain and mobility deficits—hip osteoarthritis: clinical practice guidelines. *Journal Orthopaedic Sports Physical Therapy*, 39(4), pp.A1–A25.

Dreyfuss, P., Dreyer, S, Griffin, J. et al., 1994. Positive sacroiliac screening tests in asymptomatic adults. *Spine*, 10, pp.1138–1143.

Dreyfuss, P., Michaelsen, M., Pauza, K. et al., 1996. The value of medical history and physical examination in diagnosing sacroiliac pain. *Spine*, 21, pp.2594–2602.

Greenman, P., 1990. *Principles of Manual Medicine*. 5th ed. Philadelphia: Lippincott Williams & Wilkins.

Grooms, DR., Grindstaff, TL., Croy, T. et al., 2013. Cinimetric analysis of pressure biofeedback and transversus abdominis function in individuals with stabilization classification low back pain. *Journal Orthopaedic Sports Physical Therapy*, 43, pp.184-193.

Haneline, MT., Cooperstein, R., Young, M. et al., 2008. Spinal motion palpation: a comparison of studies that assessed intersegmental end feel vs excursion. *Journal Manipulative Physiology Therapy*, 31(8), pp.616-626.

Hodges, PW., Eriksson, AE., Shirley, D. et al., 2005. Intra-abdominal pressure increases stiffness of the lumbar spine. *Journal Biomechanics*, 38(9), pp.1873-1880.

Hölmich, P., Hölmich, LR. and Bjerg, AM., 2004. Clinical examination of athletes with groin pain: an intraobserver and interobserver reliability study. *British Journal of Sports Medicine*, 38(4), pp.446-451.

Hungerford, B., Gilleard, W., Moran, M. et al., 2007. Evaluation of the ability of physical therapists to palpate intrapelvic motion with the stork test on the support side. *Physical Therapy*, 87(7), pp.879-887.

Laslett, M., Aprill, C., McDonald, B. et al., 2005. Diagnosis of sacroiliac joint pain: validity of individual provocation tests and composites of tests. *Manual Therapy*, 10(3), pp.207-218.

Laslett, M., McDonald, B., Aprill, C. et al., 2006. Clinical predictors of screening lumbar zygapophyseal joint blocks: development of clinical prediction rules. Spine Journal, 6(4), pp.370-379.

Lee, D., 2011. The Pelvic Girdle. *An Integration of Clinical Expertise and Research*. 4th ed. Edinburgh: Churchill Livingstone/Elsevier.

Lequesne, M., Mathieu, P., Vuillemin-Bodaghi, V. et al., 2008. Gluteal tendinopathy in refractory greater trochanter pain syndrome: diagnostic value of two clinical tests. *Arthritis & Rheumatism*, 59(2), pp.241-246.

Lewit, K., 1994. The functional approach. *Journal Orthopaedic Medicine*, 16(3), pp.73-74.

Majlesi, J., Togay, H., Unalan, H. et al., 2008. The sensitivity and specificity of the slump and the straight leg raising tests in patients with lumbar disc herniation. *Journal Clinical Rheumatology*, 14(2), pp.87-91.

Martin HD, Kivlan BR, Palmer IJ et al., 2014. Diagnostic accuracy of clinical tests for sciatic nerve entrapment in the gluteal region. *Knee Surgery Sports Traumatology and Arthroscopy*, 22(4), pp.882-888.

Mens, J., Vleeming, A., Snijders, C. et al., 2002. Reliability and validity of hip adduction strength to measure disease severity in posterior pelvic pain since pregnancy. *Spine*, 27(15), pp.1674-1679.

Mens, J., Damen, L., Snijders, C. et al., 2006. The mechanical effect of a pelvic belt in patients with pregnancy-related pelvic pain. *Clinical Biomechanics*, 21(2), pp.122-127.

Reese, NB. and Bandy, WD. 2003. Use of an inclinometer to measure flexibility of the iliotibial band using the Ober test and the modified Ober test: differences in magnitude and reliability of measurements. *Journal Orthopaedic & Sports Physical Therapy*, 33(6), pp.326-330.

Reiman, M., Mather, R. and Cook, C., 2015. Physical examination tests for hip dysfunction and injury. *British Journal of Sports Medicine*, 49(6), pp.357-361.

Serner, A., Weir, A., Tol, J. et al., 2016. Can standardised clinical examination of athletes with acute groin injuries predict the presence and location of MRI findings? *British Journal Sports Medicine*, 50(24), pp.1541-1547.

Shacklock, M., 2005. *Clinical Neurodynamics. A New System of Musculoskeletal Treatment*. Edinburgh: Butterworth Heinemann/Elsevier.

Stuber, K., Lerede, C., Kristmanson, K. et al., 2014. The diagnostic accuracy of the Kemp's test: a systematic review. *Journal Canadian Chiropractic Association*, 58(3), pp.258-267.

Tawa, N., Rhoda, A. and Diener, I. 2017. Accuracy of clinical neurological examination in diagnosing lumbosacral radiculopathy: a systemic literature review. *BMC Musculoskeletal Disorders*, 18(1), p. 93.

Verrall, G., Slavotinek, J., Barnes, P. et al., 2005. Description of pain provocation tests used for the diagnosis of sports-related chronic groin pain: relationship of tests to defined clinical (pain and tenderness) and MRI (pubic bone marrow oedema). *Scandinavian Journal Medicine & Science in Sports*, 15(1), pp.36-42.

Vleeming, A., Stoeckart, R., Volkers, A. et al., 1990a. Relation between form and function in the sacroiliac joint. *Spine*, 15(2), pp.130-132.

Vleeming, A., Volkers, A., Snijders, C. et al., 1990b. Relation between form and function in the sacroiliac joint. *Spine*, 15(2), pp.133-136.

Youdas, J., Mraz, S., Norstad, B. et al., 2007. Determining meaningful changes in pelvic-on-femoral position during the Trendelenburg test. *Journal of Sport Rehabilitation*, 16(4), pp.326-335.

STarT 反向筛查问卷

| 患者姓名 | | 日期 | |

回顾过去两周的情况，针对以下问题勾选出您认为的答案

	不同意 0	同意 1
1. 在过去两周的某些时候，我的背部疼痛已经扩散到了我的腿部	☐	☐
2. 在过去两周的某些时候，我有过肩部或颈部的疼痛	☐	☐
3. 因为背部疼痛，我只能走很短的距离	☐	☐
4. 在过去的两周里，因为背部疼痛，我穿衣比往常慢了	☐	☐
5. 在这种状况下，我进行身体活动并不安全	☐	☐
6. 我的脑海里经常浮现出令人担忧的想法	☐	☐
7. 我感觉我的背部疼痛很严重，而且永远不会好转	☐	☐
8. 总的来说，我无法再享受曾经非常享受的所有事情	☐	☐

9. 总之，在过去两周里，背部疼痛带给你多大程度的困扰

一点也没有 ☐	轻微 ☐	中度 ☐	非常 ☐	极度 ☐
0	0	0	1	1

总分（问题1~9）☐   次级评分（问题5~9）☐

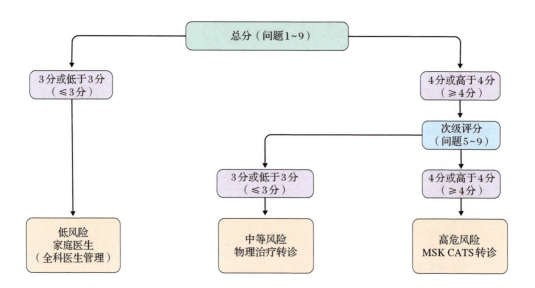

STarT 反向筛查问卷评分系统

总分（问题1~9）

3分或低于3分
（≤3分）

4分或高于4分
（≥4分）

次级评分
（问题5~9）

3分或低于3分
（≤3分）

4分或高于4分
（≥4分）

低风险
家庭医生
（全科医生管理）

中等风险
物理治疗转诊

高危风险
MSK CATS转诊

MSK CATS：肌肉骨骼临床评估和治疗服务。

附录二

背痛功能量表（BPFS）

斯特拉特福德（Stratford）等人于2000年开发了背痛功能量表，以评估背痛患者的功能能力。这些研究人员来自麦克马斯特大学阿巴拉契亚物理治疗系（佐治亚州）和弗吉尼亚联邦大学。

评估内容

1. 进行日常的任何工作、家务或者学校活动

2. 进行日常的爱好、娱乐或者体育活动

3. 在家进行繁重的活动

4. 屈身或弯腰

5. 穿鞋或穿短袜（长筒袜或袜裤）

6. 从地板上举起一箱物品

7. 睡觉

8. 站立1个小时

9. 走1英里（1英里约等于1.61千米）

10. 上或下2层楼梯（约20级台阶）

11. 坐1个小时

12. 驾驶1个小时

答案	得分
无法执行活动	0
极度困难	1
相当困难	2
中等难度	3
有点困难	4
没有困难	5

总分=12项评估内容的得分总和
调整后总分=总分/60

解释	
最低分数	0
最高分数	60
最大调整后总分	1（100%）
得分越高，患者功能能力越强	

总分	解释
0（0%）	无法进行任何活动
60（100%）	进行任何活动都没有困难

性能	
与测试相关的可靠性	0.88
内部一致性	0.93
该得分与Roland-Morris问卷密切相关	

哥本哈根髋关节和腹股沟结果评分

| 患者姓名 | 出生日期 | 日期 |

说明：本问卷旨在了解您有关髋关节和/或腹股沟的问题。在回答这些问题时，请您考虑过去一周的髋关节和/或腹股沟的功能。这些信息将有助于我们了解您的感受，以及您能否很好地完成日常活动。

您通过勾选适当的方框来回答每一个问题，每个问题只勾选一个方框。如果某个问题不适合您，或者您过去一周没有经历过这种情况，请通过您的"最佳猜测"做出最准确的回答。

症状

回答这些问题时，应考虑您过去一周髋关节和/或腹股沟的症状以及完成日常活动的困难程度。

S1　您的髋关节和/或腹股沟感觉不舒服吗？

从没有 □　　　很少 □　　　有时 □　　　经常 □　　　　总是 □

S2　您的髋关节和/或腹股沟处有发出咔嗒声或其他声音吗？

从没有 □　　　很少 □　　　有时 □　　　经常 □　　　　总是 □

S3　您把腿伸到一侧时有困难吗？

没有 □　　　轻度 □　　　中度 □　　　严重 □　　　非常严重 □

S4　您走路时大踏步前进有困难吗？

没有 □　　　轻度 □　　　中度 □　　　严重 □　　　非常严重 □

S5　您是否在髋关节和/或腹股沟处有突然的刺痛/剧痛感？

从没有 □　　　很少 □　　　有时 □　　　经常 □　　　　总是 □

僵硬

以下问题涉及您在过去一周中髋关节和/或腹股沟的僵硬程度。僵硬是一种受限或迟钝的感觉，表现为您移动髋关节和/或腹股沟的轻松程度。

S6　早上醒来后，髋关节和/或腹股沟僵硬程度有多严重？

没有 □　　　轻度 □　　　中度 □　　　严重 □　　　非常严重 □

S7　在坐、躺或休息后，或在一天中的其他时间，髋关节和/或腹股沟的僵硬程度有多严重？

没有 □　　　轻度 □　　　中度 □　　　严重 □　　　非常严重 □

疼痛

P1 您的髋关节和/或腹股沟疼痛的频率是怎样的?

从没有 ☐ 每月1次 ☐ 1周1次 ☐ 每天 ☐ 经常 ☐

P2 您是否经常在髋关节和/或腹股沟以外的部位出现疼痛,并认为这可能与髋关节和/或腹股沟的问题有关?

从没有 ☐ 每月1次 ☐ 1周1次 ☐ 每天 ☐ 经常 ☐

P3 完全伸直髋关节

没有 ☐ 轻度 ☐ 中度 ☐ 严重 ☐ 非常严重 ☐

P4 完全屈曲髋关节

没有 ☐ 轻度 ☐ 中度 ☐ 严重 ☐ 非常严重 ☐

P5 上楼梯或下楼梯

没有 ☐ 轻度 ☐ 中度 ☐ 严重 ☐ 非常严重 ☐

P6 晚上躺在床上时(疼痛会影响睡眠)

没有 ☐ 轻度 ☐ 中度 ☐ 严重 ☐ 非常严重 ☐

P7 坐着或躺着

没有 ☐ 轻度 ☐ 中度 ☐ 严重 ☐ 非常严重 ☐

以下问题涉及您在过去一周中,在髋关节和/或腹股沟处经历的疼痛的程度。在以下活动中,您经历了什么程度的髋关节和/或腹股沟的疼痛?

P8 直立站立

没有 ☐ 轻度 ☐ 中度 ☐ 严重 ☐ 非常严重 ☐

P9 在坚硬的路面(沥青、混凝土等)上行走

没有 ☐ 轻度 ☐ 中度 ☐ 严重 ☐ 非常严重 ☐

P10 在不平坦的路面上行走

没有 ☐ 轻度 ☐ 中度 ☐ 严重 ☐ 非常严重 ☐

身体功能、日常生活

以下问题涉及您的身体功能。对于以下每项活动，请说明过去一周，由于髋关节和/或腹股沟问题而经历的困难的程度。

A1　走上楼梯

没有 ☐　　轻度 ☐　　中度 ☐　　严重 ☐　　非常严重 ☐

A2　弯下腰，例如从地板上捡东西

没有 ☐　　轻度 ☐　　中度 ☐　　严重 ☐　　非常严重 ☐

A3　上/下车

没有 ☐　　轻度 ☐　　中度 ☐　　严重 ☐　　非常严重 ☐

A4　躺在床上（翻转身体或长时间保持相同的髋关节姿势）

没有 ☐　　轻度 ☐　　中度 ☐　　严重 ☐　　非常严重 ☐

A5　繁重的家务（擦地板，使用吸尘器、搬运重物等）

没有 ☐　　轻度 ☐　　中度 ☐　　严重 ☐　　非常严重 ☐

功能、运动和娱乐活动

以下问题涉及您在参加更高水平活动时的身体功能，请通过勾选适当的方框来回答每个问题。如果某个问题不适合您，或者您在过去一周内没有经历过这种情况，请通过您的"最佳猜测"做出最准确的回答。在回答这些问题时，应考虑在过去一周内，您在参加以下活动时因髋关节和/或腹股沟问题而遇到的困难的程度。

SP1　下蹲

没有 ☐　　轻度 ☐　　中度 ☐　　严重 ☐　　非常严重 ☐

SP2　跑步

没有 ☐　　轻度 ☐　　中度 ☐　　严重 ☐　　非常严重 ☐

SP3　负重腿扭转/旋转

没有 ☐　　轻度 ☐　　中度 ☐　　严重 ☐　　非常严重 ☐

SP4　在不平坦的地面上行走

没有 ☐　　轻度 ☐　　中度 ☐　　严重 ☐　　非常严重 ☐

SP5　尽可能快地跑

没有 ☐　　轻度 ☐　　中度 ☐　　严重 ☐　　非常严重 ☐

SP6　将腿用力向前和/或向侧方伸出，如踢腿、滑冰等

没有 ☐　　轻度 ☐　　中度 ☐　　严重 ☐　　非常严重 ☐

SP7　快速的、突发性的运动，如加速、减速、改变方向等

没有 ☐　　　轻度 ☐　　　中度 ☐　　　严重 ☐　　　非常严重 ☐

SP8　腿伸向外侧位置

没有 ☐　　　轻度 ☐　　　中度 ☐　　　严重 ☐　　　非常严重 ☐

参加体育活动

以下问题涉及您参加体育活动的能力。体育活动包括运动以及所有其他形式的活动，这些活动会让您略微喘不过气来。当您回答这些问题时，请考虑您在过去一周内参加体育活动时，受髋关节和/或腹股沟问题的影响程度。

PA1　您是否能够在您想进行体育运动的时候就可以进行？

总是 ☐　　　经常 ☐　　　有时 ☐　　　极少 ☐　　　从没有 ☐

PA2　您是否能够以正常的运动水平参加您喜欢的体育活动？

总是 ☐　　　经常 ☐　　　有时 ☐　　　极少 ☐　　　从没有 ☐

生活质量

Q1　您意识到您的髋关节和/或腹股沟有问题的频率是怎样的？

完全没有 ☐　　　每月1次 ☐　　　每周1次 ☐　　　每天 ☐　　　一直以来 ☐

Q2　您是否改变了您的生活方式，以避免进行可能损伤您的髋关节和/或腹股沟的活动？

完全没有 ☐　　　轻度 ☐　　　中度 ☐　　　严重 ☐　　　完全 ☐

Q3　一般情况下，您的髋关节和/或腹股沟问题的严重程度是怎样的？

没有 ☐　　　轻度 ☐　　　中度 ☐　　　严重 ☐　　　非常严重 ☐

Q4　您的髋关节和/或腹股沟问题会对您的情绪产生负面影响吗？

完全没有 ☐　　　极少 ☐　　　有时 ☐　　　经常 ☐　　　一直以来 ☐

Q5　您是否因为髋关节和/或腹股沟的问题而感到受限？

完全没有 ☐　　　极少 ☐　　　有时 ☐　　　经常 ☐　　　一直以来 ☐

非常感谢您完成问卷中的问题！